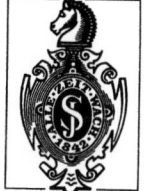

Komplikationen in der operativen Dermatologie

Herausgegeben von
B. Konz und O. Braun-Falco

Mit 114 Abbildungen und 52 Tabellen

Springer-Verlag
Berlin Heidelberg New York Tokyo 1984

Dr. med. Birger Konz
Prof. Dr. med. Dr. h.c. Otto Braun-Falco

Dermatologische Klinik und Poliklinik der Universität München,
Frauenlobstraße 9-11, 8000 München 2

ISBN-13:978-3-540-12805-2   e-ISBN-13:978-3-642-69345-8
DOI: 10.1007/978-3-642-69345-8

CIP-Kurztitelaufnahme der Deutschen Bibliothek. Komplikationen in der operativen
Dermatologie / hrsg. von B. Konz u. O. Braun-Falco. – Berlin; Heidelberg; New York;
Tokyo: Springer, 1984.
ISBN-13:978-3-540-12805-2

NE: Konz, Birger [Hrsg.]

Das Werk ist urheberrechtlich geschützt. Die dadurch begründeten Rechte, insbesondere die der Übersetzung, des Nachdrucks, der Entnahme von Abbildungen, der Funksendung, der Wiedergabe auf photomechanischem oder ähnlichem Wege und der Speicherung in Datenverarbeitungsanlagen bleiben, auch bei nur auszugsweiser Verwertung, vorbehalten. Die Vergütungsansprüche des § 54, Abs. 2 UrhG werden durch die ‚Verwertungsgesellschaft Wort', München, wahrgenommen.
© by Springer-Verlag Berlin Heidelberg 1984

Die Wiedergabe von Gebrauchsnamen, Handelsnamen, Warenbezeichnungen usw. in diesem Werk berechtigt auch ohne besondere Kennzeichnung nicht zu der Annahme, daß solche Namen im Sinne der Warenzeichen- und Markenschutz-Gesetzgebung als frei zu betrachten wären und daher von jedermann benutzt werden dürften.
Produkthaftung. Für Angaben über Dosierungsanweisungen und Applikationsformen kann vom Verlag keine Gewähr übernommen werden. Derartige Angaben müssen vom jeweiligen Anwender im Einzelfall anhand anderer Literaturstellen auf ihre Richtigkeit überprüft werden.

2127/3140-5 4 3 2 1 0

Vorwort

In der dermatologischen Therapie kommen neben konservativen Verfahren zunehmend aktive, d. h. operative Behandlungsverfahren in Betracht. Die operative Dermatologie umfaßt nicht nur die Skalpellexzision von umschriebenen Hautveränderungen und von benignen oder malignen Hauttumoren mit der möglicherweise notwendigen rekonstruktiven Defektversorgung; vielmehr sind unter diesem Begriff auch andere aktiv-therapeutische Verfahren wie Dermabrasion, Salabrasion, Chemochirurgie, mikroskopisch kontrollierte Chirurgie und Kryochirurgie sowie Desikkation und Epilation zu subsummieren. Auch die Lasertherapie mit den verschiedenen Lasertypen ist neuerdings hier zu nennen.

Auf dem Gebiet der operativen Dermatologie schwerpunktartig tätige Hautärzte bemühen sich durch kontinuierliche Fortbildung darum, in einer gegebenen dermato-therapeutischen Situation die beste aktive Therapiemethode patientengerecht anzuwenden.

Die bewährten Methoden der operativen Dermatologie wurden 1975 anläßlich eines Symposiums für Dermatochirurgie in München dargestellt. Nach Gründung der VEREINIGUNG FÜR OPERATIVE DERMATOLOGIE (VOD) im Jahre 1977 waren zahlreiche Tagungen auf nationaler und internationaler Ebene ein Beweis dafür, daß viele Dermatologen darum bemüht sind, die aktiven Behandlungsverfahren in der Dermatologie konsequent zu entwickeln und indikationsgerecht anzuwenden, hat doch die Zahl der Patienten, welche wegen Hauterkrankungen oder Hauttumoren solchen dermatologischen Therapiemaßnahmen unterzogen werden müssen, stark zugenommen.

Für eine erfolgreiche Betätigung in der operativen Dermatologie sind aber nicht nur Kenntnisse über Indikation und Technik der einzelnen Verfahren erforderlich, sondern auch das Wissen über mögliche Komplikationen und spezielle Gefahren.

Der Vermeidung solcher intra- oder postoperativer Komplikationen gelten die Beiträge des vorliegenden Bandes, welche sich auf die V. Tagung der Vereinigung für Operative Dermatologie 1982 in München beziehen. Diese gründen sich auf die große Erfahrung von Experten, welche in didaktisch geschickter Weise über Fehler und Gefahren in der operativen Dermatologie berichten. Damit soll operativ tätigen Dermatologen eine Hilfestellung bei der Indikation und Auswahl von operativen Behandlungsverfahren gegeben werden.

Neben der Darstellung von Komplikationen in der operativen Dermatologie wurde schließlich in dieses Buch auch ein Abschnitt über die *Laser-Behandlung in der Dermatologie* aufgenommen. Dieser junge Zweig operativer Dermatologie sollte den Dermatologen bekannt gemacht werden, um die Indikationen und Grenzen dieser Therapiemethoden möglichst frühzeitig kennenzulernen. Wenn auch Lasertherapie aus Kostengründen in nächster Zeit nur an wenigen Kliniken möglich sein dürfte, so wird die Indikation zur Lasertherapie doch von den einzelnen Dermatologen gestellt.

So hoffen die Herausgeber, mit dieser Zusammenstellung praktisch wichtige Informationen für den aktiv, d. h. operativ tätigen Dermatologen in Klinik und Praxis zu vermitteln. Wenn dies erreicht werden sollte, hätte dieses Buch seinen Zweck erfüllt. Dem Springer-Verlag sei für die gute Ausstattung und rasche Publikation dieses Buches bestens gedankt.

München, im November 1983   O. Braun-Falco und B. Konz

Inhaltsverzeichnis

Risiken bei Lokal- und Regionalanästhesie
(P. Lehmann) 1

Fehlermöglichkeiten bei Biopsie und histologischer Beurteilung
(H. H. Wolff) 9

Überraschungen und Fallstricke bei der histologischen Beurteilung von Hautkrankheiten
(H. Kerl) 15

Gefahren und Komplikationen der Elektrochirurgie
(F. Eichmann) 19

Nebenwirkungen und Komplikationen bei kryochirurgischen Eingriffen in der Dermatologie
(E. W. Breitbart) 23

Komplikationen kryochirurgischer Eingriffe bei infiltrativ wachsenden Neoplasien
(F. W. Neukam und J.-E. Hausamen) 31

Komplikationen und Risiken der Dermabrasion
(E. Landes) 39

Spätkomplikationen nach Dermabrasion
(F. Eichmann, A. A. Blank und U. W. Schnyder) 49

Aktuelle Probleme und Grenzen korrektiv-dermatologischer Operationen
(H. C. Friederich und E. Vogt) 53

Komplikationen beim operativen Eingriff – Juristische Aspekte
(G. Krieger) 61

Fotodokumentation in der operativen Dermatologie
(R. P. A. Müller und J. Petres) 67

Operative Therapie der Hyperhidrosis axillaris: Indikationsabwägung und Komplikationen
(A. A. Blank und F. Eichmann) 73

Fehler und Komplikationen bei freien Hauttransplantationen
(E. Diem) 83

Fehler und Komplikationen bei freien Hauttransplantationen unter
Anwendung von Fibrinkleber
(D. Neukam) 87

Lappenplastiken: Vermeidbare Fehler und Komplikationen
(B. Konz) 93

Zweizeitiger Verschiebelappen (delayed flap) zur Deckung eines Röntgenulkus
am Thorax
(H. Hamm und R. Happle) 103

Komplikationen bei dermatochirurgischen Eingriffen an den Extremitäten
(K. Wilhelm) 107

Fehler und Komplikationen der chirurgischen Behandlung des
Unguis incarnatus
(A. Größer, B. Konz und M. Deschler) 115

Operative Venentherapie und Komplikationen
(K. Salfeld) 123

Dermatitis chronica indurativa postphlebitica: Komplikationen der operativen
Behandlung
(S. Bunta und I. Stefanović) 131

Fehler und Komplikationen bei Eingriffen im Genitalbereich
(R. Happle) 135

Indikationsabwägung bei der operativen Therapie benigner
Hautveränderungen
(E. Haneke) 141

Narbenbildung nach Kürettage seborrhoischer Warzen
(W. Schmeller) 147

Indikation und Risiko operativer Eingriffe beim Basaliom und spinozellulären
Karzinom
(J. Petres und R. P. A. Müller) 151

Vermeidung von funktionell und ästhetisch störenden Komplikationen bei
dermatochirurgischen Eingriffen am Kopf
(H. Schulz) 157

Indikation und Risiko bei der operativen Behandlung maligner Melanome
(H. Tritsch) 163

Die Rolle der intraoperativen Kryostatschnittdiagnostik bei klinischem
Verdacht auf malignes Melanom unter besonderer Berücksichtigung
bestimmter feingeweblicher Kriterien für die Differentialdiagnose
(H. Ch. Korting und B. Konz) 171

Kritische Bewertung der mikroskopisch kontrollierten Chirurgie
(G. Burg, C. Perwein und B. Konz) 181

Standardisierte Exzision von Basaliomen mit errechnetem Sicherheitsabstand
und routinemäßiger histologischer Randkontrolle
(H. Breuninger) 189

LASER-Therapie: Pro und Contra

Grundlagen zur Laseranwendung in der Dermatologie
(D. Haina, M. Landthaler, W. Waidelich und O. Braun-Falco) 195

Der Argonlaser in der Dermatologie
(M. Landthaler, D. Haina, W. Waidelich und O. Braun-Falco) 203

Was kann der Argonlaser?
(W. Seipp, D. Haina, V. Justen und W. Waidelich) 211

Der Neodym-YAG-Laser in der Behandlung von Penistumoren
(K. Rothenberger, A. Hofstetter, J. Pensel und E. Keiditsch) 215

Hämatoporphyrin-Derivat (HpD) – Photosensibilisierende Substanz zur
Laservermittelten Frühdiagnose und Therapie von Tumoren
(D. Jocham, U. Löhrs, C. Hammer, G. Staehler und Ch. Chaussy) 223

CO_2-Laser: Erfahrungen mit einer neuen Behandlungsmethode
(T. Gorka und B. Kock) 229

Sachverzeichnis 233

Mitarbeiterverzeichnis

A. A. Blank, Dr. med.
Dermatologische Klinik und Poliklinik, Universitätsspital Zürich, Gloriastraße 31
CH-8091 Zürich

O. Braun-Falco, Prof. Dr. med. Dr. h. c.
Dermatologische Klinik und Poliklinik der Universität München
Frauenlobstraße 9–11, 8000 München 2

E. W. Breitbart, Dr. med.
Universitäts-Hautklinik und -Poliklinik, Krankenhaus Eppendorf
Martinistraße 52, 2000 Hamburg 20

H. Breuninger, Dr. med.
Hautklinik der Universität Tübingen, Liebermeisterstraße 25, 7400 Tübingen

S. Bunta, Prof. Dr. med.
Hautklinik, Titova 25a, YU-61001 Ljubljana

G. Burg, Prof. Dr. med.
Dermatologische Klinik und Poliklinik der Universität München
Frauenlobstraße 9–11, 8000 München 2

Ch. Chaussy, Prof. Dr. med.
Urologische Klinik und Poliklinik der Universität München, Klinikum
Großhadern, Marchioninistraße 15, 8000 München 70

M. Deschler
Dermatologische Klinik und Poliklinik der Universität München
Frauenlobstraße 9–11, 8000 München 2

E. Diem, Dr. med.
I. Universitäts-Hautklinik, Alserstraße 4, A-1090 Wien

F. Eichmann, Dr. med.
Dermatologische Klinik und Poliklinik, Universitätsspital Zürich, Gloriastraße 31
CH-8091 Zürich

H. C. Friederich, Prof. Dr. med.
Med. Zentrum für Haut- und Geschlechtskrankheiten der Universität Marburg
Deutschhausstraße 9, 3550 Marburg a. d. Lahn

T. Gorka, Dr. med.
Georgstraße 16, 3000 Hannover 1

A. Größer, Dr. med.
Dermatologische Klinik und Poliklinik der Universität München
Frauenlobstraße 9–11, 8000 München 2

D. Haina, Dr. rer nat.
Ingolstädter Landstraße 1, 8042 Neuherberg

H. Hamm, Dr. med.
Hautklinik der Universität Münster, von-Esmarch-Straße 56
4400 Münster/Westf.

C. Hammer, Prof. Dr. med.
Institut für Chirurgische Forschung der Universität München, Klinikum
Großhadern, Marchioninistraße 15, 8000 München 70

E. Haneke, Prof. Dr. med.
Dermatologische Klinik der Universität Erlangen, Hartmannstraße 14
8520 Erlangen

R. Happle, Prof. Dr. med.
Hautklinik der Universität Münster, von-Esmarch-Straße 56
4400 Münster/Westf.

J.-E. Hausamen, Prof. Dr. med. Dr. med. dent.
Klinik und Poliklinik für Mund-, Kiefer- und Gesichtschirurgie, Medzinische
Hochschule Hannover, Konstanty-Gutschow-Straße 8, 3000 Hannover 61

A. Hofstetter, Prof. Dr. med.
Urologische Abteilung im Städtischen Krankenhaus, Thalkirchnerstraße 48
8000 München 2

D. Jocham, Dr. med.
Urologische Klinik und Poliklinik der Universität München, Klinikum
Großhadern, Marchioninistraße 15, 8000 München 70

V. Justen, Dr. med.
Frankfurter Straße 3, 6100 Darmstadt

E. Keiditsch, Dr. med.
Pathologisches Institut im Städtischen Krankenhaus München-Schwabing
Kölner Platz 1, 8000 München 40

H. Kerl, Prof. Dr. med.
Universitätsklinik für Dermatologie und Venerologie, Auenbruggerplatz 8
A-8036 Graz

B. Kock, Dr. med.
Hautklinik Linden der Medizinischen Hochschule Hannover, Ricklinger Straße 5
3000 Hannover 91

B. Konz, Dr. med.
Dermatologische Klinik und Poliklinik der Universität München
Frauenlobstraße 9–11, 8000 München 2

H. Ch. Korting, Dr. med.
Dermatologische Klinik und Poliklinik der Universität München
Frauenlobstraße 9–11, 8000 München 2

G. Krieger, Dr. jur.
Uhlandstraße 9, 7800 Freiburg i. Br.

E. Landes, Prof. Dr. med.
Hautklinik, Städtische Kliniken Darmstadt, Heidelberger Landstraße 379
6100 Darmstadt

M. Landthaler, Dr. med.
Dermatologische Klinik und Poliklinik der Universität München
Frauenlobstraße 9–11, 8000 München 2

P. Lehmann, Dr. med.
Institut für Anaesthesiologie der Universität München, Klinikum Großhadern
Marchioninistraße 15, 8000 München 70

U. Löhrs, Prof. Dr. med.
Außenstelle des Pathologischen Institutes der Universität München, Klinikum
Großhadern, Marchioninistraße 15, 8000 München 70

R. P. A. Müller, Dr. med.
Hautklinik der Städtischen Kliniken Kassel, Mönchebergstraße 41–43
3500 Kassel

D. Neukam, Dr. med.
Hautklinik Linden der Medizinischen Hochschule und der Landeshauptstadt
Hannover, Ricklinger Straße 5, 3000 Hannover 91

F. W. Neukam, Dr. med.
Klinik und Poliklinik für Mund-, Kiefer- und Gesichtschirurgie, Medizinische
Hochschule Hannover, Konstanty-Gutschow-Straße 8, 3000 Hannover 61

J. Pensel, Dr. med.
Urologische Abteilung im Städtischen Krankenhaus, Thalkirchnerstraße 48
8000 München 2

C. Perwein
Dermatologische Klinik und Poliklinik der Universität München
Frauenlobstraße 9–11, 8000 München 2

J. Petres, Prof. Dr. med.
Hautklinik der Städtischen Kliniken Kassel, Mönchebergstraße 41–43
3500 Kassel

K. Rothenberger, Dr. med.
Chefarzt der Urologischen Abt. des Städtischen Krankenhauses
Robert-Koch-Straße 1, 8300 Landshut

K. Salfeld, Prof. Dr. med. Dr. rer. nat.
Hautklinik, Klinikum Minden, Portastraße 7–9, 4950 Minden

W. Schmeller, Dr. med.
Klinik für Dermatologie und Venerologie der Medizinischen Hochschule Lübeck
Ratzeburger Allee 160, 2400 Lübeck

U. W. Schnyder, Prof. Dr. med. Dr. h. c.
Dermatologische Klinik und Poliklinik, Universitätsspital Zürich, Gloriastraße 31
CH-8091 Zürich

H. Schulz, Dr. med.
Louise-Schröder-Straße 20 (Ärztehaus), 4619 Bergkamen

W. Seipp, Dr. med.
Dermatologische Gemeinschaftspraxis, Elisabethenstraße 11, 6100 Darmstadt

G. Staehler, Prof. Dr. med.
Urologische Klinik und Poliklinik der Universität München, Klinikum
Großhadern, Marchioninistraße 15, 8000 München 70

I. Stefanović, Dr. med.
Hautklinik, Titova 25a, YU-61001 Ljubljana

H. Tritsch, Prof. Dr. med.
Hautklinik der Universität Köln, Joseph-Stelzmann-Straße 9, 5000 Köln 41

E. Vogt, Dr. med.
Medizinisches Zentrum für Haut- und Geschlechtskrankheiten, Universität
Marburg, Deutschhausstraße 9, 3550 Marburg a. d. Lahn

W. Waidelich, Prof. Dr. rer. nat.
Institut für Medizinische Optik der Universität München, Barbarastraße 16/IV
8000 München 40

K. Wilhelm, Prof. Dr. med.
Chirurgische Klinik Innenstadt der Universität München, Nußbaumstraße 20
8000 München 2

H. H. Wolff, Prof. Dr. med.
Klinik für Dermatologie und Venerologie der Medizinischen Hochschule Lübeck
Ratzeburger Allee 160, 2400 Lübeck

Risiken bei Lokal- und Regionalanästhesie

P. Lehmann

Zusammenfassung

Risiken der Lokalanästhesie sind in erster Linie durch die Lokalanästhetika selbst und durch Vasokonstriktoren bedingt. Bei der Regionalanästhesie ergeben sich neben technischen Problemen auch solche, die durch Beeinflussung vitaler Funktionen entstehen. Nebenwirkungen der Lokalanästhesie korrelieren streng mit den Blutspiegeln, die vom Injektionsort, der Dosis und von den pharmakologischen Eigenschaften der einzelnen Substanzen abhängen. Das Risiko von Nebenwirkungen kann durch die Wahl des richtigen Lokalanästhetikums für den entsprechenden Eingriff erheblich reduziert werden. Überdosierungen führen zu vital bedrohlichen Störungen des Zentralnervensystems und der Herzkreislauffunktion. Eingriffe in bestimmten Regionen sowie Hypertonie, koronare Herzerkrankungen und Herzrhythmusstörungen stellen Kontraindikationen für die Verwendung von Vasokonstriktoren dar.

Die Wahl des Lokalanästhetikums im Hinblick auf das beabsichtigte Anästhesieverfahren, den geplanten operativen Eingriff und den physiologischen Status des Patienten ist Voraussetzung für eine adäquate Regionalanästhesie und die Reduzierung unerwünschter Nebenwirkungen [7]. Selbst bei sorgfältigstem Vorgehen lassen sich jedoch Zwischenfälle nicht mit Sicherheit ausschließen. Daher muß von jedem, der Lokalanästhetika einsetzt, eine ausreichende Kenntnis der Pharmakologie und Pharmakokinetik, sowie der Pathophysiologie toxischer Lokalanästhetikareaktionen und deren Therapie gefordert werden.

Die meist vom Operateur selbst ausgeführten Verfahren beschränken sich auf perkutane Infiltrations- und periphere Leitungsanästhesien. Die hierfür am häufigsten angewendeten und am besten untersuchten Substanzen sind Prilocain, Lidocain, Mepivacain und Bupivacain, dies sind Lokalanästhetika vom Amidtyp.

1 Pharmakologie

1.1 Lokalanästhetika

Die Lokalanästhetika wirken am Injektionsort blockierend auf die Erregungsleitung durch reversible Hemmung des Natriumeinstroms an der Nervenfaser. In therapeutischen Dosen verursachen sie eine lokale Vasodilatation aufgrund des kompetitiven Antagonismus mit Kalziumionen an der glatten Gefäßmuskulatur [1].

Handelsüblichen Lösungen der Reinsubstanzen ist in der Regel p-Hydroxybenzoesäuremethylester gegen bakterielle Kontamination zugesetzt, ihr pH-Wert liegt im Bereich von 6 bis 8. Die mittlere Wirkzeit bei perkutaner Infiltrationsanästhesie von Prilocain, Lidocain und Mepivacain beträgt 1–1,5 h, die von Bupivacain 3 h [2].

Tabelle 1. Charakteristika gängiger Lokalanästhetika

gener. Name	PRILOCAIN	LIDOCAIN	MEPIVACAIN	BUPIVACAIN
Strukturformel	(Aryl-CH$_3$)-NH-COCH(CH$_3$)-NH-CH$_2$CH$_2$CH$_3$	(Aryl-CH$_3$, CH$_3$)-NH-COCH$_2$-N(C$_2$H$_5$)$_2$	(Aryl-CH$_3$, CH$_3$)-NH-CO-(N-Methylpiperidin)	(Aryl-CH$_3$, CH$_3$)-NHCO-(N-Butylpiperidin, C$_4$H$_9$)
chemische Bezeichnung	2-Propylamino-propionotoluidid	2-Diäthylamino-2'6'-acetoxylidid	D,L-1-Methylpiperidin-2-carbonsäure 2,6-dimethylanilid	D,L-1-n-Butylpiperidin-2-carbonsäure-2,6-dimethylanilid
Molekulargewicht des Hydrochlorid	256,8	270,8	285	324,9
pH o. Adr.	6,6–6,9	6,6–6,9	5,5–6,5	5,5–6,0
pH m. Adr.	3,3–5,0	3,5–4,2	3,0–4,0	3,0–4,0
pKa	7,7	7,7	7,6	8,1
relative vasodilatatorische Aktivität	0,5	1	0,8	2,5
Maximaldosis (mg) o. Adr.	400	200	300	150
Maximaldosis (mg) m. Adr.	600	500	500	150

Als Maximaldosen ohne Adrenalinzusatz gelten: 400 mg für Prilocain, 200 mg für Lidocain, 300 mg für Mepivacain und 150 mg für Bupivacain. Die Krampfschwelle ist für Prilocain, Lidocain und Mepivacain identisch (10–12 µg/ml), für Bupivacain liegt sie deutlich niedriger (2,2 µg/ml). Die relative vasodilatatorische Aktivität, bezogen auf die von Lidocain, beträgt 0,5 für Prilocain, 0,8 für Mepivacain und 2,5 für Bupivacain (Tabelle 1).

Im Gegensatz zu vielen anderen Medikamenten ist bei den Lokalanästhetika die Berechnung der Dosis nach dem Körpergewicht nicht sinnvoll. Die Blutspiegel sind von Alter, Größe, Gewicht und Geschlecht unabhängig [9].

1.2 Adrenalin

Lösungen mit Adrenalinzusatz enthalten Natriumsulfit als Antioxidans, ihr pH ist auf etwa 4 eingestellt und liegt damit deutlich unter dem physiologischen Wert von 7, 4.

Das Katecholamin wirkt dosisabhängig an den alpha- und beta-Rezeptoren des sympathikoadrenergen Systems. Zunahme der Herzfrequenz und der Kontraktilität, des peripheren Widerstandes mit Blutdruckanstieg, vermehrter myokardialer Sauerstoffverbrauch, reduzierte myokardiale Perfusion und vermehrte Herzarbeit sind die Folge.

Bei perkutaner Infiltration wird durch verminderte Perfusion das Sauerstoffangebot reduziert, gleichzeitig der O_2-Verbrauch wegen des gesteigerten Stoffwechsels erhöht.

2 Pharmakokinetik

Toxische Reaktionen sind von den Blutspiegeln der Lokalanästhetika, mehr noch von deren Anstiegsgeschwindigkeit abhängig. Wirkungsdauer und Plasmakonzentrationen werden beeinflußt durch:
- Resorption
- Verteilung
- Biotransformation und Exkretion

2.1 Resorption

Der Injektionsort, das Lokalanästhetikum, die Dosis, Vasokonstriktoren und bestimmte pathophysiologische Situationen wirken sich auf die Resorption aus.

Die Resorption wird indirekt durch die Blutkonzentration gemessen. Sie ist nach interkostaler Injektion größer als bei der perkutanen Infiltrationsanästhesie und liegt für Prilocain unabhängig vom Injektionsort konstant unter der von Lidocain und Mepivacain. Gründe dafür sind die Vaskularisation am Injektionsort und die vasodilatatorische Aktivität der Lokalanästhetika.

Höhere Konzentrationen der Lösungen verkürzen, wenn auch klinisch kaum relevant, den Wirkungseintritt (Anschlagszeit), verlängern die Wirkungsdauer und führen mit größerer Wahrscheinlichkeit zu adäquater Analgesie.

Für die Resorption hingegen spielt nur die Dosis und nicht die Konzentration bzw. das applizierte Volumen eine Rolle.

Die Beziehung zwischen Dosis und Resorption ist linear (Abb. 1).

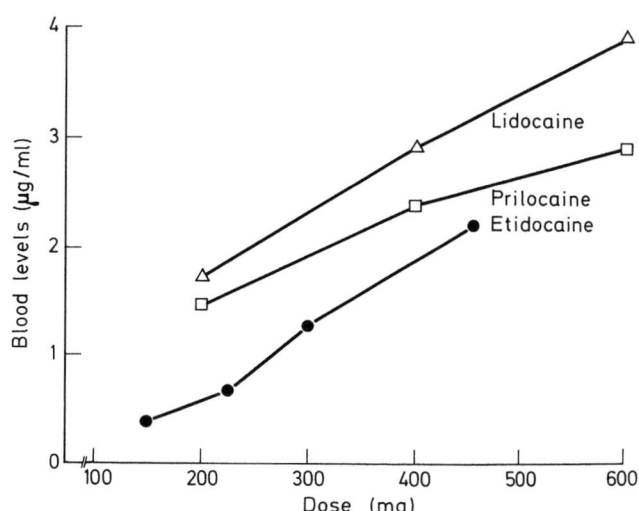

Abb. 1. Dosis und Blutspiegel (Resorption). (Aus Covino B.G., Vasallo, H.G. [2])

Die Kombination mit Adrenalin führt aufgrund lokaler Vasokonstriktion zu verzögerter Resorption mit längerer Wirkzeit, niedrigerer Plasmakonzentration und geringerer Blutung im Operationsgebiet. Dadurch wird das Risiko toxischer Reaktionen reduziert.

Fieber und Hyperthyreose können durch periphere Vasodilatation bei hyperdynamer Kreislaufsituation die Resorptionsrate erhöhen.

Eisele [4] fand bei einem Patienten mit Sklerodermie eine stark verlängerte Wirkzeit von Lidocain, sowohl bei Blockade des Plexus brachialis als auch bei perkutaner Infiltration der vorderen Rumpfwand, ohne daß er dafür eine ausreichende Erklärung anbieten konnte. Unabhängig vom Injektionsort und der Technik läßt sich bei diesem Krankheitsbild eine adäquate Analgesie mit sehr geringen Dosen der Lokalanästhetika erzielen.

2.2 Verteilung, Biotransformation und Exkretion

Der Verlauf der Plasmakonzentration der Lokalanästhetika vom Amidtyp nach intravenöser Injektion beim Menschen läßt drei Abschnitte erkennen (Abb. 2).

Während des initialen steilen Abfalls findet die Verteilung in gut perfundierte Organe, wie Gehirn, Herz, Leber und Niere, statt. Der anschließende flachere Kurvenverlauf kann grob mit der Umverteilung in weniger gut durchblutete Organe (z. B. Muskulatur) gleichgesetzt werden und ist bei der relativen Überdosierung für die rasche Konzentrationsabnahme in Gehirn und Herz verantwortlich. Danach ist nur noch eine geringe Abnahme der Blutspiegel pro Zeiteinheit nachweisbar. Hierfür sind in erster Linie Biotransformation und Exkretion verantwortlich. Der Abbildung ist weiter zu entnehmen, daß während der gesamten Meßperiode der Blut-

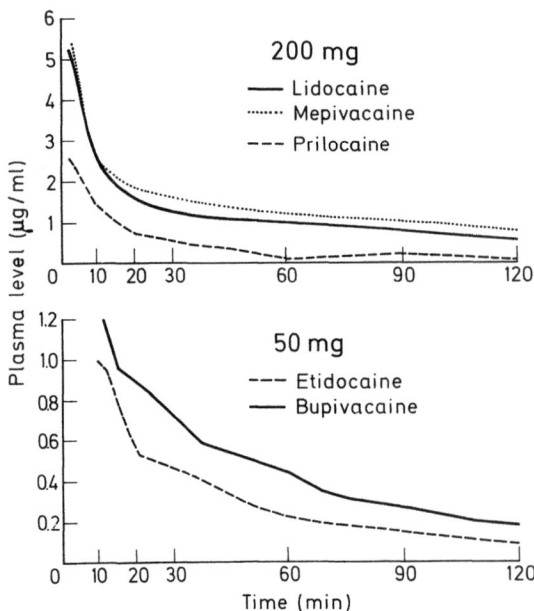

Abb. 2. Plasmaspiegel nach intravenöser Injektion. (Aus Covino B. G., Vasallo, H. G. [2])

spiegel von Prilocain deutlich unter denen von Lidocain und Mepivacain liegt. Bei gleicher Krampfschwelle dieser drei Substanzen ist bei Nachinjektion die Gefahr der Kumulation bei Prilocain am wenigsten gegeben.

Lokalanästhetika vom Amidtyp werden zu 80% in der Leber metabolisiert, nur 5% sind unverändert im Urin nachweisbar. Dies muß bei Lebererkrankungen Berücksichtigung finden. Die Abbauprodukte sind mit einer Ausnahme pharmakologisch inaktiv. Bei der Biotransformation von Prilocain entsteht o-Toluidin, das für die Methämoglobinbildung verantwortlich ist [3, 5]. Durch Enzyminduktion der Leber (Barbiturate, Alkoholabsus) kann die Metabolisierung beschleunigt sein.

3 Toxische Lokalanästhetikareaktionen

Wie bereits erwähnt, sind für Nebenwirkungen der Lokalanästhetika nicht so sehr die maximalen Plasmakonzentrationen, sondern deren Anflutungsgeschwindigkeit, d.h. die Zeit bis zum Erreichen des höchsten Wertes, verantwortlich. Bei toxischen Reaktionen kann zwischen relativer und absoluter Überdosierung unterschieden werden.

3.1 Relative Überdosierung

Der relativen Überdosierung liegt in der Regel eine versehentliche intravasale Injektion zugrunde. In Abb. 2 wurde der Verlauf der Blutkonzentration nach intravenöser Injektion dargestellt. Danach ist mit dem Vollbild der toxischen Reaktion unmittelbar zu rechnen, die durch die Umverteilung in weniger gut perfundierte Bereiche schnell beendet werden kann, solange eine ausreichende Kreislauffunktion erhalten ist. Hieraus darf nicht der Schluß gezogen werden, daß die vitale Bedrohung des Patienten in der Akutphase geringer als bei der absoluten Überdosierung ist, lediglich der zeitliche Verlauf ist kürzer. Situationen mit reduzierter peripherer Perfusion, wie Schock und Herzinsuffizienz, beeinflussen die Umverteilung negativ und begünstigen das Auftreten toxischer Reaktionen aufgrund langsamerer Konzentrationsabnahmen in Gehirn und Herz.

3.2 Absolute Überdosierung

Die Ursachen der absoluten Überdosierung liegen in zu hohen Einzeldosen und Nachinjektionen. Solange Umverteilung, Biotransformation und Exkretion das Ansteigen der Plasmakonzentrationen über den kritischen Wert verhindern können, treten keine Nebenwirkungen auf. Erst wenn die „Speicher" oder „Zwischenlager" der Umverteilung aufgesättigt sind, bestimmen Resorption einerseits und Metabolismus und Exkretion andererseits die Zunahme der Blutspiegel. Da für die toxischen Reaktionen nicht nur die Blutkonzentrationen sondern auch deren Anstieg pro Zeiteinheit entscheidend sind, werden Nebenwirkungen später als bei relativer Überdosierung auftreten.

Im Gegensatz zur intravasalen Injektion wird sich die Symptomatik in dieser Situation langsamer ausbilden, aber auch länger andauern. Die ersten Anzeichen treten in der Regel nach etwa 1-1,5 h auf.

3.3 Symptome toxischer Reaktionen

Lokalanästhetika wirken hemmend auf alle Reizleitungssysteme. Die Symptomatik wird jedoch anfangs durch eine scheinbare Stimulierung des ZNS und des Herzkreislaufsystems bestimmt, erst später tritt die Depression beider Organfunktionen in den Vordergrund. Ursache dafür ist, daß es initial zur Hemmung inhibitorischer Zentren des ZNS kommt, mit Unruhe, Tremor, Verwirrungen, Brechreiz, Krämpfen und gesteigerter Aktivität von Atem- und Kreislaufzentrum, begleitet von Tachykardie, Hypertension und Tachypnoe. Erst weiter steigende Plasmakonzentrationen unterdrücken die Funktionen der beiden Organsysteme. Die Folgen sind Bewußtlosigkeit, Atemstillstand, einerseits und Hypotension, Bradykardie bis hin zur Asystolie andererseits. Gelegentlich ist periorales Taubheitsgefühl erster Hinweis darauf, daß eine toxische Reaktion droht.

Etwa 98% der toxischen Reaktionen von Lokalanästhetika beruhen auf intravasaler Injektion, nur 1% auf Überempfindlichkeit gegenüber diesen Substanzen, der Rest sind echte Überdosierungen.

3.4 Therapie toxischer Reaktionen

Bei dem geringsten Verdacht auf eine Überdosierung sollte dem Patienten unverzüglich ein venöser Zugang mit einer Venenverweilkanüle und Infusion gelegt werden, um jederzeit sicher und schnell Medikamente verabreichen zu können. Der peripheren Punktion ist der Vorzug zu geben, da sie technisch einfacher und schneller ausführbar und ihre Komplikationsrate geringer als die zentralvenöser Katheter ist. Als erste Infusionslösungen sollten Kristalloide oder auch Kolloide verwendet werden.

Im Vordergrund der Therapie steht die Sicherung der Vitalfunktionen. Moore [6] konnte an zwei Fällen einer relativen Überdosierung eindrucksvoll zeigen, daß beim Auftreten von Krämpfen der Patient durch Hypoxie und Azidose bedroht ist. Die tierexperimentellen Versuche von de Jong [3] ergaben, daß bei ausreichender Beatmung und Therapie der Störungen im Säure- Basen- und Flüssigkeitshaushalt die Überlebensrate ansteigt. In der Regel ist die Maskenbeatmung ausreichend, wenn auch, gerade bei nicht nüchternen Patienten, die frühzeitige Intubation zur Vermeidung der Aspiration wünschenswert ist.

Zur medikamentösen Therapie der tonisch-klonischen Krämpfe sind Benzodiazepine und Barbiturate geeignet. Das Diazepam besitzt gegenüber dem Thiopental den Vorteil, daß es nicht erst aufgelöst werden muß, ja sogar im Handel in fertigen Spritzen angeboten wird. Seine Kreislaufwirkung ist weniger ausgeprägt, so daß es die Umverteilung in geringerem Maß beeinflußt. Als Richtdosen gelten 10 mg Diazepam und 4-5 mg Thiopental/kg i. v., Muskelrelaxantien sind nur in seltenen Fällen indiziert und sollten dem im Umgang mit ihnen Erfahrenen vorbehalten bleiben, da danach die sichere Beatmung unter allen Umständen gewährleistet sein muß.

Hypotension und myokardiale Depression machen den Einsatz von Katecholaminen, wie Dopamin, Dobutamin und Adrenalin notwendig, gegebenenfalls in Kombination mit externer Herzdruckmassage. Auf jeden Fall muß, auch nach erfolgreicher Therapie, die ausreichende Überwachung und Nachbehandlung des Patienten sichergestellt sein, bei Bedarf auf einer Intensivstation. Schnelles, gezieltes und entschiedenes Vorgehen sind die Voraussetzung dafür, daß toxische Lokalanästhetikareaktionen für den Patienten ohne Folge bleiben.

3.4 Methämoglobinämie und deren Therapie

Die Biotransformation von Prilocain führt zur Bildung von o-Toluidin, einem starken Methämoglobinbildner. Nach Covino ist bei gesunden Personen mit dem Auftreten einer methämoglobinbedingten Zyanose erst in Dosen von mehr als 400 mg zu rechnen. Die o-Toluidinkonzentration erreicht ihr Maximum nach 1,5–2,5 h [2]. Ausgeprägte Anämie (Tumorpatienten), fehlende Sauerstoffreserve (pulmonale und koronare Erkrankungen) und Störungen des Methämoglobinabbaus (chronischer Phenacetinabusus) können bei Verwendung von Prilocain zu einer bedrohlichen Hypoxie führen. Therapeutisch empfehlen Saverese und Covino [8] die Gabe von Sauerstoff und 1–5 mg/kg Methylenblau bzw. 2 mg/kg Ascorbinsäure intravenös zur schnellen Rückbildung des Methämoglobins.

4 Adrenalinnebenwirkung

Systemisch kommt es durch Adrenalin zu vermehrter Herzarbeit mit gesteigertem myokardialem Sauerstoffverbrauch aufgrund von Herzfrequenz-, Kontraktilitäts- und Blutdruckanstieg, sowie zur Zunahme der Blutglukosekonzentration und vermehrter Neigung zur heterotopen Reizbildung. Daraus ergeben sich folgende Kontraindikationen für die Anwendung von Adrenalin im Rahmen der Regionalanästhesie: Zerebral- und Koronarsklerose, Herzinsuffizienz, Hypertonie, Diabetes mellitus, Hyperthyreose und die gleichzeitige Anwendung halogenierter Inhalationsanästhetika. Ein Lungenödem ist primär verdächtig auf eine systemische Adrenalinwirkung.

Gewebshypoxie und Azidose nach lokaler Anwendung begünstigen das Auftreten postoperativer Hämatome, lokaler Infektionen und Wundheilungsstörungen. Dies wurde von Klingström [5] an der schlechteren Überlebensrate von Hautläppchen bei Ratten nach Verwendung adrenalinhaltiger Lösungen gezeigt.

Bei schneller Resorption wirkt sich das Katecholamin in zweierlei Weise ungünstig aus: Erstens durch die eigene systemische Wirkung, zweitens durch den negativen Einfluß auf die Umverteilung der Lokalanästhetika aufgrund von peripherer Vasokonstriktion (Zentralisation des Kreislaufs). Wäre der Adrenalinzusatz bei kritischer Indikationsstellung problemlos, sind wir der Meinung, daß in der Regel ohne Nachteil darauf verzichtet werden kann.

5 Risiken zentraler Leitungsanästhesien

Zu den zentralen Leitungsanästhesien gehören Blockaden des Plexus brachialis, Spinal- und Periduralanästhesie. Neben den bereits erwähnten Risiken von Infiltrations- und peripherer Leitungsanästhesie und der Gefahr von Nekrosen bei Verwendung adrenalinhaltiger Lösungen im Bereich von Endarterien (Finger, Penis usw.) muß dabei mit zusätzlichen Nebenwirkungen gerechnet werden. Dies sind technische Komplikationen wie Hämatome, Infekte des ZNS, direkte Nervenläsionen, Hämato- und Pneumothorax sowie indirekte systemische Reaktionen des Herzkreislaufsystems. Diese Verfahren gehören in die Hand des Anästhesisten, zumal sie entgegen der sehr verbreiteten Meinung bei weitem nicht immer das geringste Risiko für den Patienten darstellen.

6 Prämedikation und ambulante Regionalanästhesie

Sicher ist eine Prämedikation bei Lokal- und Regionalanästhesie nicht zwingend notwendig, wenn auch in vielen Fällen wünschenswert. Hierfür bieten sich in erster Linie Sedativa an, die aber alle die Straßen- und Verkehrsfähigkeit des Patienten beeinträchtigen. Spinal- und Periduralanästhesie sowie supraklavikuläre Plexusblockaden sind für ambulante Eingriffe nicht geeignet. Allgemein kann gelten, daß je näher die applizierte Menge der Maximaldosis kommt, um so dringender eine zweistündige postoperative Überwachung ist. Die Anästhesiefähigkeit muß und kann nur von dem ausführenden Arzt beurteilt und verantwortet werden.

Literatur

1. Blair MR (1975) Cardiovascular pharmacology of local anaesthetics. Br J Anaesth 47: 247
2. Covino BG, Vasallo HG (1976) Local anaesthetics – Mechanisms of action and clinical use. Grune & Stratton, New York San Franzisko London
3. de Jong RH, Ronfield RA, de Rosa RA (1982) Cardiovascular affects of convulsant and supraconvulsant doses of amide type local anesthetics. Anaesth Analg 61: 3
4. Eisele JA, Reitan JA (1971) Scleroderma, Raynaud's phenomena, and local anesthetics. Anesthesiology 34: 386
5. Klingström P, Nylen B, Westermark L (1966) Vasoconstrictors and experimental flaps. Acta Chir Scand 131: 187
6. Moore DC, Crawford RD, Scurlock JE (1980) Severe hypoxia and acidosis fellowing local anesthetic -induced convulsions. Anesthesiology 53: 259
7. Moore DE, Bridenbaugh LD, Thompson GE, Balfour RJ, Horton WG (1977) Factors determinating dosage of amide-type local anesthetic drugs, Anesthesiology 47: 263
8. Savarese JJ, Covino BG (1981) Pharmacology of local anesthetic drugs. In: Miller FG (ed) Anesthesia. Ch. Livingstone
9. Scott DB, Jebson PJR, Braid DP, Örtengren B, Frisch P (1977) Factors affecting plasma levels of lignocaine and prilocaine. BJ Anaesth 44: 1040

Fehlermöglichkeiten bei Biopsie und histologischer Beurteilung

H. H. Wolff

Zusammenfassung

Fehlermöglichkeiten bei Biopsien und histologischer Beurteilung können sich bei allen notwendigen Schritten ergeben: Indikationsstellung, Biopsietechnik, Einsendung an das Labor, histologische Labortechnik, mikroskopische Beurteilung, Dokumentation und Befundübermittlung, Interpretation des histologischen Befundberichtes. Zwischen diesen verschiedenen Schritten besteht eine gegenseitige Abhängigkeit: Die Indikation zur Biopsie kann z. B. nur richtig gestellt werden, wenn die Fragestellung auch histologisch geklärt werden kann und relevante Läsionen vorliegen. Die Biopsie- und Labortechnik müssen der Fragestellung angepaßt sein. Die mikroskopische Beurteilung ist oft nur möglich bei Kenntnis klinischer Daten. Der Kliniker kann histologische Befunde fehlinterpretieren bei Unkenntnis histologisch-differentialdiagnostischer Schwierigkeiten. Viele dieser Fehlermöglichkeiten lassen sich bei einer guten Zusammenarbeit zwischen Kliniker und Histopathologen vermeiden. Optimal ist es, wenn der Histopathologe selbst Dermatologe ist oder umgekehrt der Dermatologe über eine fundierte dermatohistologische Ausbildung verfügt.

Auch eine kleine Biopsie ist ein diagnostischer Eingriff, der den erhofften Nutzen für den Patienten nur dann bringt, wenn alle notwendigen Schritte wohlüberlegt und lege artis durchgeführt werden [1, 5, 8, 10]:
- Indikationsstellung,
- Auswahl der Exzisionsstelle,
- Biopsietechnik,
- Einsendung,
- Labortechnik,
- histologische Befundung,
- Dokumentation und Befundübermittlung,
- Interpretation des Befundes.

Es handelt sich also, auch wenn meist unbewußt und routinemäßig ablaufend, um einen durchaus aufwendigen Vorgang; Fehlermöglichkeiten sind bei jedem Teilschritt gegeben, zumal im allgemeinen mehrere räumlich getrennte Personen einander reibungslos zuarbeiten müssen, um das Endergebnis zu erzielen (Tabelle 1): der behandelnde Arzt, der meist selbst (aber nicht immer) die Biopsie ausführt, die Schwester oder Helferin, die das entnommene Gewebe einlegt und verschickt, die technische Assistentin des histologischen Labors, der befundende Dermatohistologe und schließlich die den Befund schreibende Sekretärin.

Banale, aber immer wieder vorkommende Fehlermöglichkeiten liegen in Verwechselungen der Präparate bzw. ihrer Begleitzettel; Schwachstellen hierfür sind der Operationssaal, das histologische Labor, der Mikroskopiertisch und das Sekretariat; nur durch strenge Schematisierung und Organisation sind diese Fehler vermeidbar, Fehler, die alle Bemühungen entwerten und im Einzelfall zu schwerwiegenden Fehlentscheidungen führen können.

Tabelle 1. Biopsie und histologische Beurteilung: Beteiligte

Diagnostik und Therapie: Beh. Arzt ←
Biopsie: Arzt
Assistenz: Helferin/Schwester
Versand: Sekretärin
Histotechnik: Med.-techn. Assistent(in)
Befundung: Dermatohistologe
Dokumentation und Versand: Sekretärin
Interpretation: Beh. Arzt »

Indikationsstellung

Die Indikationen für die dermatohistologische Untersuchung sind in Tabelle 2 zusammengestellt. Von dem Grundsatz, jedes exzidierte oder abgetragene Gewebsstück histologisch zu untersuchen, sollte man nur bei offenkundigen Diagnosen wie vulgären oder seborrhoischen Warzen abweichen und sich dann der Ausnahme bewußt sein. Auch angesichts der zunehmenden gerichtlichen Auseinandersetzungen ist das später jederzeit nachkontrollierbare histologische Präparat ein wertvolles Beweisstück. Die Indikation zur Biopsie kann nur dann richtig gestellt werden, wenn die Fragestellung auch histologisch geklärt werden kann. So ist die histologische Diagnose eines Pemphigus vulgaris bei Kenntnis des entsprechenden klinischen Bildes einfach, insbesondere auch die Abgrenzung seiner intraepidermalen akantholytischen Blasen von den subepidermalen Blasen des bullösen Pemphigoids und der Dermatitis herpetiformis. Die Differentialdiagnose zwischen den beiden letztgenannten Dermatosen ist dagegen nicht immer eindeutig histologisch zu stellen; hier ist oft die Immunfluoreszenzmikroskopie zusätzlich unabdingbar, für die sichere Zuordnung einer linearen IgA-Dermatose sogar die Immunelektronenmikroskopie.

Dieses Beispiel aus der Gruppe der blasenbildenden Dermatosen zeigt gleichzeitig, daß schon bei der Biopsie an die geplante Laboruntersuchung gedacht werden muß, damit die richtige Vorbehandlung des Gewebes erfolgt. Formalinfixie-

Tabelle 2. Indikationen für die histologische Untersuchung

Jedes exzidierte oder abgetragene Gewebsstück:
– Diagnose?
– bei Tumoren: in toto?

Biopsie:
– bei unklaren klinischen Diagnosen
– vor schwerwiegenden therapeutischen Maßnahmen
– insbesondere vor Strahlentherapie
– zur Klärung des Krankheitsstadiums
– zur Klärung von Eindringtiefe und/oder Flächenausdehnung
– bei Progredienz
– zur Therapiekontrolle
– aus wissenschaftlichen Gründen

rung des frisch entnommenen Gewebes ist für die meisten histologischen Färbungen günstig; Hodenbiopsien müssen dagegen in Bouin'sche Lösung oder bei geplanter Semidünnschnittuntersuchung in spezielle Fixantien eingelegt werden. Für die Immunfluoreszenzmikroskopie sind wiederum unfixierte Kryostatschnitte zu verwenden, fixierte Kryostatschnitte dagegen für Fettfärbungen. Soll Biopsiematerial bakteriologisch z. B. auf Mykobakterien untersucht werden, muß es unfixiert und schnellstmöglich an das Labor gelangen. Spezielle enzym- oder immunzytochemische Verfahren sowie die Elektronenmikroskopie können nur nach vorheriger Absprache mit dem entsprechenden Labor und dessen Anweisungen zur Gewebevorbehandlung und zum Transport durchgeführt werden. Hier bestehen naturgemäß viele Fehlermöglichkeiten, und es sollte angesichts des hohen Aufwandes der genannten Spezialuntersuchungen jeder einzelne Punkt des Vorgehens besonders sorgfältig beachtet werden.

Auswahl der Exzisionsstelle

Die Biopsie sollte aus einer diagnostisch relevanten, typischen Hautläsion entnommen werden, u. U. muß ein frischer Krankheitsschub abgewartet werden. Insbesondere narbig abgeheilte Endzustände, nekrotische, exkoriierte, superinfizierte oder längere Zeit vorbehandelte Herde sind für die Diagnostik ungeeignet. Besonders günstig ist oft die Untersuchung des Randbereiches von Effloreszenzen unter Einschluß klinisch gesunder Haut. So ist beispielsweise das histologische Bild „periläsionaler" Haut bei Pemphigoid oder M. Duhring aufschlußreicher als die Untersuchung der vollentwickelten Blase. Bei Pseudopélade kann histologisch der vernarbende Charakter der Alopezie bestätigt werden, die Grundkrankheit (z. B. Lichen ruber, Lupus erythematodes) aber naturgemäß nur dann, wenn in der Biopsiestelle noch Krankheitsaktivität besteht.

Auch eine kleine Biopsie hinterläßt eine Narbe, die funktionell oder ästhetisch stören kann, besonders im Gesicht, über Gelenken, an Orten mit stärkerer Keloidneigung (prästernal) oder erfahrungsgemäß schlechter Wundheilung (Knöchelregion). Diese Punkte sind bei der Auswahl der Exzisionsstelle ebenfalls zu beachten.

Biopsietechnik

Das Gewebe zur histologischen Untersuchung kann durch Kürettage, elektrochirurgische Abtragung, Stanzen, Flachschnitt („shave biopsy") oder lanzettförmige Exzision gewonnen werden. Je nach Fragestellung können alle Methoden brauchbar sein, sofern sie nicht zu starker Alteration des Gewebes führen (Verkochung bei Elektrokaustik, Quetschung durch Pinzettendruck, Austrocknung und Autolyse bei nicht sofortigem Einlegen in das Fixans [6, 7]). Ohne Grundkenntnisse in der Dermatohistologie kann nicht entschieden werden, wie groß und wie tief die Biopsie ausgeführt werden muß. Eine Verruca seborrhoica läßt sich aus der kürettierten Hornschicht diagnostizieren, ein Basaliom aus wenigen Tumorzellen; dagegen ist einleuchtend, daß zur Diagnostik von Veränderungen größerer Gefäße, von Pannikulitisformen, von tiefreichenden Tumoren große und bis in die Subkutis reichende Biopsien notwendig sind. Hierfür ist im allgemeinen die lanzettförmige Exzision am besten geeignet. Die Schnittrichtung bei Exzisionen soll den Kraftlinien („relaxed skin tension lines") folgen, damit ein optimaler Wundschluß und damit eine günstige Narbenbildung erzielt wird [2, 3, 10].

Einsendung

Die Wahl der richtigen Fixierungslösung und Ausnahmen von der Standardbehandlung wurden bereits erwähnt. Aus großen Operationspräparaten müssen typische Anteile ausgeschnitten werden, die 1 cm Kantenlänge nicht überschreiten sollen, damit eine rasche Durchtränkung erfolgt; die Menge an Fixierungsflüssigkeit sollte reichlich bemessen sein, sie soll mehr als das 20fache des Gewebevolumens betragen. Wichtig sind außerdem die eindeutige Beschriftung von Gefäß und Begleitzettel.

Labortechnik

Ein Einsender hat hierauf keinen Einfluß. Der befundende Dermatohistologe sollte allerdings die histologische Technik voll beherrschen und mit der Organisation eines Labors vertraut sein, um sich immer wieder einschleichende Fehler erkennen und vermeiden zu können. Insbesondere Verwechselungen von Präparaten sind an dieser Stelle leicht möglich, da erst nach zahlreichen vorausgehenden Schritten mit der Paraffineinbettung das Gewebestück seine feste Kennzeichnung durch eine Präparatenummer erhält. Das Zutrimmen des Gewebes bzw. Ausschneiden typischer Anteile sollte am besten durch den Dermatohistologen erfolgen und kann einer technischen Assistentin nur übertragen werden, wenn diese über sehr große Erfahrung verfügt. Fehler beim Schneiden und Färben fallen dem Erfahrenen beim Mikroskopieren sofort auf. Bei seltener ausgeführten oder kritischen Färbungen sollte stets ein bekanntes „positives" Vergleichspräparat parallel mitlaufen, z. B. eine klassische Lungentuberkulose bei der Ziehl-Neelsen-Färbung.

Histologische Befundung

Die Sicherheit der histologischen Diagnostik hängt einmal – und das muß zugegeben werden – von der Leistungsfähigkeit, dem Wissen und der Erfahrung, d.h. „Qualität des befundenden Histologen ab. Die Etablierung des Spezialgebiets „Dermatohistologie" mit entsprechenden Fortbildungsmöglichkeiten einschließlich einer Art von Qualitätskontrolle wie in den USA sollte auch bei uns angestrebt werden. Wenngleich in vielen Fällen, insbesondere bei Tumoren, die Diagnose auch ohne Kenntnis klinischer Daten gestellt werden kann, ist die sorgfältige Übermittlung folgender Daten für die Diagnosestellung wichtig, oft unabdingbar: Alter und Geschlecht des Patienten, Hautfarbe, Exzisionsstelle, Anamnese, Befund, Fragestellung bzw. Verdachts- oder Differentialdiagnose. Aus der Vielzahl möglicher Beispiele: die bowenoide Papulose der Anogenitalregion gleicht histologisch dem M. Bowen; nur die klinischen Daten (multiple kleinere Herde, eher Papeln als Plaques, jüngeres Alter der Patienten) weisen auf die erstgenannte

Diagnose hin, die sich bezüglich der Prognose und damit der therapeutischen Konsequenz wesentlich vom M. Bowen unterscheidet [4, 9, 13]. Hier könnte auch auf die Differentialdiagnose zwischen M. Darier und transitorischer akantholytischer Dermatose (M. Grover) hingewiesen werden; letztere Erkrankung wurde erst durch die dem Kliniker auffällige Diskrepanz zwischen histologischer und klinischer Diagnose herauskristallisiert (Details u. a. bei [12]). Ein weiteres Beispiel ist die Vieldeutigkeit des histologisch leicht erkennbaren Phänomens der Akantholyse, das keineswegs mit der Diagnose einer Erkrankung der Pemphigusgruppe gleichgesetzt werden kann, sondern als mikromorphologische „Réaction cutanée" eine Diagnose erst im Zusammenhang mit dem klinischen Bild und weiteren – z. B. immunhistologischen, virologischen, genetischen – Befunden ermöglicht [11].

Fehldeutungen bei der histologischen Beurteilung werden somit durch möglichst genaue klinische Angaben vermindert; aber diese Informationen sind dem Histologen naturgemäß nur dann nützlich, wenn er über gute Kenntnisse der klinischen Dermatologie verfügt. Umgekehrt kann der Kliniker einen histologischen Befund nur dann kritisch lesen, wenn er zumindest Grundkenntnisse der Dermatohistologie besitzt. Die Differentialdiagnose eines Spitz-Naevus (Spindelzellnävus, sog. juveniles Melanom) ist beispielsweise oft eher ein histologisches als klinisches Problem, ebenso die Differentialdiagnose des Granuloma anulare gegenüber der Necrobiosis lipoidica. Sicherlich lassen sich Fehler bei Biopsie und histologischer Beurteilung vermeiden, wenn die Zusammenarbeit zwischen Kliniker und Histologen optimiert wird; im Idealfall beurteilt der behandelnde Dermatologe selbst oder in Zusammenarbeit mit dem Spezialisten seine histologischen Präparate, oder der Dermatohistologe nimmt die Gelegenheit wahr, den Patienten klinisch zu untersuchen, die Differentialdiagnose zu erörtern und kann dann in Kenntnis der individuellen Problematik die histologische Beurteilung sicherer abgeben.

Literatur

1. Ackerman AB (1975) Biopsie. Why, where, when, how. J Derm Surg 1: 21–23
2. Bernstein L (1973) Incisions and excisions in elective facial surgery. Arch Otolaryng 97: 238–243
3. Borges AF (1973) Elective incisions and scar revision. Little Brown & Co, Boston
4. Eichmann F, Sigg Ch, Schnyder UW (1980) Die bowenoide Papulose der Anogenitalregion: ein neues Krankheitsbild? Schweiz med Wschr 110: 1401–1405
5. Marghescu S, Wolff HH (1982) Untersuchungsverfahren in Dermatologie und Venerologie, 3. Aufl., Bergmann, München
6. Mehregan AH, Pinkus H (1966) Artifacts in dermal histopathology. Arch Derm 94: 218–225
7. Pinkus H, Mehregan AH (1981) A guide to dermatohistopathology. Appleton-Century Crofts, New York
8. Schnyder UW (1961) Zur Indikation und Technik der Probeexzision bei Hautkrankheiten. Praxis 50: 922–924
9. Wade TR, Kopf AW, Ackerman AB (1978) Bowenoid papulosis of the penis. Cancer 42: 1890–1903
10. Wolff HH (1977) Biopsie und histologische Beurteilung. In: Konz B, Burg G (Hrsg) Dermatochirurgie in Klinik und Praxis. Springer, Berlin Heidelberg New York, S 7–14
11. Wolff HH (1981a) Akantholytische Reaktionen. Hautarzt 32, Suppl V: 327–334
12. Wolff HH (1981b) Transitorische akantholytische Dermatose (Grover). Hautarzt 32, Suppl V: 416–418
13. Wolff HH (1981) Virus und Haut. Dermatologische und pathomorphologische Aspekte. Verh Dtsch Ges Path 65: 328–338

Überraschungen und Fallstricke bei der histologischen Beurteilung von Hautkrankheiten

H. Kerl

Zusammenfassung

Überraschungen bei der histopathologischen Untersuchung können auftreten, wenn bei einem klinisch typischen Erscheinungsbild die histologische Untersuchung ein unerwartetes Resultat ergibt. Weiterhin können Fallen sowie Fehlerquellen im Rahmen der histopathologischen Interpretation eines Befundes auftreten, die dann zu einer Fehldiagnose führen. An einigen charakteristischen Fällen werden diese Gesichtspunkte dargestellt.

Hautkrankheiten werden in der Regel vom Kliniker diagnostiziert und der Dermatohistologe bestätigt die Diagnose. Es gibt jedoch mitunter besondere Fälle, bei denen das klinische Bild typisch erscheint, die histologische Untersuchung allerdings ein unerwartetes Resultat zeigt. Ein chronisches Ekzem entpuppt sich z. B. als Psoriasis, Mykosis fungoides oder Lichen amyloidosus, disseminierte Pseudolymphome entsprechen einer Lues II, ein papulöses Exanthem erweist sich als generalisiertes Granuloma anulare oder bei einem klinisch als Spinaliom identifizierten Tumor ergibt der histologische Befund einen Merkelzell-Tumor, um nur einige Beispiele zu nennen.

Auch im Rahmen der histologischen Interpretation findet man zahlreiche Fehlerquellen und Fallstricke, die zu einer falschen Diagnose führen können. Ein guter Dermatohistologe hat besonders durch Fehler vieles gelernt und seine Erfahrung bereichert. Wie sonst könnte er seinen Scharfsinn und seine Fähigkeiten verbessern? Ohne Fehler, die uns unterlaufen, ist eine intellektuelle Weiterentwicklung schwer vorstellbar.

Wir möchten in diesem kurzen Beitrag die beiden Aspekte – *Überraschungen* und *Fallstricke bzw. Fehler* bei der histologischen Beurteilung – anhand von speziellen Falldemonstrationen illustrieren.

1. 54jähriger Patient. Seit 6 Wochen besteht an der Unterlippe ein Ulkus mit derbem Rand und nekrotischem Schorf an der Oberfläche (Abb. 1). Die regionären Lymphknoten sind deutlich vergrößert. An einer kieferchirurgischen Abteilung wird die Diagnose Carcinoma spinocellulare der Unterlippe mit zervikalen Lymphknotenmetastasen gestellt. Eine plastische Rekonstruktion der Unterlippe mit neck-dissection ist vorgesehen. Einen Tag vor der geplanten Operation wird der Patient wegen eines diskreten papulösen Exanthems am Stamm unter dem Bild einer Pityriasis lichenoides chronica in der Ambulanz der Universitätsklinik für Dermatologie und Venerologie in Graz vorgestellt. Die histologischen Untersuchungen einer Probeexzision von der Läsion an der Unterlippe und einer Papel am Stamm zeigen das Bild einer Syphilis. Zusammenfassend handelte es sich um eine *Syphilis II* (Exanthem, positive serologische Reaktionen) mit *persistierendem Primäraffekt* an der Unterlippe. Nach Penizillin-Therapie kam es zu einer prompten und vollständigen Abheilung des Ulkus.

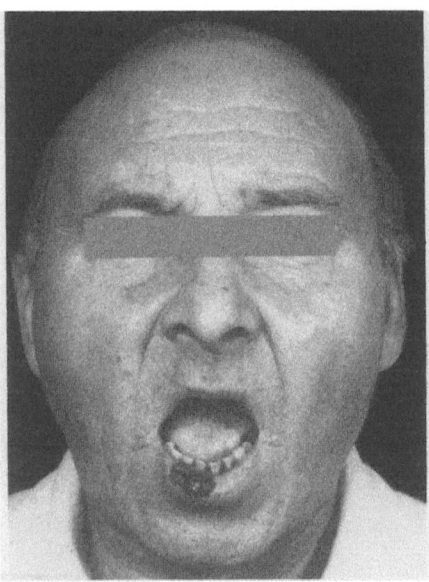

Abb. 1. Persistierender Primäraffekt bei Lues II. Hier wurde klinisch zunächst ein spinozelluläres Karzinom der Unterlippe fehldiagnostiziert

Diese Beobachtung unterstreicht, daß jede Diagnose mit der Konsequenz einer radikalen Therapie unbedingt durch einen histologischen Befund abgesichert werden muß.

2. *47jähriger Patient.* Im Gesicht, am Stamm und an den Armen finden sich disseminierte hautfarbene bis rötlich-braune Infiltrate (Abb. 2). Die weitere klinische Durchuntersuchung ergibt keinen Anhalt für eine systemische Beteiligung. Die histologischen Veränderungen werden als chronische „Retikulose" der Haut bzw. als primäres kutanes malignes Lymphom interpretiert. Röntgenbestrahlung und Zytostatika führen zu einer vollständigen Abheilung der Krankheitsherde. Acht Jahre nach Krankheitsbeginn stirbt der Patient; bei der Autopsie wird ein Magen-

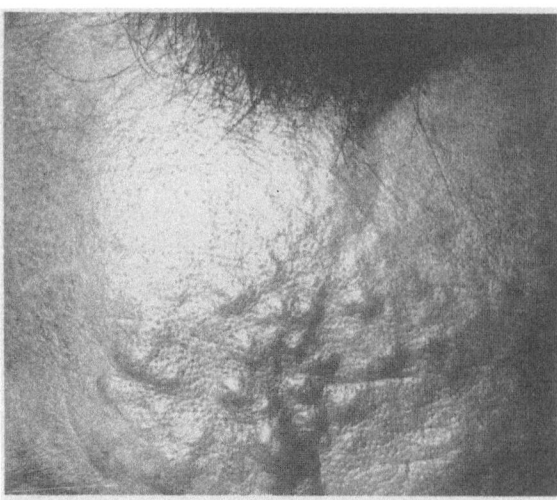

Abb. 2. Hautmetastasen eines Magenkarzinoms an der Stirne, die ursprünglich als malignes Lymphom fehlinterpretiert wurden

karzinom (Carcinoma solidum scirrhosum) mit multiplen Metastasen diagnostiziert. Die neuerliche Untersuchung und Serienschnitte der ursprünglich als malignes Lymphom befundeten Hautbiopsien zeigen zelluläre Infiltrate, die mit *Hautmetastasen eines Magenkarzinoms* durchaus vereinbar waren.

In manchen Fällen bereitet die differentialdiagnostische Unterscheidung von Hautlymphomen und kutanen Metastasen große Schwierigkeiten.

3. 61jähriger Patient. Seit 3 Wochen juckende urticarielle Läsionen und Blasen am Stamm und an den Extremitäten. Histologisch sind subepidermale Blasen und eosinophile Spongiose bei fehlender Akantholyse nachweisbar. Die Diagnose bullöses Pemphigoid wird gestellt. Im Rahmen der immunhistologischen Untersuchungen werden jedoch für einen Pemphigus vulgaris typische interzelluläre Antikörper nachgewiesen.

Hier handelte es sich um eine besondere Variante des *Pemphigus vulgaris*. Beim Nachweis einer eosinophilen Spongiose sollte der Dermatohistologe in erster Linie an ein bullöses Pemphigoid denken. Das Phänomen der eosinophilen Spongiose repräsentiert jedoch ein mehrdeutiges histopathologisches Reaktionsmuster, wel-

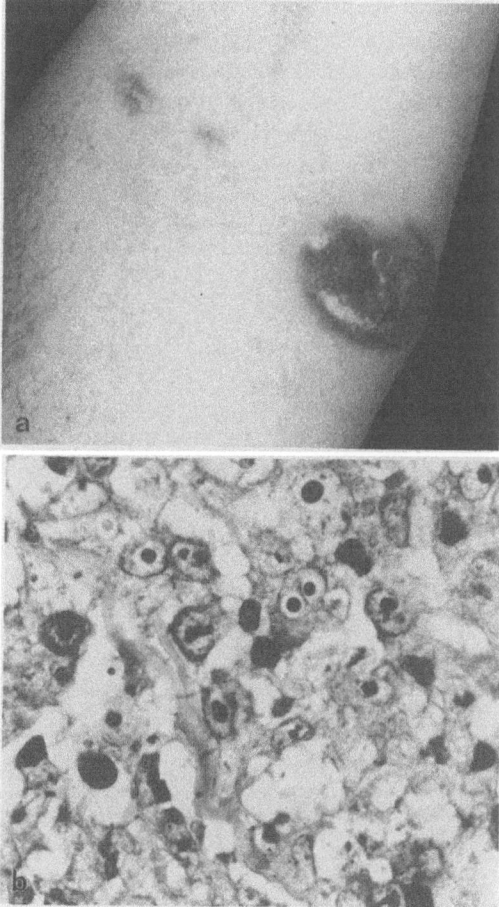

Abb. 3. a „Pseudo-Hodgkin" der Haut. **b** Atypische Zellen, welche morphologisch Hodgkin- und Reed-Sternberg-Zellen imitieren. Giemsa, × 800

ches bei verschiedenen Dermatosen u.a. beim Pemphigus vulgaris gefunden werden kann.

4. 10jähriges Mädchen. Seit der Geburt besteht eine genitale Pigmentläsion. In letzter Zeit Größenwachstum. Makroskopisch findet sich an der Klitoris ein linsengroßer braun-schwarzer *Naevuszellnaevus*. Histologisch sieht man an der dermoepidermalen Junktionszone Melanozytennester. Diese zeigen eine variable Form und Größe sowie Neigung zur Konfluenz. Stellenweise sind auch atypische Melanozyten nachweisbar.

Naevuszellnaevi der Genitalregion bei Mädchen (wie im vorgestellten Fall) und Frauen vor der Menopause sind histologisch oft sehr schwierig von einem malignen Melanom zu unterscheiden. Die Kenntnis dieser Läsionen ist von großer praktischer Bedeutung, um die therapeutischen Konsequenzen der Fehldiagnose „Melanom" zu vermeiden.

5. 72jähriger Patient. Seit 20 Jahren entwickeln sich immer regionär am rechten Arm lokalisierte rötlich-braune Knötchen und manchmal ulzerierte Tumoren (Abb. 3 a). Histologisch finden sich nodöse dermale und subkutane überwiegend lymphoidzellige Infiltrate. Auffallend sind atypische Tumorzellen mit dem morphologischen Bild von Hodgkin-Zellen und Sternberg-Reed-Zellen (Abb. 3b). Von mehreren sehr erfahrenen Histologen wird die Diagnose Morbus Hodgkin der Haut gestellt. Eine systemische Beteiligung konnte jedoch niemals festgestellt werden und das Befinden des Patienten ist unverändert gut.

Wir möchten für diese lymphoproliferative Erkrankung, welche dem Spektrum der lymphomatoiden Papulose zuzuordnen ist, die Bezeichnung *„Pseudo-Hodgkin" der Haut* vorschlagen. Dieses Pseudolymphom kann der besonders in den letzten Jahren herausgestellten Gruppe der pseudomalignen Tumoren hinzugefügt werden. Der letzte Fall illustriert auch deutlich, daß eine zu starke Betonung zytologischer Details als prognostischer Indikator für Benignität oder Malignität eines pathologischen Prozesses zu Fehlern bei der histologischen Beurteilung führen kann.

Gefahren und Komplikationen der Elektrochirurgie

F. Eichmann

Zusammenfassung

Elektrochirurgie wird definiert als kontrollierte Anwendung von hochfrequenten Wechselströmen in lebendem Gewebe. Einige elektrophysiologische Zusammenhänge werden eingangs erwähnt. Vier elektrochirurgische Methoden werden heute in der Dermatochirurgie angewandt: Fulguration, Desikkation, Koagulation und Elektrotomie. Folgende Komplikationsmöglichkeiten müssen in der Elektrochirurgie beachtet werden: 1. Explosionsgefahr durch brennbare Stoffe im Operationsraum. 2. Ungewollte Verbrennungen und Elektroschocks durch schlechtsitzende Elektroden. 3. Patienten mit getriggerten Herzschrittmachern sind besonders gefährdet. 4. Schlechte kosmetische Resultate durch inkorrekte Handhabung der Geräte. Die Vermeidung dieser Komplikationen wird diskutiert.

Elektrochirurgie kann definiert werden als kontrollierte Anwendung von hochfrequenten Wechselströmen in lebendem Gewebe. Ziel ist die Gewebezerstörung oder Gewebeentfernung. Dabei wird elektrische Energie durch den Gewebewiderstand in Wärme umgewandelt. Die produzierte Wärme und damit der Gewebeschaden ist abhängig vom Ausmaß und der anatomischen Lokalisation der Läsion, des Gewebewiderstandes, Elektrodenform, Stromstärke und Stromqualität sowie der Zeitdauer der Stromeinwirkung. Durch die Wahl von hochfrequenten Wechselströmen (Frequenzen über 500 Hz) wird eine Reizung von Nerven und Muskeln vermieden.

Wählt man beide Elektroden großflächig, so entsteht eine gleichmäßige Erwärmung der durchströmten Körperteile. Wählt man eine Elektrode schmal, so erreicht hier der Strom eine Verdichtung, so daß es zu ausgeprägter Gewebserhitzung kommt. Diese Elektrode wird dann als Aktivelektrode bezeichnet.

Die Schwingungsamplituden können ungedämpft appliziert werden. Das Resultat ist eine gute Schneidewirkung, wenig Gewebszerstörung und fehlende Blutstillung. Stark gedämpfte Wechselströme hingegen bewirken gute Blutstillung, starke Gewebszerstörung und keine Schneidewirkung. Maximale Gewebszerstörung heißt maximale Koagulation und maximale Hämostase. Dies erreicht man mit starker Dämpfung und Frequenzen von 0,5–1 MHz [1].

Im engeren Sinne werden heute 4 elektrochirurgische Methoden in der Dermatochirurgie angewandt: Fulguration, Desikkation, Koagulation und Elektrotomie.

Bei der *Fulguration* wird die Aktivelektrode in geringem Abstand vom Gewebe gehalten. Dabei treten Funken auf das Gewebe über. Es wird nur eine Aktivelektrode verwendet. Der Patient selbst dient über seinen Erdungsanschluß als Gegenelektrode. Es wird mit hoher Spannung und niederer Stromstärke gearbeitet. Es entsteht eine beschränkte oberflächliche Verbrennung.

Die *Elektrodesikkation* arbeitet ebenfalls nur mit einer aktiven Elektrode. Der gleiche Stromtyp wie bei der Fulguration kommt zur Anwendung. Die Elektrode wird in das Gewebe eingestochen, dabei kommt es zur Austrocknung, respektive

Verkochung des Gewebes. Fulguration und Desikkation eignen sich zur Entfernung kleinerer oberflächlicher Läsionen, die auf die Epidermis beschränkt sind.

Bei der *Elektrokoagulation* werden 2 Elektroden angewendet: Eine indifferente, breite und eine kleinfächige, aktive Elektrode. Die Spannung ist niedrig, die Stromstärke relativ hoch. Gedämpfte hochfrequente Wechselströme gelangen zur Anwendung. Man erzielt einen mäßigen Schneideeffekt mit gleichzeitiger Verschorfung der Schnittfläche. Bei der Bikoagulation ist keine Neutralelektrode erforderlich. Dieses Prinzip kommt bei der Koagulationspinzette zur Anwendung. Hier sind 2 Branchen gegeneinander isoliert. Das eingeklemmte Gewebestück wirkt als Widerstand.

Bei der *Elektrotomie* ist der Schneideeffekt ausgeprägt und die Hämostase dafür gering. Es ist ebenfalls eine aktive und eine indifferente Elektrode notwendig. Es kommen hochfrequente, ungedämpfte Wechselströme zur Anwendung [1, 2].[1]

Bei der Arbeit mit elektrochirurgischen Geräten müssen Gefahren beachtet werden (Tabelle 1). Durch Funkenbildung an der Aktivelektrode kann es zu Explosionen von brennbaren Narkosegasen, Desinfektions- und Reinigungsmitteln kommen (Tabelle 2). Diese Gefahrenmöglichkeiten werden ausgeschaltet, indem auf derartige Stoffe im Operationssaal zum vornherein verzichtet wird. An mögliche Methanbildung bei meteoristischen Patienten muß bei elektrochirurgischem Arbeiten im Bereiche des Analkanals gedacht werden. Entsprechende Zwischenfälle wurden aus der französischen Gastroenterologie bekannt [3].

Zu ungewollten Verbrennungen kann es durch schlecht sitzende Neutralelektroden und Isolationsfehlern an den verwendeten Geräten kommen. Die Neutralelektrode soll so nahe wie möglich am Operationsfeld plaziert werden. Sie muß einen dichten Kontakt zur Haut haben und ganzflächig aufliegen. Durch entsprechendes Plazieren der Neutralelektrode wählt man den Stromweg so kurz wie möglich und längs oder diagonal durch den Körper. Besonders am Thorax soll ein querer Stromverlauf vermieden werden. Der Patient soll nicht mit anderen Metallteilen, z.B. vom Operationstisch, in Berührung kommen. Ebenfalls sind feuchte Unterlagen und Tücher zu vermeiden [4].

Tabelle 1 Gefahren der Elektrochirurgie

– Explosionsgefahr
– Verbrennungen
– Interferenzen bei Schrittmacherpatienten
– Schlechte kosmetische Resultate (zu hohe Stromstärken, unsaubere, relativ großflächige Aktivelektroden)

Tabelle 2. Explosionsgefahr bei elektrochirurgischen Eingriffen

1. Narkosegase:	Zyclopropan, Aether, Chloraethyl
2. Entfettungsmittel:	Aether, Benzin
3. Desinfektionsmittel:	Aether, Alkohol, H_2O_2
4. Endogene Gase:	Methan

---

[1] Herrn Dr. Th. Wiestner, Abt. für experimentelle Chirurgie, Kant. Tierspital Zürich, danke ich für die Korrektur und Beratung zum allgemeinen elektrophysiologischen Teil

Tabelle 3. Vorsichtsmaßnahmen bei Schrittmacherpatienten. (Nach Krull)

1) Wenn möglich alternative Therapiemethode wählen
2) Vorgängig kardiologisches Konsilium
3) Neutralelektrode möglichst herzfern plazieren
4) Mit kurzen Stromstößen (max. 5 sec.) arbeiten
5) Korrekte Erdung aller Anschlüsse
6) Intraoperative Überwachung mit EKG-Monitor, Reanimationsgeräte in Bereitschaft

Heute leben in der Bundesrepublik Deutschland über 100 000 Patienten mit implantiertem Herzschrittmacher. Viele von ihnen werden auch einmal hautkrank. Werden bei diesen Patienten elektrochirurgische Methoden angewandt, ist besondere Vorsicht am Platz. Elektrochirurgie kann eine potentielle Gefahr für Patienten mit implantiertem Herzschrittmacher werden. Bei R-blockiertem Bedarfsschrittmacher kann es durch elektrische Interaktionen zur Unterdrückung der Schrittmacherimpulsabgabe und folgenden Rhythmusstörungen bis zur Asystolie und zum Kammerflimmern kommen. Langdauernde, rhythmische Stromstöße und Schrittmacher- bzw. herznahe Plazierung der Neutralelektrode können derartige Interferenzen auslösen [5]. Um solche Interferenzen zu vermeiden ist es empfehlenswert, die Sensingfunktion des Schrittmachers für die Dauer der elektrochirurgischen Behandlung vorübergehend auszuschalten. Dies kann durch Auflegen eines Permanentmagnetes über den Schrittmacher erfolgen. So lange der Permanentmagnet über dem Schrittmacher liegt, arbeitet der Schrittmacher fixfrequent, so daß seine Funktion von externen elektrischen Impulsen nicht beeinflußt wird.[2]

Nach der bis heute vorliegenden Literatur sind derartige Zwischenfälle vor allem bei transurethralen urologischen Eingriffen aufgetreten [6]. Bei dermatochirurgischen Operationen ist die Gefahr für derartige Komplikationen offenbar minimal, da die Dermatologen mit kurzen elektrischen Energiestößen und niedrigen Stromstärken arbeiten [7]. Dennoch empfiehlt es sich, die Vorsichtsmaßnahmen von Krull [7] zu beachten (Tabelle 3). Wenn möglich sollen bei Schrittmacherpatienten gleichwertige andere Therapiemethoden vorgezogen werden. Entscheidet man sich dennoch für Elektrochirurgie, soll ein kardiologisches Konsilium eingeholt werden. Intraoperativ muß der Patient mit EKG-Monitoren überwacht werden und Reanimationsgeräte müssen in Bereitschaft stehen. Die Neutralelektrode wird möglichst herzfern plaziert, alle Anschlüsse müssen korrekt geerdet sein und es darf nur mit Stromdauer von weniger als 5s gearbeitet werden.

Eine weitere Komplikationsmöglichkeit der Elektrochirurgie sind schlechte kosmetische Resultate. Vor allem störende eingesunkene Narben werden beobachtet. Sie entstehen nach Anwendung zu hoher Stromstärken und zu langer Stromstöße. Auch die Verwendung relativ zu großflächiger Aktivelektroden kann Grund für unschöne Narben sein. Es soll mit möglichst niedrigen Stromstärken und möglichst kurzen Energiestößen gearbeitet werden. Bevor intraoperativ die Stromdosierung erhöht wird, überprüfe man die Sauberkeit der Aktivelektrode, den korrekten Sitz der Neutralelektrode und eventuell mangelhafte Kontakte und Steckerverbindun-

---

2 Herrn Dr. ing. J. Babotai, Chirurgie A, Universitätsspital Zürich, danke ich für die Beratung und Überarbeitung des Abschnittes über Herzschrittmacher

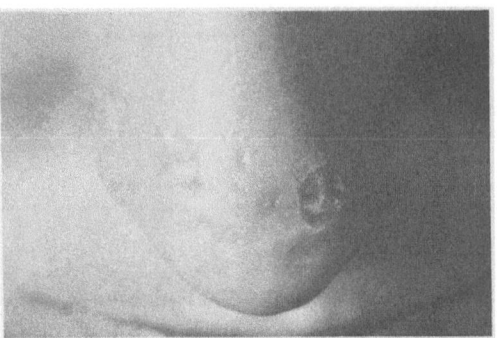

Abb. 1. Zustand nach Elektrokoagulation von planen Warzen bei einem 16jährigen Mädchen

gen. Die meisten unschönen kosmetischen Resultate durch Elektrochirurgie gehen auf zu hohe Stromdosierung und zu lange Energiestöße zurück. Nicht selten hätten auch harmlosere Therapieverfahren zum Ziel geführt (Abb. 1).

Die Elektrochirurgiegeräte, die heute von der Industrie geliefert werden, sind qualitativ hochwertig und sind mit weitgehenden Sicherheitsmaßnahmen ausgerüstet. Es empfiehlt sich vor Inbetriebsetzung von elektrochirurgischen Geräten, die Gebrauchsanweisungen eingehend zu studieren. Bei korrekter Wartung der heutigen Geräte und der Beachtung einiger grundlegender Regeln der Elektrochirurgie sind die Komplikationsmöglichkeiten aber sehr gering.

Literatur

1. Crumay HM (1977) Alternating Current: Electrosurgery. In: Goldschmidt H (ed.) Physical Modalities in Dermatologic Therapy. Springer, New York Heidelberg Berlin, p 203–216
2. Helm F (1979) Electrosurgery. In: Helm F (ed) Cancer Dermatology. Lea & Febiger, Philadelphia, p. 411–429
3. Mündl. Mitteilung A. Bensaude, Hôpital militaire Bégin, St. Mandé, France
4. Taylor KW, Desmond J (1970) Electrical hazards in the operating room, with special reference to electrosurgery. The Can J Surg Vol 13, 362–374
5. Schwingshackl H, Mauser R, Amor H (1971) Störeinflüsse von niederfrequenten Wechselströmen auf asynchrone und gesteuerte elektrische Schrittmachersysteme bei Einsatz von Elektrochirurgiegeräten. Schweiz med Wschr 101: 46–52
6. Greene LF, Myers GH, McCallister BD (1969) Transurethral resection of the prostate in patients with cardial pacemakers. Brit J Urol 41, 572–578
7. Krull EA, Pickard SD, Hall JC (1975) Effects of Electrosurgery on Cardiac Pacemakers. J of Derm Surg 1: 43–45

Nebenwirkungen und Komplikationen bei kryochirurgischen Eingriffen in der Dermatologie

E. W. Breitbart

Zusammenfassung

Da die Kryochirurgie mit erheblichen Nebenwirkungen einhergeht, wird bewußt auf die Trennung der obligaten Nebenwirkungen von den fakultativen Komplikationen und dem ärztlichen Fehlverhalten bei der Anwendung der Kryochirurgie in der Dermatologie eingegangen.
Die Nebenwirkungen werden im einzelnen beschrieben und an Beispielen erläutert.

Nebenwirkungen und Komplikationen bei kryochirurgischen Eingriffen in der Dermatologie

Die Kälte hat, je nach Intensität, unterschiedliche Auswirkungen auf den menschlichen Organismus, insbesondere auf die Oberfläche des Menschen, „die Haut".

Setzt sich der Mensch den in unseren Breitengraden normalen Wintertemperaturen, die zwischen 0 °C und −10 °C liegen ungeschützt aus, so sieht der Dermatologe physikalische Kälteschäden der Haut, wie z. B. die Pernionen (Herbst- und Frühjahrspernionen), die Pernio follikularis und gelegentlich die heute glücklicherweise seltenen Kongelationen mit ihren 3 Stadien: dem Erythem, der Blase und der Nekrose. Dies alles sind dem Dermatologen durchaus bekannte Veränderungen, die er, soweit es in seiner Macht steht, behandeln kann.

Benutzt der Dermatologe die Kälte aber als therapeutisches Hilfsmittel, um benigne und maligne Veränderungen der Haut isoliert zu zerstören, so ist der erzeugte Kälteschaden bewußt gesetzt.

Das biologische Leben spielt sich, betrachtet man die absolute Temperaturskala des Physikers, in einem so begrenzten Bereich ab, daß isolierte massive Temperaturänderungen, wie sie bei der Verwendung des flüssigen Stickstoffs mit einer Temperatur von −196 °C stattfinden, unübersehbare Folgen haben können. Deswegen muß sich der Dermatologe, der die Kryochirurgie betreibt, bevor er den Kälteschaden setzt, genauestens darüber im Klaren sein, was er an Nebenwirkungen [1] zu erwarten hat und welche Komplikationen auftreten können.

Es ist für den kryochirurgisch unerfahrenen Therapeuten sehr schwierig zu unterscheiden, welche Nebenwirkungen bei der Kryochirurgie obligatorisch zu erwarten sind, welche Komplikationen gelegentlich auftreten und welche Komplikationen durch eigenes Fehlverhalten entstehen können. Da die Kryochirurgie ein nebenwirkungsreicher Eingriff ist, sollte man dieselben unterteilen in
1. Obligate Nebenwirkungen
2. Fakultative Komplikationen
3. Ärztliches Fehlverhalten
   (mit den daraus resultierenden Komplikationen)

Obligate Nebenwirkungen

Was passiert wenn der Dermatologe lege artis [2] isoliert einen umschriebenen Hautbezirk mit flüssigem Stickstoff vereist?

Ohne näher auf die kryobiologischen Grundlagen einzugehen, die nicht Gegenstand dieser Abhandlung über die Nebenwirkungen der Kryochirurgie sein soll, werden die einzelnen Phasen des stadienorientierten Ablaufes der Kryochirurgie mit den obligatorisch auftretenden Nebenwirkungen erläutert. Es werden 5 Phasen der Kryochirurgie unterschieden.
Rötung
Ödem/Blase
Exsudation
Mumifikation
Narbe

Jede einzelne der 5 Phasen ist charakterisiert durch die obligate Nebenwirkung, die in ihrem zeitlichen Auftreten und Bestehen, starken individuellen Schwankungen unterworfen ist.

Die Rötung
Sie tritt schon nach dem ersten Vereisungszyklus auf, also in der Regel nach wenigen Sekunden bis Minuten, je nach Länge der Applikationsdauer des flüssigen Stickstoffes. Die Rötung ist scharf umschrieben, und zeichnet die Grenzen des Kontaktes mit dem Kühlmedium nach.

Das Ödem/die Blase
Je nach Gefrierdauer kommt es schon nach wenigen Minuten (im Mittel 1 min) bis zu Stunden (im Mittel 4½ h) im Gebiet der Rötung zur Ödembildung. In dieser Phase verschiebt sich die Rötung in die Peripherie. Schon nach 24 h ist die Blasenbildung in diesem Areal abgeschlossen (Abb. 1). Klinisch sieht man je nach Lokalisa-

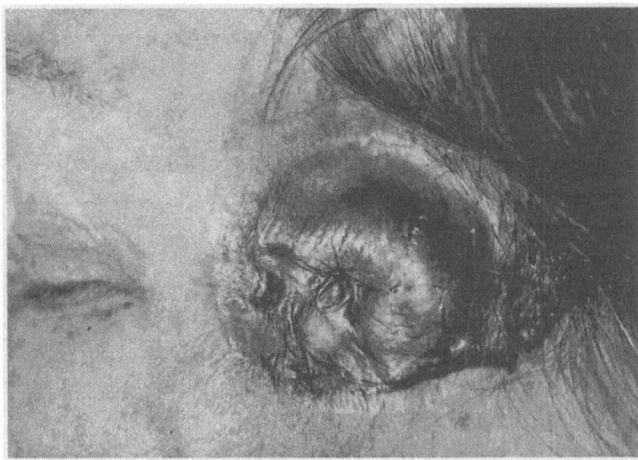

Abb. 1. 24 h nach Kryochirurgie: Blase

tion eine schlaffe Blase in gewebelockeren Regionen und eine straffe Blase in gewebefesten Regionen. Desgleichen reagiert das umliegende Gewebe je nach Lokalisation unterschiedlich heftig. So findet man bei der Kryochirurgie an Fußsohlen oder Handtellern, den gewebestraffsten Regionen des Körpers nur eine geringe Verschwellung, an den Lidern und im Scrotalbereich aber heftigste Verschwellungen. (Abb. 2) Diese Verschwellungen halten für 5–6 Tage an und bilden sich ohne jedes Residuum zurück.

Die Exsudation
In der Regel 2 Tage nach Kryochirurgie setzt die Exsudation aus dem durch Kälte zerstörten Gewebsareal ein. Es kommt zur Absonderung eines klaren, leicht gelblich tingierten Sekretes, das in Abhängigkeit von der Gefrierdauer einen entsprechend häufigen Verbandswechsel, evtl. bis zu 4 mal/die, erfordert. Die Sekretion kann je nach Gefrierdauer bis zu 3 Wochen anhalten, ist aber in der Regel nach 2 Wochen abgeschlossen.

Mumifikation (Abb. 3)
Nach Abschluß der Exsudation ist das vereiste Gewebe mumifiziert. Klinisch imponiert eine fest anhaftende, scharf begrenzte, schwarze Nekroseplatte, die sich im Laufe von 1–2 Wochen demarkiert, ablöst, und eine Erosio hinterläßt, die langsam abheilt.

Die Narbe (Abb. 4)
Die Kryonarbe ist in der Regel weich, glatt und hypopigmentiert.

Die von den Patienten am wenigsten tolerierte obligate Nebenwirkung ist der Schmerz.
Da der Schmerz eine individuelle Empfindung ist, ist die Beurteilung des kryochirurgisch induzierten Schmerzes sehr schwierig, es läßt sich aber trotzdem eine gemittelte Schmerzkurve erstellen.

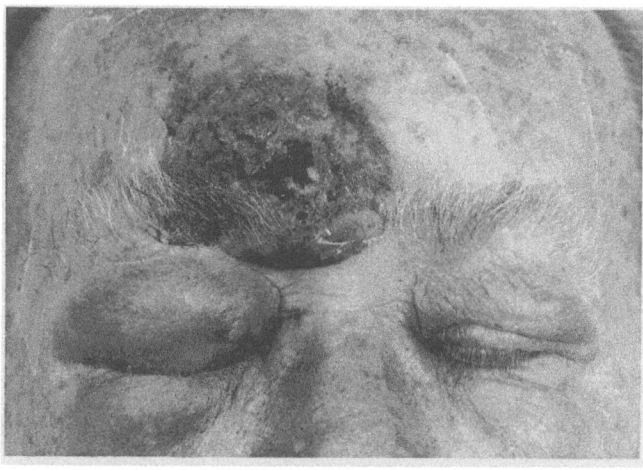

Abb. 2. 24 h nach Kryochirurgie: Oedem

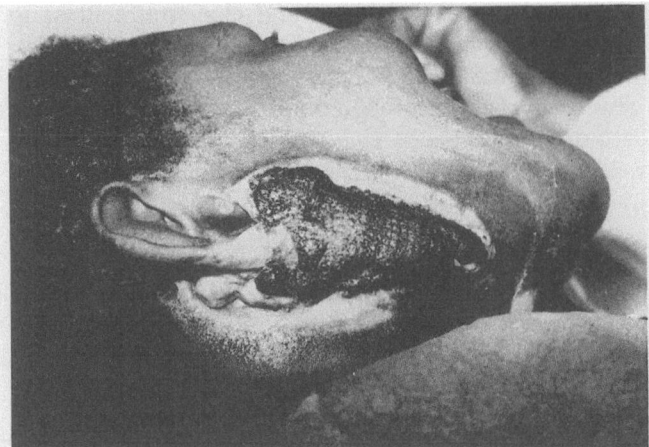

Abb. 3. Zustand nach Kryochirurgie: Mumifikation

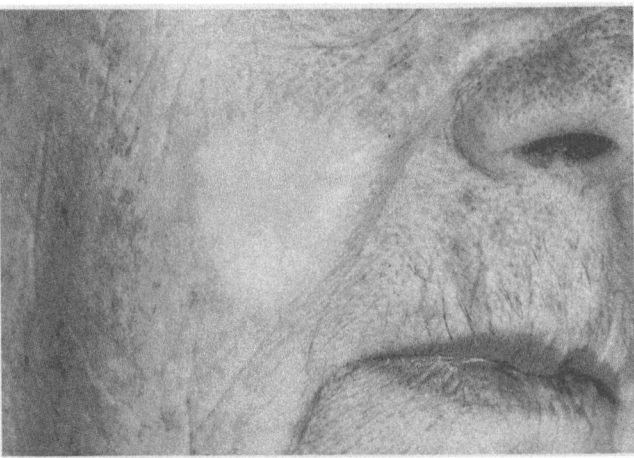

Abb. 4. Zustand nach Kryochirurgie: Narbe

Die Aussage, in vielen Publikationen zu finden, daß die Kryochirurgie ein schmerzloser Eingriff sei, ist nicht aufrechtzuerhalten. Unterteilt man die Schmerzintensität in 3 Stufen – leicht, mittel, stark – so empfindet der Patient während der Vereisungszyklen leichte brennende Schmerzen, die nach einer ½ h in einen starken, für ca. 5 h anhaltenden Dauerschmerz übergeht. Danach ist der Patient schmerzfrei. (Abb. 5)

Fakultative Komplikationen

Gelegentlich können auch bei lege artis durchgeführter Kryochirurgie Komplikationen auftreten, die den unzureichend informierten Patienten sehr in Sorge versetzen können. Es sind dies die

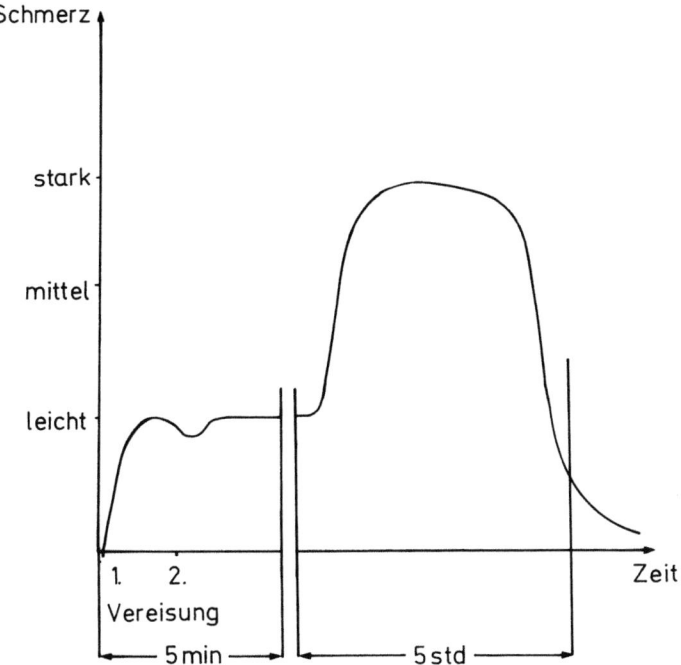

Abb. 5. Schmerzverlauf bei Kryochirurgie

Hypertrophe Narbe
Hypo/Hyperpigmentierung
Blutung
Erysipel
Trophisches Ulkus
Nervenschäden.

Hypertrophe Narbe (Abb. 6)
Die hypertrophe Narbe ist die häufigste unerwünschte Komplikation bei der Kryochirurgie. Klinisch findet sich nach Abheilung in der typischen Kryonarbe fast immer in der Mitte – dort wo die Nekrose am tiefsten ist – eine stark gerötete hypertrophe Narbe. 27% unserer Patienten entwickeln eine solche Narbe. Der Vorteil der kryochirurgisch induzierten hypertrophen Narbe ist, daß sie sich bei guter Narbenpflege nach ca. 1–2 Jahren zurückbildet. Persistierende oder progrediente hypertrophe Narben haben wir bei der Kryochirurgie nicht beobachten können, und finden damit für die Tatsache Begründung, daß sich diese Behandlungsmethode so hervorragend für die Therapie der großen Keloide eignet.

Die Hypo/Hyperpigmentierung
Die Hypopigmentierung der Kryonarbe ist, wie oben gesagt, eine obligatorische Nebenwirkung des kryochirurgischen Eingriffs, die aber gerade beim schwarzhäu-

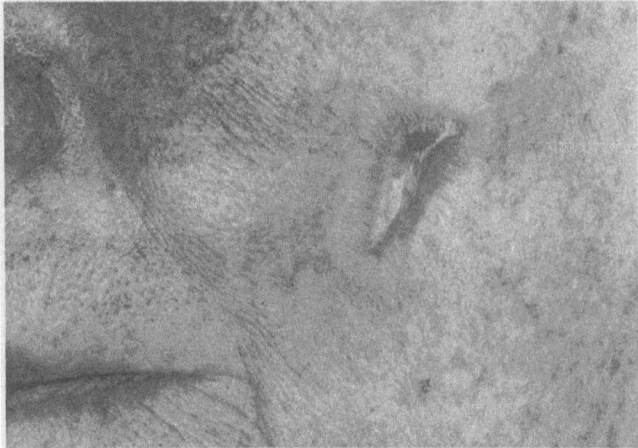

Abb. 6. Zustand nach Kryochirurgie: Hypertrophe Narbe

tigen Menschen kosmetisch sehr störend sein kann. Es kommt nach Ablauf von 1–2 Jahren zur fast völligen Repigmentierung der Kryonarbe. Hypopigmentierte Residuen sind persistierend. Die Hyperpigmentierung, sehr abhängig von der Lokalisation, findet sich immer in der Peripherie der Kryonarbe. Ca. 80% der Kryonarben am Rumpf und den Extremitäten weisen diese Hyperpigmentierung auf, nur gelegentlich findet sie sich nach Eingriffen im Gesicht oder an den Händen und Füßen. Diese Hyperpigmentierung ist als postinflammatorisches Geschehen aufzufassen und bildet sich, wie wir es von anderen Dermatosen her kennen, im Laufe von Monaten bis Jahren zurück.

Die Blutung. Sie ist eine äußerst seltene Komplikation, die wir nur bei 0,1% unserer Patienten finden konnten. Sie tritt 1–2 Tage nach Kryochirurgie auf, nach Ruptur einer kleinen Arterie, die durch den hämostyptischen Effekt der Kryochirurgie nicht verschlossen wurde.

Tropische Ulcera
Kryoläsionen, die für ihre Abheilung, wenn diese überhaupt eintritt, über 1 Jahr und mehr benötigen, können entstehen, wenn die Kryochirurgie in bestimmten Körperregionen durchgeführt wird. Es sind dies: die Schienbeinregionen und die Hautregionen über der Achillessehne; folglich für den Kryochirurgen sogenannte verbotene Zonen, in denen er nicht tätig werden sollte.

Nervenschäden
Diese sind nach Kryochirurgie äußerst selten auftretende Komplikationen, die bei lege artis durchgeführter Technik grundsätzlich als reversible Geschehen zu beurteilen sind. Die Berichte oder persönlichen Mitteilungen über bleibende Nervenschäden, können wir an unserem Krankengut nicht nachvollziehen. Tierexperimentelle Untersuchungen an Medianus und Ulnaris Nerven der Ratten haben ergeben, daß bei einer Gefrierung der Nerven bis auf 100 °C Minus es zwar zu einem länger an-

haltenden Ausfall des Nervens kommt, dieser jedoch völlig reversibel ist [3]. Unsere eigenen Beobachtungen entsprechen diesen Erfahrungen. Wir sahen bei 3 Patienten nach Kryochirurgie im Interdigitalbereich Sensibilitätsausfälle der Fingerspitzen, die sich nach einigen Monaten vollständig zurückbildeten. Trotz dieser günstigen Verhältnisse sollte man eine Kryochirurgie im Ellenbogenbereich über dem N. Ulnaris nicht durchführen, denn bei einer Gefrierung des N. Ulnaris bis zu 160 °C Minus, unter Berücksichtigung des 2-maligen Vereisungszyklus resultiert letztlich die irreversible Schädigung des Nerven.

Die Kryochirurgie kann unübersehbare Folgen nach sich ziehen, wenn der Arzt folgende Fehler begeht:
1. Fehler in der Methodik
2. Unterlassung einer sorgfältigen Anamneseerhebung.

Fehler der Methodik

Hier ist hauptsächlich anzuführen, die unkritische Anwendung des offenen Sprayverfahrens ohne Schutz der gesunden Gewebe. Es kommt zu Nekrosen, die über das berechnete Maß bei weitem hinausgehen und außerdem kann es z. B. im Gesichtsbereich zur Schädigung der Augen führen. Desgleichen kommt es ohne die erforderliche Gewebetemperaturmessung gelegentlich zu tiefen Nekrosen und zur Beeinträchtigung, bis Zerstörung subkutan gelegener Strukturen, wie z. B. Nerven oder große Gefäße. Die Unterlassung einer sorgfältigen Anamneseerhebung kann bei Vorliegen folgender Erkrankungen Folgen haben, die vom Schock mit Tod des Patienten bis hin zum Verlust ganzer Gliedmaßen reicht:
Kälteurtikaria
Diabetes mellitus
Arterielle Verschlußkrankheiten
Kryoglobulinämie
Kälteagglutinationskrankheit

Bei der Urticaria e frigore kann durch den plötzlich induzierten isolierten Temperaturabfall eine Schocksymptomatik ausgelöst werden. Beim Diabetes mellitus kommt es infolge der verzögerten Wundheilung zu stationären Ulzera und ebenso wie bei den arteriellen Verschlußkrankheiten beim kryochirurgischen Eingriff an den Akren zum Verlust einzelner Finger oder Zehen.

Die kryoproteinämischen Kryopathien, wie z. B. die Kryoglobulinämie und die Kälteagglutinationskrankheiten sind Erkrankungen bei denen ebenfalls niemals eine Kryochirurgie durchgeführt werden darf. Kommt es nämlich entweder zur Ausfällung der Kryoglobuline (schon bei 4 °C) oder der Erythrozytenagglutination, so muß mit Ulzerationen oder Verlust einzelner Gliedmaßen gerechnet werden.

Abschließend kann man sagen, daß gerade bei der Kryochirurgie mit ihren obligaten Nebenwirkungen eine genaueste Aufklärung des Patienten über die Methodik und den Ablauf der Abheilungsphasen unbedingt erforderlich ist.

Literatur

1. EW Breitbart (1981) Kryochirurgie in der Dermatologie Therapiewoche 31: 6390–6396
2. EW Breitbart (1978) Neue Gesichtspunkte in der kryochirurgischen Behandlung von Neubildungen der Haut. In: Salfeld K (Hrsg) Operative Dermatologie. Springer, Berlin Heidelberg New York, S 230–233
3. RN Gaster, TM Davidson, RW Rand, EW Fonkalsrud (1971) Comparison of nerve regeneration rates following controlled freezing or crushing. Arch Surg 103: 378–383

Komplikationen kryochirurgischer Eingriffe bei infiltrativ wachsenden Neoplasien

F. W. Neukam und J.-E. Hausamen

Zusammenfassung

Die klinische Anwendung der Kryochirurgie in der Behandlung maligner Geschwülste basiert neben dem sekundären ischämischen Gewebsuntergang durch Unterbrechung der Blutzirkulation auf der Erzeugung einer absoluten, den gesamten Tumor einschließenden Kältenekrose aller Zellen. Während ausgedehnte oberflächliche Neoplasien durch mehrere nebeneinanderliegende und sich überlappende Frostbezirke vereist werden können, sind tiefreichende Tumoranteile aufgrund der begrenzten Leistung der derzeitigen Kälteträger nicht sicher zu erfassen.

Günstige tierexperimentelle und klinische Ergebnisse bei der Anwendung extremer Kälte zur Gewebsdestruktion unter Verwendung von Hochleistungsgeräten haben diesem Behandlungszweig nach mehrjährigem klinischen Einsatz nicht nur in der Urologie, z. B. in der Prostatachirurgie, sondern auch in anderen medizinischen Fachdisziplinen einen gesicherten Platz eingeräumt. Hervorgehoben werden in den zahlreichen Publikationen des internationalen Schrifttums bei der Kryotechnik neben der komplikationslosen Anwendung und günstigen Wundheilung immunologische Stimulationen, die bei der Tumorbehandlung von Vorteil sein können [8].

Das zentrale Problem der Kryochirurgie bei der Zerstörung benigner und maligner Geschwülste liegt in der Erzeugung einer absoluten, den gesamten Tumor sicher einschließenden Kältenekrose aller Zellen. Die im Experiment an isolierten vitalen Zellen gewonnenen Daten weisen darauf hin, daß neben dem erreichten Temperaturminimum, insbesondere der Gefrier- und Auftaugeschwindigkeit eine entscheidende Bedeutung für die Überlebens- und Absterberate der behandelten Zellen zukommt. Für einen sicheren zelltötenden Kälteeffekt werden intrazelluläre Temperaturen unter $-40\,°C$ und hohe Gefriergeschwindigkeiten bis $100\,°C/min.$ gefordert [10]. Bei diesen supraoptimalen Gefriergeschwindigkeiten entstehen intra- und extrazellulär genügend Kristallisationskerne für eine Eisbildung. Die intrazelluläre Eiskristallbildung ist der Gefriergeschwindigkeit direkt proportional und führt zu irreversiblen mechanischen Schädigungen aller membrangebundenen Zellstrukturen [9, 3].

Zellschädigungen während der Auftauphase beruhen auf Rekristallisationsphänomenen, die vor allem bei langsamen Auftaugeschwindigkeiten bis $10\,°C/min.$ strukturschädigende Größe annehmen [9, 10].

Weiterhin sollte der Vereisungszyklus wenigstens einmalig wiederholt werden, da selbst bei optimaler Gefriermethode, die eine intrazelluläre Eisbildung garantiert, einzelne Zellen das Ereignis der extremen Vereisung überleben können [2].

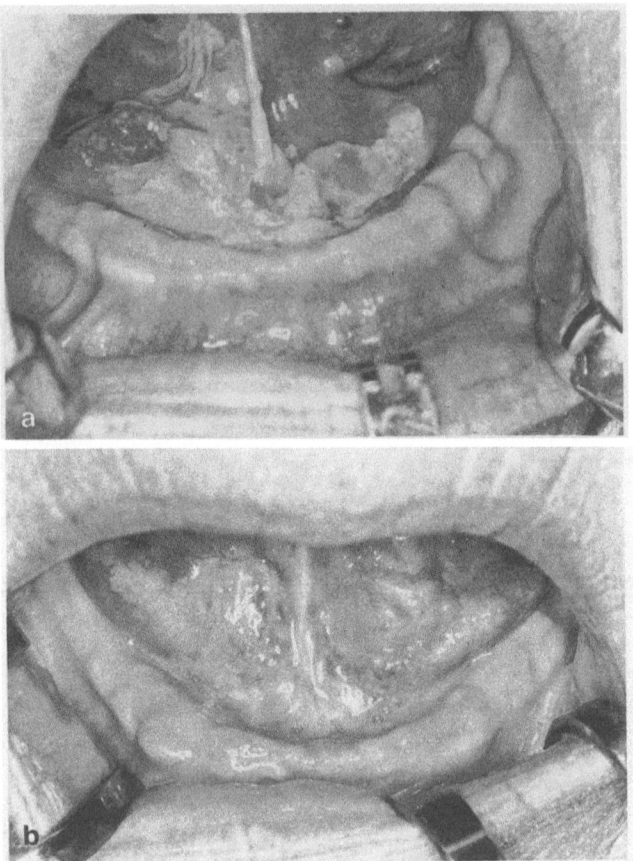

Abb. 1. a Flächenhaft ausgedehntes Carcinoma in situ des Mundbodens. **b** Abheilung mit zarter Schleimhautnarbe ohne Beeinträchtigung der Zungenfunktion

Klinische Anwendung der Kryochirurgie

Seit 1971 haben wir klinisch die Kryochirurgie mit geschlossenen und offenen Kälteträgern bei benignen und malignen Tumoren im Kiefer- und Gesichtsbereich angewandt. Die klinische Diagnose wurde histologisch gesichert und bei malignen Tumoren erfolgten im Rahmen der Tumornachsorge weitere histologische Kontrollen.

Carcinoma in situ (Abb. 1 a, b)

Der 70jährige Patient kam wegen einer ausgedehnten leukoplakischen Veränderung des vorderen Mundbodens in unsere Behandlung. Der Ausführungsgang der Glandula submandibularis beidseits mündete in den Bereich der veränderten Schleimhaut. Im rechten Mundboden bestand eine pfenniggroße, klinisch karzi-

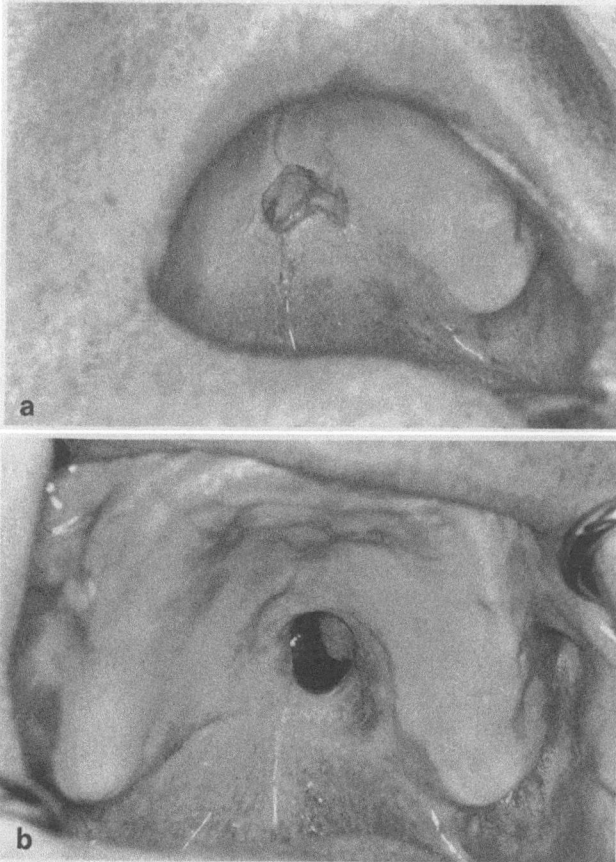

Abb. 2. a Verhornendes Plattenepithelkarzinom des harten Gaumens. **b** Perforation zur Nasenhöhle nach Demarkierung und Abstoßung der Kältenekrose und Sequestrierung des Gaumenbeines

nomverdächtige Exulzeration. Sowohl die Probeentnahme aus der vermeintlichen Leukoplakie, als auch aus dem ulzerierten Areal ergab ein Karzinoma in situ, das auch im Bereich des verdächtigen Bezirkes intraepithelial blieb. In Oberflächenanästhesie wurden mehrere, sich überlappende Kälteherde über die gesamte veränderte Mundschleimhaut gesetzt. Nach Ausbildung einer oberflächlichen Nekrose und deren Abstoßung kam es nach der Kältebehandlung zur Ausbildung einer zarten oberflächlichen Schleimhautnarbe. Die Funktion der Zunge zeigte beim Sprechen und der Nahrungsaufnahme keinerlei Beeinträchtigung. Wichtig erscheint die Feststellung, daß die Papillen der Ausführungsgänge der Glandulae submandibulares in den Kälteherd einbezogen waren, jedoch weder durch das Ödem noch durch Narbenbildung eine Stauung des Speichelflusses resultierte.

Verhornendes Plattenepithelkarzinom des harten Gaumens
(Abb. 2 a, b)

Dieser 50jährige Patient wurde uns wegen eines gut pfenniggroßen Karzinoms am harten Gaumen überwiesen. Nach der in Lokalanästhesie vorgenommenen Gewebsentnahme wurde eine Kältebehandlung angeschlossen. Postoperativ entwickelte sich eine ausgedehnte, tief reichende Nekrose, nach deren Abstoßung der devitale Knochen des Gaumenbeines in Pfenniggröße freilag. Nach spontaner Abstoßung des sequestrierten Knochens entstand eine Perforation zur Nasenhöhle, während die Weichteile der Umgebung zwischenzeitlich verheilt waren (Abb. 2 b). Nachfolgende Probeexzisionen zirkulär aus dem Defektrand ließen keinen Anhalt für ein Tumorrezidiv erkennen. Bei diesem Patienten erreichten wir durch eine einmalige Kältebehandlung eine vollständige Zerstörung des Gaumenkarzinoms. Die

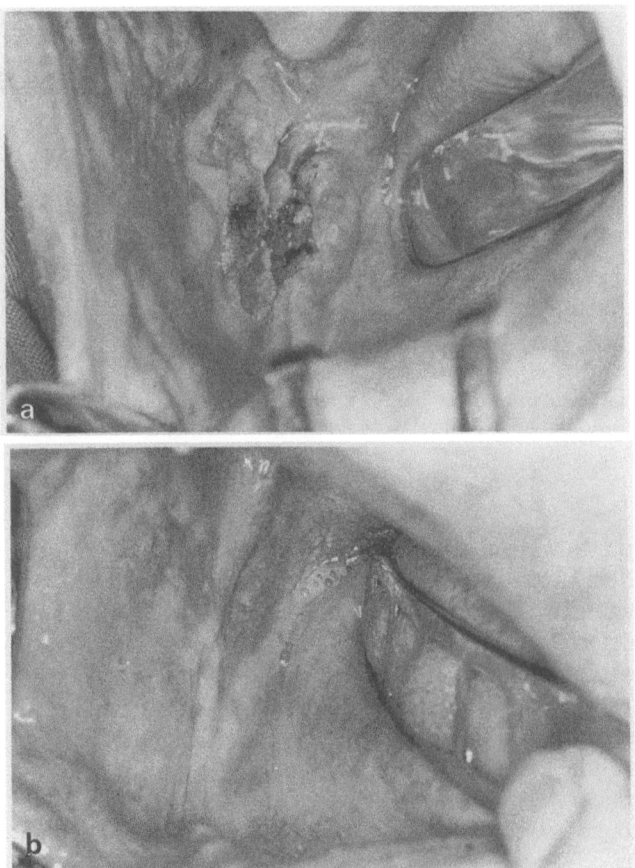

Abb. 3. a Verhornendes Plattenepithelkarzinom der Wange und der Unterkieferumschlagfalte. **b** Zehn Wochen nach der Kryotherapie ist der Defekt mit einer strahlenförmigen Schleimhautnarbe abgeheilt

Tiefeneinwirkung der Kälte reichte aber aus, um den unter dem Kälteherd liegenden Knochen zu devitalisieren. Eine Regeneration des freiliegenden Knochens fand dagegen nicht statt.

Verhornendes Plattenepithelkarzinom des Unterkiefers und der Wange
(Abb. 3 a, b)

Bei dem nach zwei Apoplexien und einem Herzinfarkt deutlich reduzierten, nicht narkosefähigen Patienten bestand ein Karzinomulkus mit einem maximalen Durchmesser von 4 cm der Unterkieferumschlagfalte und der Wange. Dabei wurde der flächenhaft ausgedehnte, in der Tiefe jedoch begrenzte Tumor mit mehreren sich überlappenden Kälteherden und einem dreifachen Kryozyklus vereist. Nach Abstoßung der Nekrose heilte der Weichteildefekt mit einer Schleimhautnarbe aus (Abb. 3 b). Der freiliegende Alveolarknochen wurde dagegen nur langsam aus der Umgebung mit regenerierender Schleimhaut bedeckt.

Malignes Melanom (Abb. 4 a, b)

Der 51jährige Patient wurde wegen eines gut pfenniggroßen, tief schwarz gefärbten, das normale Hautniveau überragenden Tumors der Wangenhaut am Unterrand des linken Jochbeines überwiesen. Wir führten in Intubationsnarkose nach vorheriger

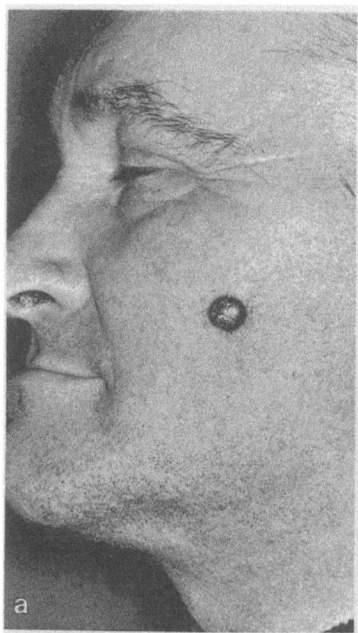
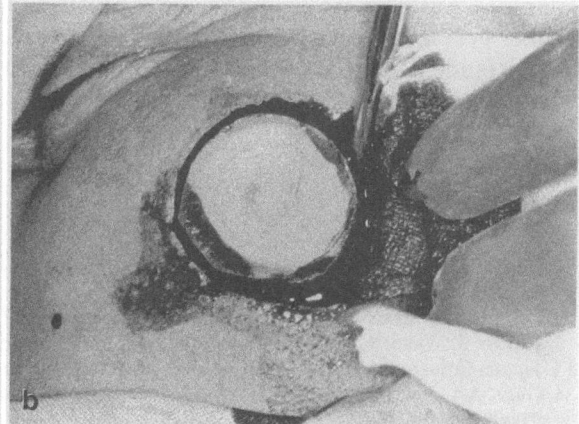

Abb. 4. a Malignes Melanom der Wange. **b** Rasche Resektion des kältefixierten Tumors weit im Gesunden

tiefer Vereisung eine Resektion des kältefixieren Tumors weit im Gesunden durch. Die Resektion des gesamten gefrorenen Gewebes als Eisblock in toto erfolgte sofort nach Abnahme der Kryosonde. Die histologische Untersuchung des Resektionspräparates bestätigte den klinischen Verdacht auf ein malignes Melanom.

Diskussion

Prinzipiell ist zur Anwendung der Kryochirurgie zu bemerken, daß die Kryotherapie nicht die bekannten Behandlungsmethoden ersetzt und nur dort herangezogen werden sollte, wo sie eine Erweiterung und Verbesserung unserer therapeutischen Möglichkeiten bei der Behandlung benigner und maligner Geschwülste darstellt [1, 5, 7]. Außer Frage bietet die Kryochirurgie in der palliativen und kurativen Tumorbehandlung für Patienten im reduzierten Allgemeinzustand wesentliche Vorteile. Das Vorgehen selbst ist für den Patienten durch eine kurze Eingriffsdauer wenig belastend und kann ambulant durchgeführt werden. Insbesondere ist auf einen weitgehend beschwerdefreien Heilverlauf hinzuweisen.

Komplikationen können bei der Kryobehandlung des Mundhöhlenkarzinoms auftreten, wenn Tumoren der knöchernen Unterlage aufsitzen. Der Knochen wird vollständig devitalisiert und eine Regeneration erfolgt nur sehr langsam aus der Umgebung [4, 6]. So haben wir nach der Kältebehandlung von Tumoren des harten Gaumens stets eine Sequestrierung der kältedevitalisierten Knochenanteile festgestellt. Nach spontaner Abstoßung resultierten entsprechend große Perforationen zur Nasenhöhle. Eine Revitalisierung kältegeschädigter Knochenareale, wie sie klinisch von Gage (1972) beschrieben sind, haben wir in keinem Fall beobachtet.

Bei der Kryotherapie von Malignomen müssen die biologischen Gegebenheiten des Gewebes und die Leistungsfähigkeit der verwandten Gefriersysteme berücksichtigt werden. Während oberflächliche, ausgedehnte Tumoren durch sich überlappende Gefrierzonen irreversibel geschädigt werden können, sind tiefreichende Tumoranteile nicht sicher zu erfassen. Nach Untersuchungen von Hausamen (1974) kann eine Ausdehnung des Kälteherdes bei strukturschädigender Größe in die Tiefe über 1 cm auch bei langer Gefrierdauer nicht erwartet werden, so daß in die Tiefe infiltrierende Tumore keine Indikation zum kryochirurgischen Vorgehen darstellen, wenn sie klinisch operabel sind.

Literatur

1. Cooper IS (1972) The present status of cryogenic surgery. Latest developments in cryosurgery. Wien, Med Akad, Wien
2. Farrant J (1972) Cryobiological Principles. Cryogenics 12: 3–6
3. Farrant J, Walter CA, Lee H, Mc Gann LE (1977) Use of two cooling procedures to examine factors influencing cell survival following freezing and thawing. Cryobiology 14, 273–286
4. Gage, AA (1968) Cryotherapy for cancer. In: (eds) von Rand, Rinfret, von Leden. Cryosurgery. Thomas, Springfield 376–387
5. Gottschalk, E, Dieterich F, Eltahiv K (1963) Kryochirurgie. Zbl Chir 98, 956–967
6. Hausamen JE (1974) Klinische und experimentelle Untersuchungen zur Kryochirurgie im Kiefer- und Gesichtsbereich. Die Quintessenz, Berlin

7. Hausamen J-E (1975) The basis, technique and indication for cryosurgery in tumors of the oral cavity and face. J max fac Surg 3: 41–49
8. Helap B (1980) Der kryochirurgische Eingriff und seine Folgen: Morphologische und zellkinetische Analyse. In: Normale und pathol. Anatomie, Bd. 40 Thieme Stuttgart New York
9. Leibo SP (1977) Preservation of mammalian cells and embryos by freezing. In: (eds) Simatos D, Strong DM, Turc JM Cryoimmunology. Vol. 62, Inserm, Paris
10. Mazur, P (1977) The role of intracellular freezing in the death of cells cooled at supraoptimal rates. Cryobiology 14: 251–272

Komplikationen und Risiken der Dermabrasion

E. Landes

Zusammenfassung

Komplikationen der Dermabrasion sind sowohl für den Patienten, als auch für den Operateur relevant. Die Ursachen liegen in mangelnder Technik, Wahl ungeeigneter Instrumente und anästhesiologischer Maßnahmen, sowie falscher Auswahl des Patientengutes.

Die Beachtung der Risikozonen und insbesondere die Benutzung geeigneter Hilfsmittel in diesem Bereich, können die Fehlermöglichkeiten entscheidend vermindern. Hierzu gehören neben technischen Hilfsmitteln, vorbereitende Maßnahmen, wie Anhebung der Narben durch Stanzen bzw. Injektionen von Kollagen. Die Gefahren für Operateur und Hilfspersonal sind vor allem Verletzungen durch die Fräse und Materialfehler. Auf die Möglichkeit einer Hepatitisinfektion wird hingewiesen, geeignete Schutzmaßnahmen sind unerläßlich. Störende Folgen der Dermabrasion, wie Dauerrötung, Hyperpigmentierung und Milien sind bei entsprechendem Vorgehen und entsprechender Nachbehandlung, Berücksichtigung des Hauttyps und der Umweltfaktoren weitgehend vermeidbar.

Nahezu jeder Vortrag und jede Publikation über die Dermabrasion beginnt mit Kromayer, der als erster 1905 die Methode des mechanischen Fräsens der Haut mit Hilfe von umgebauten rotierenden zahnärztlichen Instrumenten eingeführt hat.

Die Einführung der Drahtbürste von Jansson 1935, brachte eine weitere Verbesserung und schließlich haben in Amerika McEvitt 1950 und Kurtin 1953 Karborundum Zylinder und Diamantfräsen entwickelt. Schreus gebührt der Verdienst eine hochtourige Fräse geschaffen zu haben, mit der erstmalig mit hohen Drehzahlen, wie 30000–35000 Umdrehungen gearbeitet werden konnte. Mit der Einführung des Schleifgerätes von Schumann steht uns ein optimales Gerät mit stufenloser Verstellung der Drehzahlen zur Verfügung, deren Zubehör, wie Metall-Diamant-Fräsen, Nylon- und Drahtbürsten, dem Operateur alle Möglichkeiten der Adaption an die gegebenen Verhältnisse erlaubt.

Es existieren außerdem sehr brauchbare Geräte, z. B. das von uns gerne benutzte Gerät von Stryker mit 45000 Umdrehungen in der Minute. Es gibt bereits mit Preßluft betriebene Geräte mit 50000–60000 Umdrehungen, die offenbar in den USA die elektrisch betriebenen Fräsen zu ersetzen scheinen. Ihr Vorteil ist vor allen Dingen, daß sie nahezu lautlos arbeiten und weniger Anaesthesie benötigen [12].

Allein die Tatsache, daß die Dermabrasion der ausgebrannten Akne im Gesicht mit einem Gerät mit hohen Drehzahlen durchgeführt wird, birgt zahlreiche Gefahren und Risiken und es bedarf einer großen Erfahrung des Operateurs, um nicht durch grundlegende Fehler, diese an sich schon problematische Operation zu einer Gefahr für den Patienten und möglicherweise auch für sich selbst in vieler Beziehung werden zu lassen. Wenn Melvin Spira 1977 schreibt, daß „The Treatment of Acne Pitting and Scarring by Classic Dermabrasion is at best somewhat disappointing, at worst-it is unsuccessful-and it is frequently accompanied by undesirable sequelae", so hat das sicher seine Berechtigung.

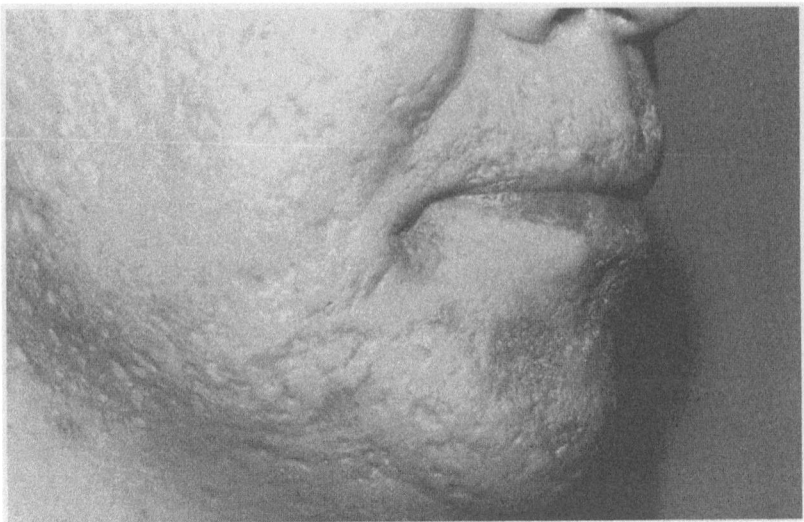

Abb. 1. Burned-Out-Acne. Ausgestanzte Narben

Es beginnt bereits bei der Auswahl des Patienten. Nicht jede ausgebrannte Akne ist eine Indikation zur Dermabrasion, wobei eingeräumt werden muß, daß auch eine aktive Akne keine Kontraindikation zur Dermabrasion ist. Schnyder und Sheikh glauben sogar, daß über den korrektiven Wert eine curative Wirkung zu erwarten ist.

Ich möchte einschränken, daß nur dann eine aktive Akne mit Zysten und Pusteln eine Indikation zur Dermabrasion sein kann, wenn von vorneherein eine weitere Dermabrasion vorgesehen ist und mit dem Patienten besprochen wurde, da durch die Dermabrasion Ölzysten und Pusteln aufbrechen und zunächst wieder narbig abheilen.

Es sind prinzipiell mehrere – wir haben bis zu vier Dermabrasionen durchgeführt – möglich. Eine einmalige Dermabrasion gibt häufig ein unbefriedigendes Ergebnis.

Welche Patienten eignen sich nicht zur Dermabrasion *allein*. Ich betone *allein*, da man eine auch zunächst für die Dermabrasion ungeeignet erscheinende Akne, durch zusätzliche operative Hilfsmittel der Dermabrasion zugänglich machen kann.

Ungeeignet sind tiefausgestanzte Narben, spaltförmige tiefe Narben (Ice-pick-Scars), wurmstichartige Narben (Abb. 1). Diese Patienten bedürfen einer kombinierten Therapie oder einer anderen Methode wie Koriotomie bzw. Lamina dermal Retikulotomie ggf. in Kombination mit Dermabrasion bzw. Chemabrasion.

Zur Technik

Ein grundlegender Fehler bei der Dermabrasion ist die falsche Führung der Fräse, d. h. die Fräse darf nicht in Rotationsrichtung, sondern 90° gegen die Rotation geführt werden, da die Gefahr besteht, daß die Fräse in Richtung einer Gefahrenzone,

Komplikationen und Risiken der Dermabrasion

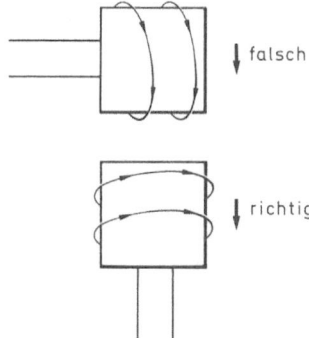

Abb. 2. Führung der Fräse

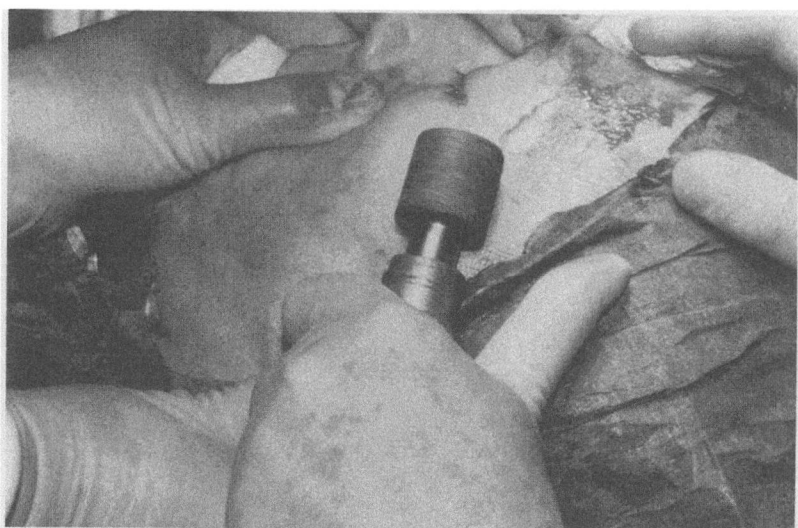

Abb. 3. Korrekte Handhaltung beim Schleifen

wie Augen, Lippen, Nasenflügel ausgleitet und zu erheblichen Verletzungen führen kann (Abb. 2). Haare können sich um die Fräse wickeln. Die Fräse darf nicht freigeführt werden, sondern der Operateur sollte mit dem Daumen sich auf der Haut aufstützen (Abb. 3). Eine geübte Assistenz ist zum Spannen der Haut unerläßlich. Tupfer und Kompressen sollen zum Spannen der Haut vorsichtig genutzt werden, da sie von der Fräse erfaßt werden können, das Tragen von Baumwollhandschuhen für den Assistenten ist besser. Eine gewisse Gefahr für den Operateur und seine Assistenz besteht neben der Verletzung durch die hochtourige Fräse in der Kontamination mit Zelldetritus und Blut, wobei das Risiko der Hepatitisinfektion besteht. Es ist daher empfehlenswert ein Schutzschild zu tragen (Abb. 4). Kritisch ist das Schleifen in der Mundgegend, da ein Spannen schwierig ist. Wir haben dort das Auspolstern mit einer zahnärztlichen Vorabformmasse empfohlen, die eine bessere Basis

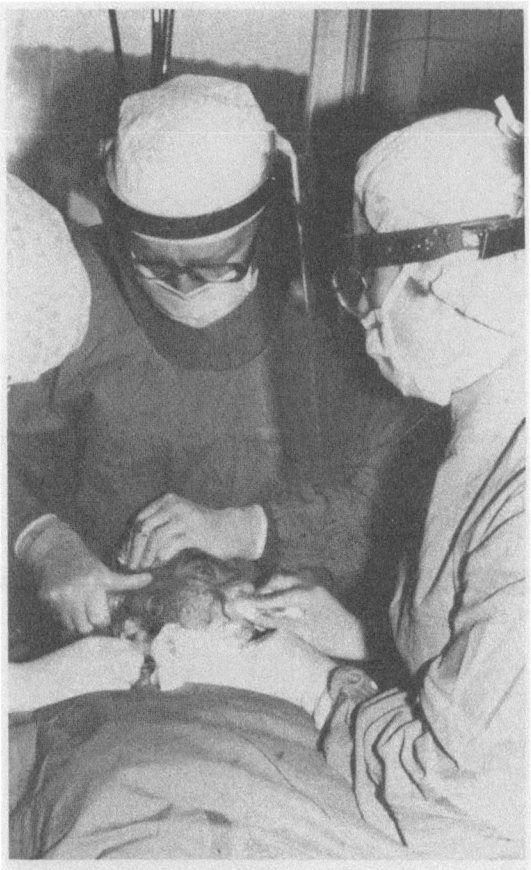

Abb. 4. Operation mit Schutzschildern

für die Fräse garantiert [8]. Von Navarro-Gasparetto und Mitarbeitern ist auch das Einführen eines Desertlöffels in den Mund empfohlen worden, bzw. das Abdecken der Augen mit einem Teelöffel (Abb. 5).

Die Wahl ungeeigneter Schleifköpfe kann verheerende Folgen haben. Das Fehlen des Karborundumbelags, welches nach langem Gebrauch vorkommt, führt bei geringer Schleifwirkung zu einer hohen Hitzeentwicklung und zur Koagulation. Bei dem Versuch tiefer zu fräsen, können Keloide entstehen. Schleifköpfe mit zu grobkörnigem Belag führen zur Bildung von tiefen Straßen, die kaum korrigierbar sind. Zur Dermabrasion des Gesichtes sind sie ungeeignet.

Beim Versuch, ausgeprägtere Narben zu planieren, kann die Epidermis-Kutis-Grenze, über die nicht hinausgegangen werden soll, überschritten werden. Die Folge davon sind Narben oder Keloide. Eine Hilfe kann das vorherige Auftragen von Gentiana-Violet sein, um die Narben zu markieren [5].

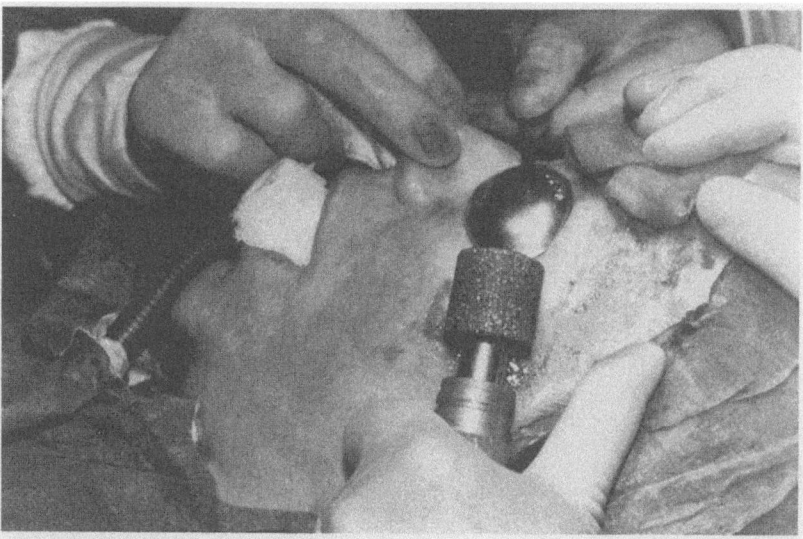

Abb. 5. Augenschutz mit Teelöffel

Welche zusätzlichen Maßnahmen zur Verbesserung des Dermabrasionserfolges können wir anwenden

Bei tiefen wie ausgestanzten Variola-ähnlichen Narben, führt das Anheben mit der Stanze ohne die Verbindung des Stanzzylinders mit der Sub-Kutis zu durchtrennen, zu einer Niveau-Anpassung der Narbe (sog. Punch Elevation). Die Maßnahme kann sowohl während der Dermabrasion, als auch vorher durchgeführt werden, wobei allerdings dann eine zweite Dermabrasion notwendig wird. [2, 8], (Abb. 6 a u. b).

Mit der Stanz-Punch-Biopsie, von Friederich empfohlen, werden die Narben entfernt und der Defekt entsprechend der RSTL verschlossen. Man kann die Narben auch exzidieren und verschließen. Es hat sich uns bewährt, diese Maßnahmen in der gleichen Sitzung nach der Dermabrasion durchzuführen, weil damit eine bessere Reepithelisierung erfolgt.

Dies wird durch Pitanguy bestätigt, der bei der Behandlung von Narben im Gesicht die Kombination der Dermabrasion mit der Exzision empfiehlt, da damit die natürliche Tendenz des Gewebes in vertikaler Richtung zu heilen, d. h. von der Tiefe nach der Oberfläche, antagonisiert wird und eine tangentiale Heiltendenz entsteht, die die Gefahr der Narbendepression vermindert.

Neuerdings wird die Implantation von Kollagen (Zyderm) unter die Narben als die Methode der Wahl angesehen [17]. Zyderm ist eine sterile Zubereitung aus hochgereinigtem dermalen Rinderkollagen, das in einer mit Phosphat gepufferten physiologischen Kochsalzlösung mit einem Zusatz von 0,3% Lidokain gelöst ist. Es wird in das Hautgewebe eingebracht. Nach der Einbringung kondensiert das Implantat in der Regel im Bereich von 60–75% und wird innerhalb einiger Monate von Wirtszellen des Bindegewebes und Gefäßelementen besiedelt. Sobald das Im-

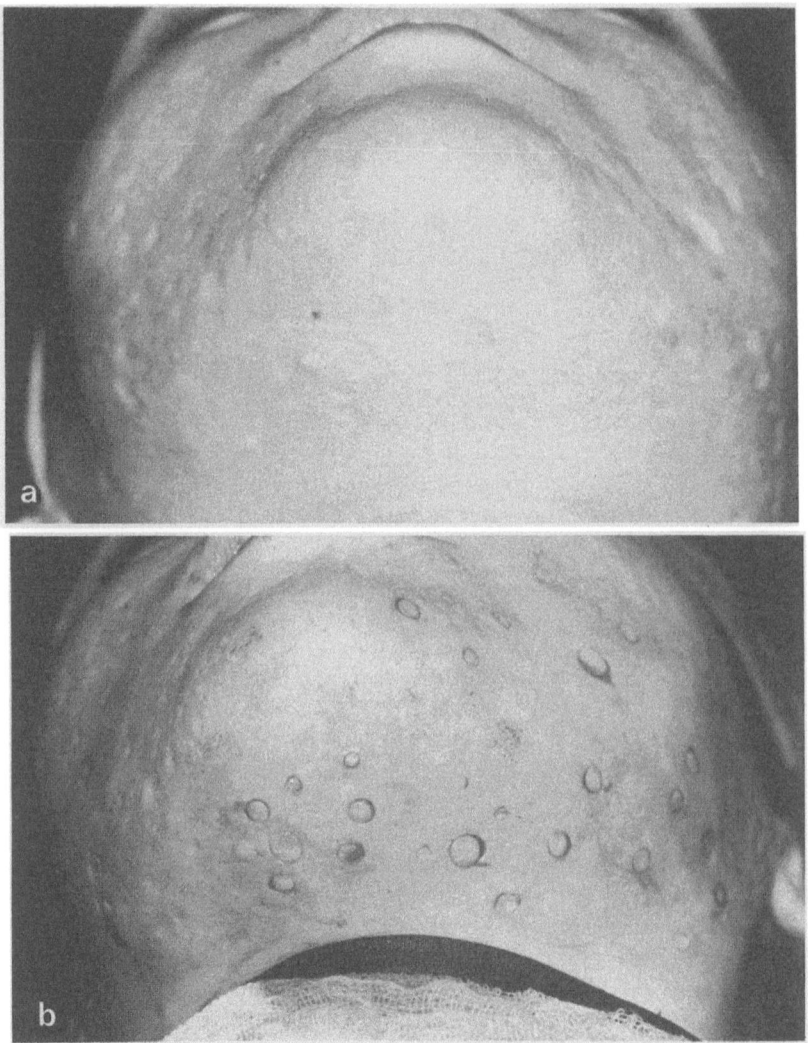

Abb. 6. a Ausgestanzte Narben vor Punch Elevation. **b** Punch Elevation

plantat von der Haut aufgenommen ist, ähnelt es im Aussehen in der Reaktionsfähigkeit dem umliegenden Gewebe.

Nachdem durch eine Testinjektion eine Unverträglichkeit ausgeschlossen wurde, wird 4 Wochen später das Kollagen implantiert. Die Kollagen-Implantation kann sowohl vor der Dermabrasion erfolgen, die einige Monate nachher stattfinden sollte, bis das fremde Kollagen komplett assimiliert ist oder nach der durchgeführten Dermabrasion [17] (Abb. 7).

Die Kombination mit Chemical-Peeling und Dermabrasion (Chemabrasion) wird angewendet um vorwiegend kritische Stellen, Nasolabialfalte, Augenlider, Stirnhaargrenze mitzuerfassen, auch soll sich die Haut nach vorheriger Behandlung von 50%igem Trichloraethylen (TCA) besser schleifen lassen [16].

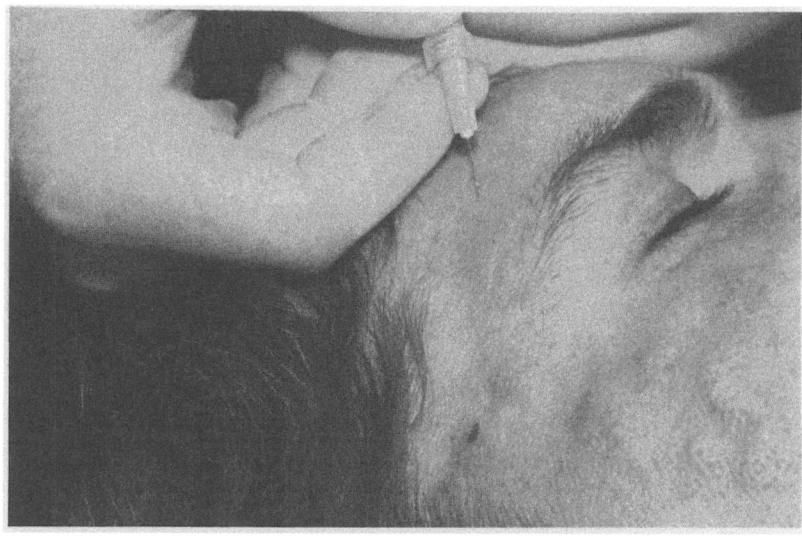
Abb. 7. Implantation von Zyderm nach Dermabrasion mit Überkorrektur

Die Wahl der Anästhesie ist für das Gelingen der Dermabrasion von großer Bedeutung. Ursprünglich wurde die Dermabrasion in Chloraethylvereisung und später mit Dichlorotetrafluoroethan (Freon) durchgeführt, eine Methode die heute noch in Amerika üblich ist. Der Vorteil der Modellierung der Aknenarben durch die Vereisung, wird aufgehoben durch das Zeitlimit, indem sich der Operateur befindet. Auch ist eine Feinarbeit nicht möglich.

Regionalanästhesie, d.h. Kombination mit Nervenblockade und Lokalanästhesie, wurde empfohlen [1]. Dies stellt eine Alternative zur Intubationsnarkose dar.

Eine ausreichende Anästhesie ist wichtig, da gewährleistet sein sollte, daß das gesamte Gesicht geschliffen werden kann. Bei nur teilweiser Dermabrasion kommt es leichter zu Spätfolgen (s. S. 46). Dies ist auch der Grund, daß ausländische Autoren zunehmend die Chemabrasion bevorzugen, weil damit die schwieriger zu schleifenden Gebiete mit einbezogen werden können, und somit das Risiko der fleckigen ungleich pigmentiert aussehenden Haut, vermieden werden kann.

Postoperative Behandlung

Eine falsche Wundbehandlung nach der Dermabrasion kann zu einer Verschlechterung des Ergebnisses führen, über die Art besteht keine Übereinstimmung.

Bei der offenen Behandlung wird angeführt, daß die bestehende Kruste die beste Protektion der Haut ist und nach Abziehen eine gute Epithelisation zeigt. Tägliches Fönen durch Patienten selbst oder Hilfspersonal wird empfohlen. Eine Sekundärinfektion muß durch interne Antibiotikagabe verhindert werden. Antibiotische Puder werden empfohlen. Sofratüll und ähnliche Antibiotika-haltige Fettgazen werden ebenfalls benutzt, wobei zu fette Applikationen sich als ungünstig gezeigt haben, da es zu neuen Zystenbildungen kommen kann. Tachotop eine Kollagensubstanz wirkt auch hämostyptisch [4]. Die Entfernung erfolgt mit dem Vapozonegerät. Ebenso wird ein Kamillosan-Gel als heilungsfördernd angesehen.

Eigene Erfahrung mit Dermacellon-Gel waren gut. Die steife Krustenbildung des Gels wurde aber vom Patienten unangenehm empfunden, ebenso die schwarze Farbe. Ein Polyurethan-Film zur Feuchthaltung des Wundgebietes und zur Förderung der schnelleren Reepithelisation empfiehlt Rönigk. Auch hier ist eine Sekundärinfektion möglich. Als optimaler Verband hat sich die Applikation von Debrisorb erwiesen, sowohl als Puder als auch als Paste mit Glyzerin. Kontrollierte Studien zeigten, daß die postoperativen Schmerzen auf der Debrisorb-behandelten Seite, wesentlich geringer waren, als auf der Lokalantibiotika bzw. Telfa-dressing behandelten Seite [12]. In wieweit Fibrin-Kleber als Verband verwendet werden kann, müssen weitere Untersuchungen zeigen.

Welche Komplikationen können nach der abgeschlossenen Operation und Wundheilung auftreten

Die Hyperpigmentierung kann weitgehend vermieden werden, indem man die Patienten maximal vor Strahlen schützt. Drei Monate strenge Vermeidung der direkten Sonnenexposition. Die Hyperpigmentierung pflegt nach 1–2 Jahren zu verschwinden.

Hypopigmentierungen können durch die in Amerika geübte Freezing-Methode entstehen, man nimmt an, daß die Melanozyten immobilisiert werden.

Keloidbildung entsteht im allgemeinen durch technische Fehler, zu tiefes Schleifen, zu große Hitzeentwicklung z.T. durch den Gebrauch unzureichender Fräsen.

Eine schwere Komplikation stellt die Herpes-simplex-Infektion im Sinne eines Ekzema herpetikatum dar.

Die Bildung von Milien ist häufig. Sie kann durch prä- und postoperative Behandlung mit Vitamin-A-Säure verhindert werden, damit soll auch eine geringere Hyperpigmentierung auftreten [12].

Persistierende Erytheme sind in unserem Krankengut selten, ebenso die Bildung von Teleangiektasien.

Unter Berücksichtigung dieser zahlreichen Gesichtspunkte zur Vermeidung von Gefahren und Risiken bei der Dermabrasion, kann man glaube ich den Satz von Epstein 1968 „cutaneous planing may be regarded as a tottering senior citizen stripped of most of the glorious promise of its meteoric youth", d.h. etwa: „Die Dermabrasion läßt sich vergleichen mit einer zittrigen alten Dame, deren vielversprechende Träume einer ehemals kometenhaften Jugend nun zerronnen sind", zumindest abmildern, wenn nicht widerlegen.

Literatur

1. Abadir DM, Abadir AR (1977) Dermabrasion under Regional Anesthesia without Refrigeration of the Skin. Dermatol Surg and Oncol 6: 119–121
2. Arouete J (1976) Correction of Depressed Scars on the Face by a Method of Elevation. J Dermatol Surg 2: 337–339

3. Epstein E (1968) Present status of Dermabrasion. JAMA 206: 607
4. Friederich HC (1979) Operative Therapie der „Ausgebrannten Akne" In: K Salfeld Hrsg Operative Dermatologie, Springer Berlin Heidelberg New York
5. Hubler WR (1954) Comments on technique of acne planing. Arch Derm 70: 513
6. Kromayer E (1905) Rotationsinstrumente, ein neues technisches Verfahren in der dermatologischen Kleinchirurgie. Dermatol Z 12: 26–30
7. Kurtin A (1953) Corrective surgical planing of the skin. Arch Derm 68: 389
8. Landes E (1979) Dermabrasion, Maßnahmen und Hilfsmittel zur Verbesserung der Ergebnisse. In: K Salfeld Hrsg Operative Dermatologie, Springer Berlin Heidelberg New York
9. McEvitt WG (1950) Treatment of acne pits by abrasion with sandpaper. JAMA 142: 647
10. Navarro-Gasparetto C, Jackson IT, De la Puente G (1979) The Spoon as a Surgical Instrument. Plast Reconstr Surg 63: 553–554
11. Pitanguy I (1981) Aesthetic Plastic Surgery of Head and Body Hrsg Springer Berlin Heidelberg New York
12. Roenigk jr AH (1981) Dermabrasion whats new? J de Medecine Esthetique et de Chirurgie dermatologique 8: 138–139
13. Spira M (1977) Treatment of Acne Pitting and Scarring. Plast Reconstr Surg 60: 38–44
14. Schnyder U, Sheikh MM (1977) Dermabrasion des Gesichtes. Hautarzt 28: 241–245
15. Schreus HTh (1950) Hochtouriges Schleifen der Haut (Ein neues Behandlungsverfahren). Z Haut- u Geschl-Kr 8: 151–156
16. Stagnone JJ (1977) Chemabrasion a combined Technique of Chemical Peeling and Dermabrasion. J Dermatol Surg and Oncol 3: 217–219
17. Stegmann SJ, Tromovitch ThA (1980) Implantation of Collagen for Depressed Scares. J Dermatol Surg and Oncol 6: 450–454

Spätkomplikationen nach Dermabrasion

F. Eichmann, A. A. Blank und U. W. Schnyder

Zusammenfassung

81 Patienten der Universitäts-Hautklinik Heidelberg und der Dermatologischen Klinik des Universitätsspitals Zürich, die sich einer Dermabrasion des Gesichtes oder anderer Körperteile unterzogen, wurden bezüglich Spätkomplikationen nachuntersucht. Als Spätkomplikationen wurden mit abnehmender Häufigkeit beobachtet: Milien, erhöhte Lichtempfindlichkeit, Hypopigmentierung, vasomotorische Rötung, hypertrophe Narben, respektive Narbenkeloide, Hyperpigmentierung und Behaarungszunahme. Die Mehrzahl der Komplikationen waren harmloser Natur. Ernste Ereignisse waren nur die hypertrophen Narben und Keloide (3,7%).

Die Indikation zur Dermabrasion wird im wesentlichen bestimmt durch die histologische Tiefenausdehnung der zu entfernenden Läsionen und durch topographische Lokalisationsprobleme. Eine Mißachtung dieser beiden Punkte, sowie mangelnde Routine des Operateurs bei hochtourigem Schleifen stellen die häufigsten Gründe für ernsthafte Komplikationen dar.

Patienten und Methodik

81 Patienten der Universitätshautklinik Heidelberg und der Dermatologischen Klinik des Universitätsspitals Zürich, die wegen verschiedener Hauterkrankungen dermabradiert wurden, konnten bezüglich Spätkomplikationen nachuntersucht werden. Die Indikationen zur Dermabrasion sind in Tabelle 1 zusammengestellt. Die Nachbeobachtung erfolgte im Zeitraum von 6 bis 24 Monaten postoperativ. Die Dermabrasionen in Heidelberg wurden einerseits mit dem Schreusgerät (35 000 U/min.) und andrerseits mit dem Dermabrader der Firma Stryker, USA, (45 000 U/min.) durchgeführt [1]. Bei den Patienten der Dermatologischen Klinik Zürich kam das Gerät der Firma Aeskulab GA 140 zur Anwendung. Die Schleifköpfe in Heidelberg waren Karborundsteine, während in Zürich Diamantschleifköpfe benützt wurden.

Tabelle 1. Diagnosen zur Dermabrasion (n = 81)

	Fälle
Akne vulgaris und Aknenarben	55
Epidermale Nävi	8
Adenoma sebaceum	4
Rhinophym	3
Diverse Diagnosen	11

Komplikationen

Von den 81 nachkontrollierten Patienten zeigten 31 Patienten eine oder mehrere Komplikationen. Ohne Berücksichtigung der Diagnose, die zur Dermabrasion führte, wurden insgesamt 60 Komplikationsereignisse registriert. Die Verteilung und prozentuale Häufigkeit ergibt sich aus Tabelle 2. Auf den ersten Blick mögen die Komplikationen bei hochtourigem Schleifen relativ hoch erscheinen. Bei genauerer Analyse zeigt sich aber, daß die Mehrzahl der Komplikationen harmloser Natur sind. Mit Ausnahme der Narben- und Keloidbildung sind alle Komplikationen reversibel oder dann leicht korrigierbar. Die Milien können mit dem Skarifikationsmesser entfernt werden. Die Lichtempfindlichkeit und vasomotorische Rötung verschwinden spontan, spätestens nach ein bis zwei Jahren, ebenso die Hypopigmentierung. Bleibende Hyperpigmentierungen müssen an exponierten Stellen eventuell kosmetisch abgedeckt werden. Hypertrophe Narben entstehen praktisch nur durch zu tiefes Schleifen bis zum Übergang Korium/Subkutis. An exponierten Stellen wie Hals, Sternum, Deltoideusregion, können bei unvorsichtigem Fräsen sehr leicht hypertrophe Narben und Keloide entstehen. Diese Komplikation des hochtourigen Schleifens sollte nach einer gewissen Routine und Erfahrung des Operateurs nicht mehr auftreten.

Betrachtet man die zahlenmäßig stärkste Patientengruppe mit Akne vulgaris und Aknenarben, so ergibt sich bezüglich der Spätkomplikationen ein fast identisches Bild wie beim Gesamtkollektiv. Die einzige auffällige und divergierende Beobachtung war, daß wir Milien nur bei Dermabrasionen wegen Akne vulgaris beobachtet haben, während wir bei den anderen Indikationsstellungen keine Milien auftreten sahen.

Betrachten wir die epidermalen Nävi allein, so ergibt sich folgende Komplikationsverteilung (Tabelle 3). Bei der Dermabrasion der epidermalen Nävi gilt es ferner, die Rezidivneigung besonders zu beachten. Je nach dem können vorwiegend verru-

Tabelle 2. Spätkomplikationen nach Dermabrasion (n = 81)

	%		%
Lichtempfindlichkeit	18,5	Seborrhoe Gesicht	2,5
Hypopigmentierung	13,6	Passagere Hyperpigmentierung	2,5
Vasomotorische Rötung	12,3	Behaarungszunahme	1,2
Milien	11,1	Temperaturempfindlichkeit	1,2
persist. Hyperpigmentierung	6,2	Postop. Herpes simplex	1,2
Hypertrophe Narben/Keloide	3,7		

Tabelle 3. Spätkomplikationen nach Dermabrasion epidermaler Nävi (n = 8)

Lichtempfindlichkeit	1
persist. Hypopigmentierung	2
vasomotorische Rötung	2
Keloide	1
Rezidiv	1

köse, sebaceische, apokrine, ekrine oder follikuläre Strukturen vorherrschen. Die dominierende Komponente bestimmt das klinische Erscheinungsbild. Mischformen sollen ebenfalls relativ häufig vorkommen. Rein verruköse Formen sind relativ selten [2, 3]. Es ist einleuchtend, daß beispielsweise vorwiegend sebaceische epidermale Nävi aufgrund der anatomischen Lokalisation des zu dermabradierenden Substrates im tiefen Korium für hochtouriges Schleifen nicht geeignet sind. Der präoperativen Histologie kommt deshalb große Bedeutung zu. Im Zweifelsfall sind Probebiopsien von verschiedenen Stellen des epidermalen Nävus angezeigt. Bei unseren 8 eigenen Fällen haben wir in einem Fall zwei Jahre postoperativ eine leichte Rezidivneigung registriert.

Die Rezidivmöglichkeit bei Adenoma sebaceum nach Dermabrasion muß man aufgrund des genetischen Hintergrundes dieses Krankheitsbildes ebenfalls in Betracht ziehen. Die Nachbeobachtungszeit unserer dermabradierten Fälle ist jedoch zu kurz, um hier eine verbindliche Aussage zu machen [4].

Der lange Lernprozeß für den Operateur beim hochtourigen Schleifen sowie der relativ große Aufwand bei dieser Methode mögen die Gründe sein, daß sich diese mechanische Dermabrasion nicht überall durchsetzen konnte.

Literatur

1. Schnyder UW, Sheikh MM (1977) Dermabrasion des Gesichtes. Hautarzt 28: 241–245
2. Haber H (1955) Verrucous Naevi. Trans Rep St. John's Hosp Derm Soc 34: 20
3. Rook A et al (1979) Textbook of Dermatology. 3rd Ed. Blackwell Scientific Publications Oxford London Edinburgh Melbourne p 165
4. Eichmann F, Blank AA (1981) Dermabrasion of Adenoma sebaceum. J Dermatol Surg Oncol 7: 884–887

Aktuelle Probleme und Grenzen korrektiv-dermatologischer Operationen

H. C. Friederich und E. Vogt

Zusammenfassung

Die korrektive Dermatologie ist als Teilstück der operativen Dermatologie ein wichtiger Pfeiler der Dermatotherapie. Ziel der korrektiv-operativen Dermatologie ist die Beseitigung angeborener, während des Lebens erworbener von der Norm abweichender Hautbefunde, einschließlich der Behandlungs- und Krankheitsfolgezustände durch Einsatz einer Operationstechnik, die zu einer Verbesserung des Körperbildes im Operationsgebiet führt.

In der vorliegenden Arbeit wird versucht die Grenzen des Machbaren an den Beispielen der Operation des Haarverlustes, der Akne-Chirurgie, sowie der operativen Narbenbehandlung zu markieren.

Die korrektive Dermatologie befaßt sich innerhalb der ihr zuzuordnenden Items mit Eingriffen, die in der Absicht ausgeführt werden, angeborene und während des Lebens erworbene, von der Norm abweichende Hautbefunde, einschließlich der unerwünschten Behandlungs- und Krankheitsfolgezustände von Hautkrankheiten, durch Einsatz operativer Methoden entweder auszurotten oder zu korrigieren. Korrektur bedeutet Beseitigung oder wenigstens die Abschwächung der Störung des Körperbildes bis auf einen Status, der eine postoperative Camouflage oder Tarnung mit Externa machbar oder sogar empfehlenswert werden läßt. Eine Korrektur hat nur Sinn, wenn sich am Ende der Behandlung der korrigierte oder zusätzlich getarnte Hautabschnitt in Form, Farbe, und Textur unauffällig in das unversehrte umgebende Hautareal einfügt.

Voraussetzung für die Planung und praktische Ausführung derartiger Heilpläne ist, daß der Operierende vor Beginn jeder korrektiv-dermatologischen Operation die Grenzen des „Machbaren", aber auch die des eigenen Könnens absteckt und überprüft. Ein solches „Statement" muß er in die Patientenaufklärung einfließen lassen.

Die wohl überlegte, die selektive Auswahl der Patienten wird damit zum ersten Schritt auf dem Weg zum erwünschten Operationsziel, der Heilung. Auf der anderen Seite gibt es wohl kaum einen glücklicheren Patienten, als den, der von einer Entstellung befreit wurde.

Die Operationsstrategie – die Form der Anästhesie, der Instrumentierung, der Schnittführung, des Wundverschlusses, der Zeitplan des Verbandwechsel, die Terminierung der Nahtentfernung, Anordnungen über eine notwendig werdende Bettruhe und spezielle postoperative Ernährung –, hängt wesentlich von der richtigen Indikationsstellung ab. Sie erlaubt dem Operierenden den das ganze Arsenal seines technischen Könnens und seiner Ausstattung in einer für jeden Patienten sinnvollen Abgrenzung, auf die Verhältnisse des Einzelfalles angepaßt, einzusetzen. Es ist aber sicher nicht die chirurgische Perfektion allein, die zum idealen Operationsergebnis führt. Behandelt wird ja nicht die Hautkrankheit, sondern der hautkranke Mensch mit all seinen individualen und individuellen Reaktionsweisen. Hier soll an einigen Beispielen die aufgeworfene Problematik erläutert, die Grenzen des Möglichen und Machbaren markiert werden.

Operative Behandlung der männlichen Glatze

Trotz aller optimistischer Berichte, kann die Okuda-Orentreich'sche und die Vallis'sche Operation im Rahmen der Behandlung der Alopecia androgenetica nicht mehr leisten, als eben durch Transplantation, haartragender, runder oder streifenförmiger Vollhauttransplantate aus einem haartragenden Spendergebiet, in ein nicht-haartragendes Empfängergebiet erwartet werden kann. Es tritt ausschließlich Haarwachstum auf, auf dem in das Empfängergebiet verlegte Transplantat, aber kein Stopp des Fortschreitens der Alopecia androgenetica. Die Aktivierung des Wachstums des transplantierten Haartalgdrüsenapparates hängt vom „Take" der verlegten Vollhauttransplantate ab. Das „Strandhafer"-Phänomen ist ebenso wie das „Pflasterstein"-Phänomen in der postoperativen Phase zwar unerwünscht, aber unvermeidbar. Eine Entspannungsoperation bessert kaum den „Take" der Transplantate, deren Verhalten vom Überstehen des Trauma der freien Verlegung abhängt. Für diese Behauptung spricht auch die Beobachtung Nordströms [6], daß nach Verlegung haartragender Vollhauttransplantate aus Spenderstellen, die später Sitz der Alopecia androgenetica werden in nicht-haartragende Empfängerareale die Alopecia androgenetica auf den Transplantaten gleichzeitig im Spender- und im Empfängergebiet auftritt. Die Donordominanz, nicht die Spannungsverhältnisse spielen eine entscheidende Rolle.

Der Verschluß der Spenderstelle der Transplantate durch Naht ist m. E. immer einer Sekundärheilung der Stanz-Punch-Defekte vorzuziehen. Die Zahl der Patienten, die nach Spontanheilung der Spenderstellen eine Narbenkorrektur wünschen nimmt zu.

Die Verlegung haartragender gestielter Hautlappen löst das Problem einer Therapie einer Alopecia androgenetica in streng begrenztem Empfängergebieten bei komplikationslosem Verlauf der Operation, technisch und vom Operationsergebnis eindeutig besser als die Okuda-Orentreich'sche Operation. Das Problem der Alopecia androgenetica ist aber damit für den Alopecieträger nicht endgültig gelöst. Die Alopecia androgenetica kann trotzdem in der Folgezeit fortschreiten. Partielle oder totale Lappennekrosen können das Ergebnis der Juri'schen Operation [4], wie im übrigen das Ergebnis aller Transpositions- oder Rotationslappenplastiken beeinträchtigen. Es liegt in der Hand des Operierenden, die Spenderstellen der haartragenden gestielten Lappen so anzuordnen, daß sie durch das unversehrte, lang gelassene Haarkleid der Umgebung getarnt werden. Dies gelingt allerdings nicht immer. Der Patient muß darüber praeoperativ informiert werden.

Auch Morestins „Serienexcision" der Alopecia androgenetica [5] ist nicht frei von unerwünschten Behandlungsfolgezuständen. Der Patient muß wissen, daß postoperativ eine säbelhiebartige Narbe an der Stelle der Hautentnahme sichtbar ist, sie ist unvermeidbar. 6 bis 7 Monate später ist sie weniger sichtbar und nach einem Jahr praktisch unsichtbar.

Hypertrophische Narben und Keloide

Hypertrophische Narben nach Serienexcision von großflächigen Nävi pigmentosi et pilosi, treten in der Operationsnarbe häufig auf, wenn zwar bei Kindern im 5.–6. Lebensjahr mit der schrittweisen Entfernung begonnen wurde, ob der Flächenausdehnung der Nävi, oder ob der getroffenen Terminierung der Operationen, das Pubertätsalter erreicht oder überschritten werden muß. Wichtiger als dieses Phänomen ist eine Schnittführung bei den ersten Sitzungen die die Nävusgrenze nicht überschneidet. Erst bei der letzten dekorativen Operation soll gesunde Haut der Umgebung durch die Naht spannungslos vereinigt werden. Eine Narbe allerdings an dieser Vereinigungsstelle ist unvermeidbar. Ideale Verhältnisse liegen postoperativ dann vor, wenn diese Narbe schmal ist, wenn sie im Niveau der umgebenden Haut lokalisiert ist, also sich nicht als Erhöhung oder Vertiefung von der Umgebung abhebt. Sie darf keinerlei Einfluß (Zug) auf die Funktion und Ästhetik der sie umgebenden Hautarelae, noch weniger auf die Funktion der angrenzenden Organe (Auge, Nase, Mund, Nabel, Vulva) ausüben. Der Status ante operationem, bei Unterstellung, daß er „normal" war, soll in diesen Bereichen erhalten bleiben. Die Hautfalten, die Spannungslinien, die „Landmarks" sollten durch eine präoperative Planung klug ausgenutzt werden, daß dann, wenn es nicht möglich ist die gesamte Schnittführung in ihnen unterzubringen, zumindest der wesentliche Teil der Schnittführung in die Spannungslinien einprogrammiert und Überschreitungen durch Hautplastiken aufgefangen werden.

Nichts führt aber daran vorbei, daß der Patient vor jeder Operation am Hautorgan darüber aufgeklärt sein muß, daß Narben, hypertrophe Narben und auch Keloide einmal nach plastischen Operationen, aber auch nach freien Transplantationen an Spender- und Empfängerstelle beobachtet werden. Sie können im Anschluß an eine Argon-Laser-Therapie auftreten, sie können eine Dermatomie oder sogar eine Dermabrasion komplizieren.

Die Hilfsziele dermatologischer Routineuntersuchungen (Diabetes, Induratio penis plastica, Dupuytren'sche Kontraktur, Hepatopathien) versagen bei der prophetischen Keloiddiagnose gar nicht so selten, ebenso wie das Fehlen einer Keloidentwicklung nach erneuter Hautdurchtrennung bei Keloidträgern durchaus möglich ist. Der Patient erwartet die Aufhebung der Störung des Körperbildes nach der Operation unter Hinterlassung eines unsichtbaren Krankheits- und Behandlungsfolgezustandes. Die Grenzen des Machbaren müssen ihm kompromißlos mitgeteilt werden.

Auch die operative Korrektur kleinerer und großer Narben wird mit einer unvermeidbaren Narbe abgeschlossen. Aus dermatologischer Indikation werden derartige Eingriffe weniger bei der Beseitigung von Verbrennungsfolgezuständen ausgeführt. Im Vordergrund des eigenen Krankengutes steht die Beseitigung narbiger Folgezustände nach Akne vulgaris.

Operative Behandlung der Akne

Eine korrektive operative Therapie der Akne vulgaris einschließlich der Akne conglobata und der „ausgebrannten" Akne ist nur sinnvoll, wenn die Akne-Krankheit gleichzeitig medikamentös beherrscht wird. Ein Weg zu diesem Ziel ist die Dermabrasion.

Dermabrasio bedeutet Einebnung, Planierung, Nivelisierung. Dermabrasion kann aber nie Anhebung eines unter dem Niveau der Haut gelegenen Hautabschnittes bedeuten. Auf die Therapie der Akne vulgaris übertragen, wird die Dermabrasion angesetzt, um alle über dem Niveau der Haut gelegenen Knötchen, Komedonen, Krusten, Pusteln zu eliminieren. Mit Schnyder und Sheikh [7] bin ich der Auffassung, daß man eine pustulöse Akne schleifen kann. Man muß nur Sorge tragen, daß die der Dermabrasion nachfolgende Erosion so behandelt wird, daß die Epithelisierung durch eine bakterielle Infektion nicht gehemmt wird. Darüberhinaus sollte der Verantwortliche Sorge dafür tragen, daß unnötige bakterielle Infektionen beim Assistenten, beim Anästhesisten und bei dem Pflegepersonal durch im Raum herumfliegendes Material verhütet wird.

Unerwünschte, aber zuweilen unvermeidbare Folgezustände nach Dermabrasion sind die Milienbildung im dermabradierten Bereich. Aber auch postoperative Hyperpigmentierungen lassen sich nicht voraussehen. Die Fahndung nach Vorfahren mit dunkler Hautfarbe in der präoperativen Anamnese kann erfolgreich sein, verläuft aber in der Mehrzahl der Schadensfälle stumm. Geht der Arzt pigmentierte Hautbezirke aus ungeklärter Genese durch Schliff therapeutisch an, braucht er sich nicht zu wundern, wenn aus der gleichen Ursache heraus, aus der die erste Pigmentierung entstand, durch die mechanische Irritation des Operationsfeldes ein Rezidiv auftritt, bei der die Dermabrasion noch als Kofaktor in Erscheinung tritt. Es emp-

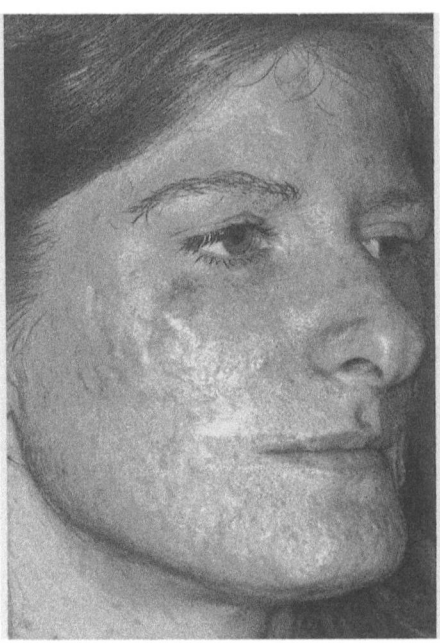 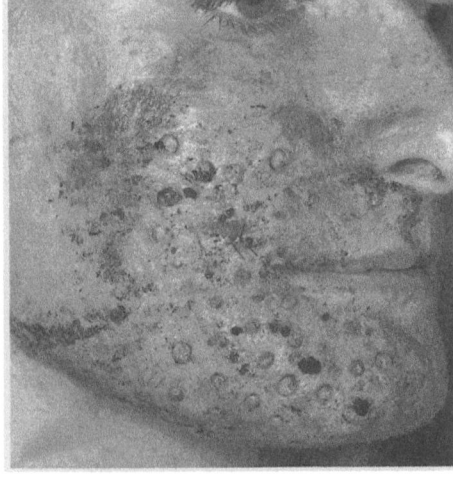

Abb. 1. „Ausgebrannte" Akne. Zustand nach Dermatomie und Dermabrasion (29. 9. 1980)

Abb. 2. „Ausgebrannte" Akne. Zustand nach Punch-Elevation und anschließender Dermabrasion (3. 10. 1980)

Aktuelle Probleme und Grenzen korrektiv-dermatologischer Operationen

fiehlt sich allerdings bei jedem derartigen Kranken zu überprüfen, ob nicht eine postoperative topische Salbentherapie hier mitschuldig an der aufgetretenen reaktiven Pigmentierung ist, oder eine postoperative Sonnenbestrahlung unter Mittelmeer- oder Hochgebirgsbedingungen im Urlaub ohne Lichtschutz. Noch besser ist eine Terminierung der Dermabrasion in die frühen Wintermonate. Auf jeden Fall

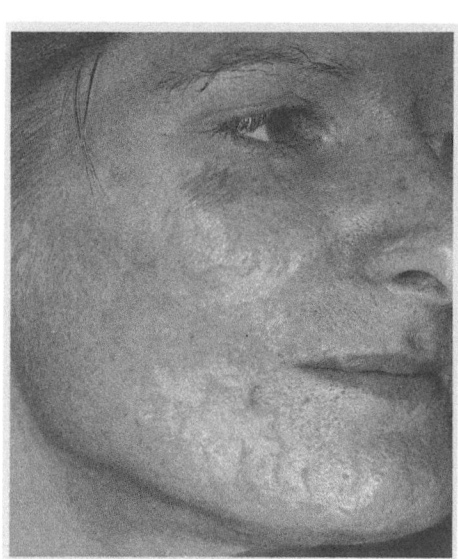

Abb. 3. „Ausgebrannte" Akne. (Zustand am 7.6.1982)

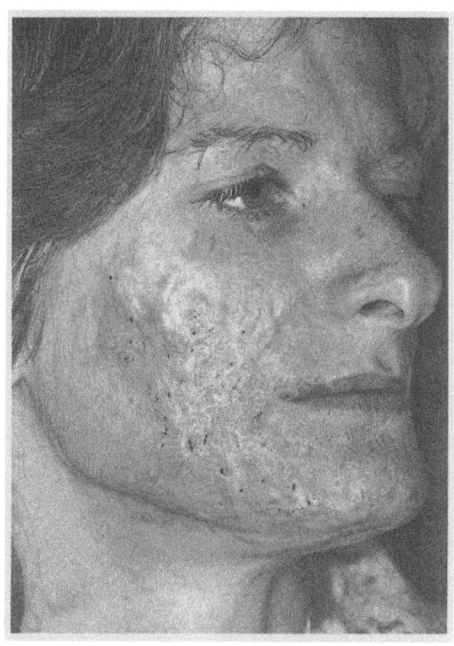

Abb. 4. „Ausgebrannte" Akne. Zustand nach Zyderm-Infiltration (8.6.1982)

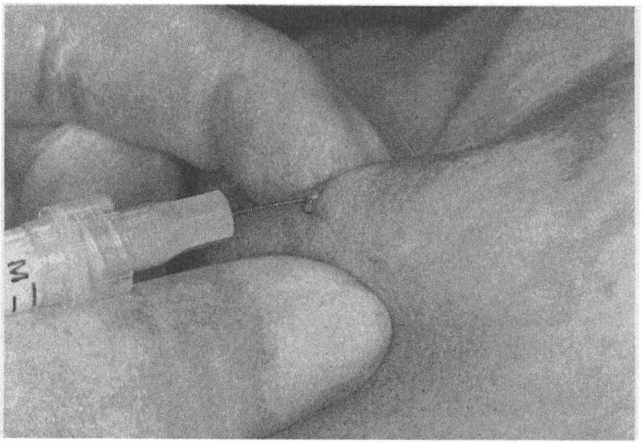

Abb. 5. Technik der Zyderm-Injektion. Die narbige Veränderung wird mit Daumen und Zeigefinger unter leichtem Druck der linken Hand fixiert. Die Spritze „reitet" auf dem Daumen der linken Hand. Die Injektion erfolgt streng intradermal

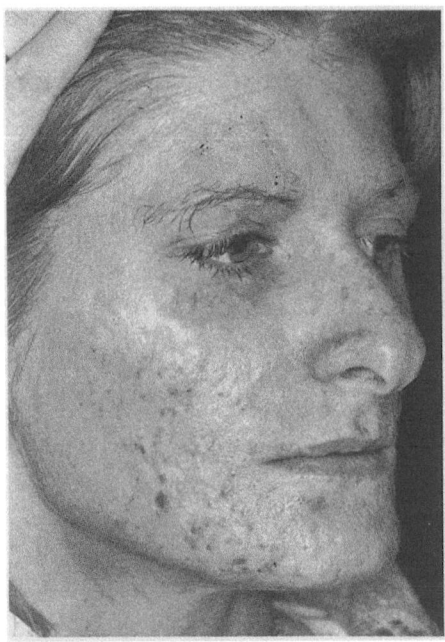

Abb. 6. Zustand einen Tag nach der Zyderm-Injektion. Die erwünschte Niveau-Änderung ist erreicht

sollte der Patient postoperativ mit einer Lichtschutzsalbe und genauen Verhaltensmaßregeln ausgestattet werden.

Der Folgezustand nach einer Dermatomie ist einem Hautdefekt vergleichbar, der an der Entnahmestelle eines dünnen, bzw. dicken Spalthautlappens entsteht. Werden, wie z. B. bei der Dermabrasion und der Dermatomie, der knotigen Akne sowie der Akne conglobata, unterirdische Höhenbildungen der Haut freigelegt, sind Defekte unvermeidbar. Diese heilen sekundär ab, sie treten später als hypertrophische Narben in Erscheinung, gleichen sich aber dann langsam der Umgebung an. Keloidbildungen wurden bisher nicht beobachtet. Hypertrophische Narbenbildungen aber sind fast die Regel, die allerdings ob der postoperativen Kontraktion der Defekträder nicht die Ausdehnung der intraoperativ entfernten „Knoten" aufweist. Hypertrophische Narbenbildungen nach Stanz-Punch-Elevationen wurden bisher in der Akne-Chirurgie nicht beobachtet. Nach Stanz-Punch-Exzisionen mit nachfolgender Naht, mit und ohne Dermabrasion dagegen sind sie gar nicht so selten. Die Versorgung derartiger narbiger Therapiefolgezustände aber auch der Keloid-Akne durch Z-Plastiken führt im allgemeinen dazu, daß die Narben weicher werden und wenig über das Niveau der Haut ragen. Der Juckreiz geht zurück. Eigene Erfahrungen der letzten Monate sprechen dafür, daß Z-Plastiken an der gleichen Stelle mehrfach ausgeführt, in Intervallen von 3 bis 5 Monaten, zu einer Abflachung führen können. Eine topische postoperative Kortikosteroid-Therapie kann hilfreich sein.

Faßt man die Resultate der korrektiven operativen Therapie der Akne vulgaris, einschließlich der „ausgebrannten" Akne und der Akne conglobata zusammen, so erlaubt der Einsatz der Dermabrasion, der Dermatomie, der Koriotomie, der Stanz-

Punch-Exzision, der Stanz-Punch-Elevation zwar eine Verbesserung des postoperativen Körperbildes und eine Abkürzung des Cis-Retinoid-Therapie. Die Therapie mit Cis-Retinoiden wird bei Durchführung der korrektiven operativen Therapie der Akne zum Stabilisator des Operationserfolges. Dies geht eindeutig besonders aus der Beobachtung der Kranken mit knotiger Akne und Akne conglobata hervor.

Trotzdem befriedigt das Endergebnis auch dieser kombinierten medikamentös-operativen Therapie nicht vollständig. Zurück bleiben immer noch einzelne Narben und Närbchen, die zwar im Idealfall mit der Stanze oder dem Skalpell mit nachfolgender Naht beseitigt werden können. Zuweilen sind es aber auch die Närbchen, die als Folge der Exzision von Närbchen auftreten, und damit das postoperative Bild negativ beeinflussen.

Die ersten Ergebnisse mit löslichem Kollagen (Zyderm) waren sehr erfolgversprechend, bestätigten den durchaus positiven Eindruck, den man aus den Mitteilungen des Schrifttums und den Vorstellungen unserer amerikanischen Kollegen auf dem Internationalen Kongreß für operative Dermatologie, Wien (1981) gewinnen konnte. Die Injektionstherapie mit löslichem Kollagen verlief bisher in der Marburger Klinik ohne nennenswerte Nebenwirkungen. Die erwünschte Hebung der narbigen Einsenkungen war machbar. Die Therapie mit injizierbarem Kollagen kann als letzter korrektiver Eingriff der operativen Therapie der ausgebrannten Akne erfolgreich eingesetzt werden (Abb. 1-6).

Literatur

1. Arndt G (1908) Über einige Formen narbiger Kahlheit. Dermat Z 15: 80-91
2. Friederich HC (1979) Operative Behandlungsmethoden. In: Orfanos C (Hrsg) Haar- und Haarkrankheiten. Fischer, Stuttgart New York, S. 1043-1073
3. Friederich HC (1980) Operative Dermatologie. In: Korting GW (Hrsg) Dermatologie in Klinik und Praxis. Thieme, Stuttgart New York, S. BAM, 1, 7, 76-106
4. Juri G (1977) Use of parteto-occipital flaps in the durgical treatment of baldness. Plast and Reconstr Surg 61: 23-26
5. Morestin H (1916) Cicatrice très ètendu du crâne réduite par des excisions successives. Bull et mem de Soc de Chir 150: 2052-2054
6. Nordström REA (1979) Synchronous balding of scalp and hairbearing grafts of scalp transplanted of the skin of the arm in male pattern baldness. Acta Derm Venerol (Stockh.) 59: 266
7. Schnyder U, Sheikh MM (1977) Dermabrasion des Gesichtes. Hautarzt 28: 241-245
8. Zoltan J (1980): Cicatrix optima. Karger, München Paris London New York Sidney, p 118

Komplikationen beim operativen Eingriff
– Juristische Aspekte

G. Krieger

Zusammenfassung

Komplikationen beim operativen Eingriff können durch die voroperative Untersuchung und Diagnose vorbestimmt sein. Aus juristischer Sicht interessiert nur ein menschlich gesteuertes oder steuerbares Verhalten, hier des verantwortlichen Arztes. Während der Operation können Komplikationen durch die ergriffenen Maßnahmen selbst oder durch die fortdauernde Diagnose entstehen. Schließlich kann auch eine komplikationslos verlaufende Operation durch eine falsche Nachbehandlung zu einem fehlerhaften Operationsergebnis führen. Im Mittelpunkt stehen somit Diagnose und Behandlung. Nach der Feststellung einer Fehldiagnose oder einer fehlerhaften Behandlung ist die Frage nach der Verantwortlichkeit zu stellen. Für eigenes Verhalten haftet der Arzt, wenn er vorwerfbar, d.h. schuldhaft gehandelt hat. Aber auch wenn andere Personen, seien es Ärzte oder sonstige Hilfskräfte, bei der Entscheidungsfindung im Rahmen der Diagnose oder der Behandlung mitwirken, kann ein selbst schuldlos handelnder Arzt zur Verantwortung gezogen werden, wenn seine Hilfsperson ein Verschulden trifft. Ist bei einem operativen Eingriff nach wissenschaftlicher Erfahrung und Erkenntnis mit Komplikationen zu rechnen, hat er den Patienten hierüber zu informieren, um nicht seine Aufklärungs- und Beratungspflicht zu verletzen. Hier kann selbst bei fachgerecht abgeschlossener Operation trotzdem dem Arzt ein Vorwurf gemacht werden, wenn der Patient bei Kenntnis des möglichen Risikos die Einwilligung zur Operation nicht gegeben hätte. Da während der Operation nur in seltenen Fällen die Einwilligung für weiterführende Behandlungen zu erreichen ist, muß jeder operative Eingriff nicht nur fehlerfrei ausgeführt, sondern auch durch eine ordnungsgemäße Diagnose und Aufklärung des Patienten vorbereitet werden.

Komplikationen bei und nach operativen Eingriffen sind sicherlich ein weites Betätigungsfeld nicht nur für Ärzte, sondern auch Juristen. Der Patient, bei welchem Komplikationen aufgetreten sind, ist ein potentieller Anspruchsteller. Um darüber Klarheit zu bekommen, wann eine Haftung für solche Komplikationen eintreten kann, soll dargestellt werden, wann solche Komplikationen juristisch relevant werden.

Der Arztvertrag als Grundlage des operativen Eingriffs

Dem operativen Eingriff geht grundsätzlich der Abschluß eines auf ärztliche Behandlung gerichteten Vertrages voraus. Aus diesem Vertrag ergeben sich eine Vielzahl gegenseitiger Rechte und Pflichten. Der Arzt schuldet zwar keinen Heilerfolg selbst, weil er diesen nicht garantieren kann und will, er schuldet aber ein auf einen solchen Erfolg ausgerichtetes Verhalten. Der Arzt hat nach dem Stand der Wissenschaft zu diagnostizieren, den Patienten zu beraten und aufzuklären und auf die angemessen einfachste, schnellste und schonendste Weise zu therapieren mit dem Ziel, die Krankheit zu heilen oder das Leiden zu lindern [6]. Der zwischen dem Patienten und dem Arzt abgeschlossene Vertrag ist juristisch als Dienstvertrag einzuordnen, er wird in aller Regel dadurch konkludent abgeschlossen, daß sich der Patient in die Behandlung des Arztes begibt. Aber auch dann, wenn der Patient bewußtlos eingeliefert wird und dadurch einer eventuell erforderlichen Operation kein ausdrücklicher Vertragsabschluß vorausgehen kann, bestehen die sich aus dem Arztvertrag ergebenden Pflichten des behandelnden Arztes unter dem Gesichtspunkt der Geschäftsführung ohne Auftrag.

Ursachen von Komplikationen

Ist es aufgrund des Behandlungsvertrages zum operativen Eingriff gekommen, und stellen sich Komplikationen ein, so erhebt sich die Frage nach deren Ursache. Als Komplikation ist dabei nach Pschyrembel das Auftreten eines Ereignisses oder Umstandes, wodurch das bestehende Krankheitsbild ungünstig beeinflußt wird, anzusehen. Ohne daß hier schon eine haftungsrechtliche Zuordnung erfolgen soll, sind bei der Vorbereitung oder Ausführung der Operation verschiedene Ursachen für Komplikationen zu unterscheiden. Diese lassen sich wie folgt einordnen:

1. Fehldiagnose
Art und Umfang des operativen Eingriffs werden bestimmt durch die vorangegangene Diagnose des behandelnden und/oder operierenden Arztes. Eine fehlerhafte Diagnose kann dazu führen, daß eine Operation durchgeführt wird, die
– entweder überhaupt nicht geboten war, z.B. bei einer als Melanom angesprochenen gutartigen Lentigo
– so nicht geboten war, d.h. in anderem Umfang oder mit anderen operativen Mitteln, z.B. in einer besser ausgestatteten Klinik statt ambulant in der Praxis
– oder einen anderen Eingriff erfordert hätte.
Der Arzt schuldet eine einwandfreie diagnostische Beurteilung des Krankheitsbildes.

2. Fehlerhafte Therapieempfehlung
Eine weitere Ursache für Komplikationen bei operativen Eingriffen kann dadurch auftreten, daß an eine richtige diagnostische Beurteilung eine fehlerhafte therapeutische Operationsempfehlung anknüpft. So wenn die Operation therapeutisch überhaupt nicht oder so nicht geboten war.

Der Arzt schuldet aufgrund des Arztvertrages zum Wohle seines Patienten eine Behandlung, die unter Berücksichtigung des Krankheitsbildes am besten geeignet ist, die Krankheit zu heilen oder das Leiden zu lindern [6]. Der Arzt hat die Entscheidung zu treffen, welche Behandlung durchgeführt werden soll, um den günstigsten Heilerfolg gerade für diese Erkrankung zu erzielen. Die Problematik sei an einem Basaliom aufgezeigt. Die Heilungsrate der operativen Behandlung liegt nach Konz [9] bei 95%; in ca. 5% kommt es zum Auftreten von Rezidiven, die große therapeutische Probleme aufwerfen können. Je nach Größe oder Lokalisation können aber auch eine Röntgentherapie, eine kryochirurgische oder zytostatische Behandlung geboten sein. Rein statistisch bietet sich zunächst die mikroskopisch kontrollierte Chirurgie an. Ein Anspruchsteller und daher kritischer Betrachter der Entscheidung des operierenden Arztes ist jedoch in aller Regel bei den ca. 5% der Patienten zu suchen, bei denen es zu Rezidiven gekommen ist.

Die Entscheidung für eine bestimmte therapeutische Maßnahme und Operation kann, vor allem, wenn die Behandlung nicht oder anders indiziert war, während der Operation zu Komplikationen führen.

3. Operationsfehler
Viele Komplikationen betreffen ein Fehlverhalten des operierenden Arztes während der Operation selbst. Solche Fehler, die nicht auf eine fehlerhafte Diagnose oder mangelhafte Therapie zurückzuführen sind, können sowohl in der Organisation als auch der Ausführung der Operation selbst begründet sein.

4. Schicksalhafte Komplikationen
Bei einer Operation können schließlich auch Komplikationen auftreten, die durch nicht vorhersehbare Ereignisse bedingt sind. Solche Umstände können im Bereich der technischen Operationseinrichtung, der Konstitution des Patienten, zusätzlichen Krankheitssymptomen o. ä. liegen. Diesen Komplikationen liegt kein Fehlverhalten eines an der Operation Beteiligten zugrunde.

Haftung für Komplikationen

Aus dem zwischen dem Patienten und dem Arzt abgeschlossenen Behandlungsvertrag ergibt sich die Verpflichtung des Arztes, sein Handeln an dem jeweils neuesten Stand der Wissenschaft auszurichten. Er hat bei seiner Tätigkeit nicht nur die übliche, sondern die erforderliche Sorgfalt [10] anzuwenden. Diese notwendige Sorgfalt kann nur der Arzt aufbieten, der sich laufend über die Fortschritte der Medizin unterrichtet und sich mit den neuesten Verfahren vertraut macht [6]. Seine Aufgabe beginnt mit einer einwandfreien diagnostischen Beurteilung des Krankheitsbildes, wobei sich der Arzt aller medizinisch und technisch möglichen Erkenntnisquellen bedienen muß [5]. Bei der Therapie steigt das Maß der erforderlichen Sorgfalt mit der Gefährlichkeit des Eingriffs. Diese Gefährlichkeit kann sich dabei aus der Art des Eingriffs, dem Krankheitsbild oder aber auch der Anfälligkeit des Patienten ergeben. Bei jedem Eingriff hat der Arzt den typischen Gefahren vorzubeugen.

Liegt ein Verstoß gegen allgemein anerkannte Grundsätze der ärztlichen Wissenschaft vor, dann spricht die Judikatur von einem Kunstfehler. Gibt es solch allgemein akzeptierte Regeln (noch) nicht, handelt es sich um eine Sorgfaltspflichtverletzung oder Fehlbehandlung im weiteren Sinne.

Sind die während der Operation aufgetretenen Komplikationen auf einen solchen Kunstfehler, eine Sorgfaltspflichtverletzung oder eine Fehlbehandlung zurückzuführen, dann haftet der behandelnde und operierende Arzt, wenn ein Verschulden vorliegt.

Der operierende Arzt haftet zunächst für eigenes Verschulden, wobei dieses sowohl in einer eigenen fehlerhaften Behandlung begründet sein kann, als auch in einem sog. Auswahl- oder Überwachungsverschulden. Hat der operierende Arzt die ihm unterstellten Hilfskräfte und seine Mitarbeiter nicht mit der erforderlichen Sorgfalt ausgesucht oder überwacht, dann haftet er aus eigenem Verschulden auch für ein Fehlverhalten dieser Personen. Der Arzt muß sich von der Sachkunde und Zuverlässigkeit der Mitarbeiter ein eigenes Bild machen. Je wichtiger die Funktion des Mitarbeiters ist, umso größer ist die Überwachungspflicht des Arztes. Der Arzt kann nicht nur wegen einer Verletzung einer vertraglichen Pflicht, sondern auch nach den Grundsätzen der Delikthaftung (Schmerzensgeld) verantwortlich gemacht werden.

Bedient sich der behandelnde Arzt des Rates und der Hilfe anderer selbständiger Ärzte oder Institute, dann haftet er aus dem abgeschlossenen Behandlungsvertrag auch für ein Verschulden dieser sog. Erfüllungsgehilfen, ohne daß ihn ein eigenes Verschulden trifft. Bedient er sich des Rates und der Hilfe eines bei ihm angestellten Arztes oder eines eigenen Angestellten, so kann er auch über die reine vertragliche Haftung hinaus unter dem Gesichtspunkt der Delikthaftung verantwortlich sein. Aus dieser deliktischen Haftung kann er sich nur dadurch befreien, daß er nachweist, daß er seine Hilfskräfte ordnungsgemäß ausgewählt und überwacht hat [3, 5].

Aufklärungspflicht

Neben der Haftung für eine Fehlbehandlung gewinnt bei Haftungsprozessen der Vorwurf mangelhafter Aufklärung an Bedeutung [1, 2]. Jeder operative Heileingriff stellt zunächst eine Körperverletzung dar, die durch die Einwilligung des Patienten gerechtfertigt werden muß. Eine wirksame Einwilligung in die Operation setzt voraus, daß der Patient über Art, Umfang, Notwendigkeit und Risiken der Behandlung informiert wird [4]. Dabei ist der Patient u. U. auch über extrem seltene Risiken eines Eingriffs aufzuklären [12]. Kennt der Patient das Wesen des Eingriffs und weiß, daß dieser nicht ungefährlich ist, dann muß nur über mögliche eventuelle überraschende Komplikationen berichtet werden. Dabei spielt der Bildungsstand des Patienten eine entscheidende Rolle. Je zweifelhafter die Operationsindikation und je höher die Mißerfolgsquote, um so gründlicher muß die Aufklärung sein [13]. Hat der operierende Arzt nicht im erforderlichen Umfang, insbesondere auch über die Möglichkeit des Eintritts von Komplikationen aufgeklärt, dann haftet er für die durch diese Komplikationen verursachten Folgen. Die zunächst gegebene Einwilligung des Patienten in die Operation deckt solche Komplikationsfolgen nicht ab, über welche er nicht aufgeklärt worden ist. Bei der Frage, über welche möglichen Komplikationen präoperativ aufzuklären ist, steht nicht das Zahlenverhältnis zwischen Komplikationsdichte und der ärztlichen Hinweispflicht im Vordergrund, sondern vor allem das Gewicht, das mögliche, nicht ganz außerhalb der Wahrscheinlichkeit liegende Risiken für den Entschluß des Patienten haben können [11].

Bestehen alternative Behandlungsmöglichkeiten mit unterschiedlichen Risiken, so beispielsweise die mikroskopisch kontrollierte Chirurgie, die Röntgentherapie, die kryochirurgische und zytostatische Behandlung, dann muß der Patient über diese Alternativen, ihre Risiken und Erfolgsaussichten informiert werden. Eine besondere Hinweispflicht trifft vor allem den Chirurgen, der eine neue und noch nicht allgemein erprobte Operationstechnik wählt. Eine Hinweispflicht wurde von der Rechtsprechung auch dann angenommen, wenn zwar die gewählte Operationstechnik medizinisch nicht zu beanstanden ist, wenn aber die Klinik, an welcher die Operation durchgeführt werden soll, entweder technisch oder personell für eine solche Operation nicht optimal eingerichtet ist.

Operationserweiterung aufgrund Komplikation

Besondere Bedeutung hat für den operierenden Arzt die Entscheidung, die er dann zu treffen hat, wenn während der Operation unvorhersehbare Komplikationen auftreten und hierdurch zusätzliche Maßnahmen erforderlich sind. Wegen der Vielschichtigkeit der jeweiligen Verhältnisse liegt noch keine eindeutige und abschließende Stellungnahme der juristischen Lehre und Rechtsprechung vor. Kann der in Narkose befindliche Patient nicht aufgeklärt und gefragt werden, steht der Arzt vor einer schwerwiegenden Entscheidung.

Der Eingriff ist abzubrechen, wenn die Operationserweiterung nicht vital indiziert und der Abbruch nicht mit erhöhten Gefahren verbunden ist [8, 11]. Ist andererseits die Operationserweiterung vital indiziert und besteht akute Gefahr für den Patienten, wenn der Eingriff abgebrochen wird, dann kann und muß der operierende Arzt die Operation fortsetzen.

Aber nicht nur bei einer vitalen Indikation, sondern schon dann, wenn das Risiko des Abbruchs und des eventuellen erneuten Eingriffs die schwerere Gefahr für den Patienten darstellt, muß die Operation in der medizinisch gebotenen Weise fortgesetzt werden [7]. Eine Operationserweiterung soll dann auch zulässig sein, wenn sie medizinisch indiziert und ungefährlich ist und wenn der Arzt davon ausgehen kann, daß der Patient bei einer Befragung ohnehin einwilligen würde [8].

Schließlich soll nach Ansicht des Oberlandesgerichts Frankfurt [14] auch ohne akute vitale Indikation die Operationserweiterung möglich sein, wenn der neue Befund ohne die beabsichtigte Änderung des Operationsplans mit an Sicherheit grenzender Wahrscheinlichkeit in absehbarer Zeit zum Tode des Patienten führen müßte, wenn bei Abbruch der Operation mit zusätzlichen, gefährlichen Komplikationen gerechnet werden muß und ein der Operationserweiterung entgegenstehender Wille des Patienten wegen der Lebensbedrohlichkeit des neuen Befundes nicht ernsthaft zu erwarten ist.

Hieraus ergibt sich zusammenfassend, daß ohne zusätzliche Aufklärung und dadurch notwendigen Abbruch der Operation nur dann die Operation erweitert und fortgesetzt werden sollte, wenn entweder eine akute vitale Indikation vorliegt oder aber die weitere Maßnahme zur Abwendung akuter Gefahr schwerer Gesundheitsschäden erforderlich ist. In keinem Fall darf die Operation jedoch erweitert werden, wenn ein entgegenstehender Wille des Patienten bekannt oder zu vermuten ist.

Mit Recht weist das zitierte Oberlandesgericht Frankfurt daraufhin, daß in diesem Zusammenhang die Rechtfertigung für eine Erweiterung des Heileingriffes nicht eng unter deliktischen Gesichtspunkten beurteilt werden darf, sondern daß auch die Grundelemente des ärztlichen Behandlungsvertrages zu berücksichtigen sind, und zwar die Pflicht des Arztes, alles zu tun, um den Heilzweck zu erreichen und alles zu unterlassen, was dem Patienten zusätzlich schaden könnte. Leider wird oft bei formaljuristischen Überlegungen übersehen, daß die Ärzte auch den Willen haben, im Interesse der ihnen anvertrauten Patienten diese Pflicht zu erfüllen.

Literatur

1. Bodenburg R, Entzerrung der ärztlichen Aufklärungspflicht, NJW 1981, 601
2. Deutsch E, Reform des Arztrechtes, NJW 1978, 1657
3. Hahn B, Zulässigkeit und Grenzen der Delegierung ärztlicher Aufgaben, NJW 1981, 1977
4. Krieger G (1979) Jeder chirurgische Eingriff eine Körperverletzung, die Aufklärungspflicht. In: Salfeld K (Hrsg) Operative Dermatologie, Springer, Berlin Heidelberg New York, 51
5. Krieger G (1981) Die Fehldiagnose. In: Petres J, Müller R (Hrsg) Präkanzerosen und Papillomatosen der Haut, Springer, Berlin Heidelberg New York, 277
6. Laufs A (1978) Arztrecht, NJW-Schriftreihe, Heft 18 u. 68
7. Mertens H-J (1979) Münchener Kommentar, § 823 BGB Rdn 455
8. Tempel O, Inhalt, Grenzen und Durchführung der ärztlichen Aufklärungspflicht, NJW 1980, 610
9. Konz B (1981) Die operative Therapie der Basaliome aus der Sicht des Dermatologen. In: Eichmann F, Schnyder UW (Hrsg) Das Basaliom, Springer, Berlin Heidelberg New York, S 73–85
10. BHG Urt. v. 27.11. 1952, Z 8, 138
11. BGH Urt v. 2.11. 1976 in NJW 1977, 337
12. BGH Urt. v. 23.10. 1979 in NJW 1980, 633
13. BGH Urt. v. 23.9. 1980 in NJW 1981, 633
14. OLG Frankfurt, Urt. v. 10.2. 1981 in NJW 1981, 1322

Fotodokumentation in der operativen Dermatologie

R. P. A. Müller und J. Petres

Zusammenfassung

Ausgehend von den Erfordernissen in Klinik und Praxis wird eine Unterteilung der anfallenden Fotodokumente in der operativen Dermatologie in:
1. Routinedokumentation
II. Forensische Dokumentation
III. Vortrags- und Vorlesungsdokumentation
IV. Publikationsdokumentation
vorgenommen.

Entsprechend der Aufgabenstellung sind die Anforderungen an Technik und Qualität unterschiedlich zu stellen. Bei Beherrschung der spezifischen Grundregeln für die Fotodokumentation am Hautorgan werden die angefertigten Aufnahmen am ehesten der optischen Wirklichkeit entsprechen.

Für die Vortrags- und Publikationsdokumentation sind bei Bildserien die Vorbereitung der Objekte, die identischen Ausschnitte und das vermeiden von störenden Beleuchtungseffekten im Hinblick auf eine geforderte Serientreue unerläßlich.

Einleitung

Da das Hautorgan dem betrachtenden Auge offen liegt, werden therapeutische Erfolge gerade in der operativen Dermatologie sehr rasch einer kritischen Zensur unterliegen. Es liegt daher nahe, gerade in dieser medizinischen Disziplin Ausgangs- und Schlußzustände fotografisch festzuhalten. Diese Fotodokumente finden dann Verwendung im didaktischen, forensischen sowie publizistischen Bereich unseres Faches.

Bei der Fotodokumentation stehen heute dem operativ – tätigen Dermatologen entweder eine hochdifferenzierte, gleichwohl aber in ihrer Handhabung vereinfachte, Technologie oder in der Klinik zumeist ein geschulter Fotograf zur Seite. Werden bei der Fotodokumentation spezifische Grundregeln für die Detail-Wiedergabe von Hautveränderungen mißachtet, so können trotz technisch-künstlerischer Vollkommenheit unbrauchbare Fotodokumente entstehen. Die beste Aufnahme einer Dermatose ist diejenige, die der optischen Wirklichkeit möglichst nahe kommt [1]. Dazu sind einerseits die fotografischen Grundregeln, wie Beleuchtung, Blendenwahl, Schärfentiefe und Belichtungszeit und andererseits ein einheitliches System, wie identische Hintergründe und erkennbare Proportionen, Voraussetzung [2]. Technisch schwierige Aufnahmen (z. B. Körperhöhlenaufnahmen, Tangentialaufnahmen) erfordern außer einer großen persönlichen Erfahrung zusätzlich eine zumeist aufwendigere apparative Ausstattung.

Bei der fotografischen Dokumentation bewährt sich die Unterteilung in:
I. Routinedokumentation
II. Forensische Dokumentation

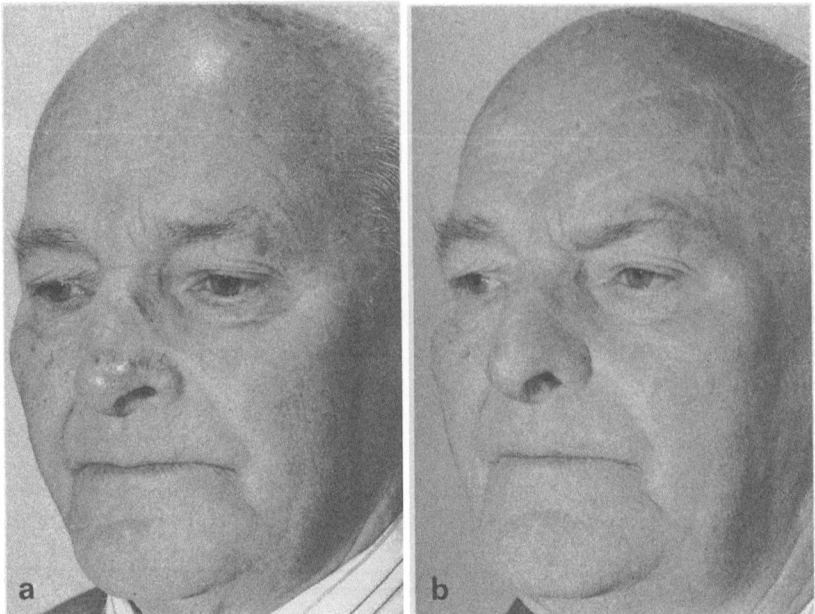

Abb. 1a, b. *Routinediagnostik.* 64jähriger Patient mit einem ausgedehnten Basaliom – Rezidiv im Bereich des linken Nasenflügel. Der Tumor wurde bereits operativ und radiologisch vorbehandelt. **a)** Präoperativer Zustand. Makroskopisch ist die wahre Tumorausdehnung nur schwer feststellbar. **b)** Postoperativer Zustand (4 Monate p. o.). Nach vollständiger histologisch gesicherter Tumorexzision wurde der Defekt mittels einer Stirnlappenplastik geschlossen

III. Vortrags- und Vorlesungsdokumentation
IV. Publikationsdokumentation

I. Routinedokumentation
Die Zielsetzungen der fotografischen Routinedokumentation in Klinik und Praxis sind unterschiedlich. In der Praxis werden ausgewählte, den jeweils therapierenden Arzt, interessierende Fälle, dokumentiert. Aus Kostengründen ist eine Fotodokumentation jedes einzelnen Patienten – obwohl wünschenswert – aber unmöglich. Dagegen wird in der Klinik routinemäßig jede Veränderung, die operativ behandelt wird, im Bild festgehalten (Abb. 1a, b).

Als Erinnerung und zur diagnostischen Selbstkontrolle können diese Fotodokumente bei unerwarteter histologischer Befundung von großem Wert sein. Durch technisch-identische und zeitliche Serienaufnahmen besteht die Möglichkeit die postoperativen Behandlungsergebnisse mit den Ausgangsbefunden kritisch zu vergleichen und zu werten. Bei makroskopisch schwer abgrenzbaren großflächigen Läsionen, insbesondere bei Tumorrezidiven, bei denen diagnostische Probeexzisionen den klinischen Verdacht nicht untermauern aber auch nicht völlig ausräumen konnten, sind zeitliche Serienaufnahmen zur Objektivierung des fortschreitenden Tumorwachstums geradezu unerläßlich. Da für die Routinediagnostik nicht unbedingt technisch hochwertige Aufnahmen notwendig sind, ist der apparative

Fotodokumentation in der operativen Dermatologie

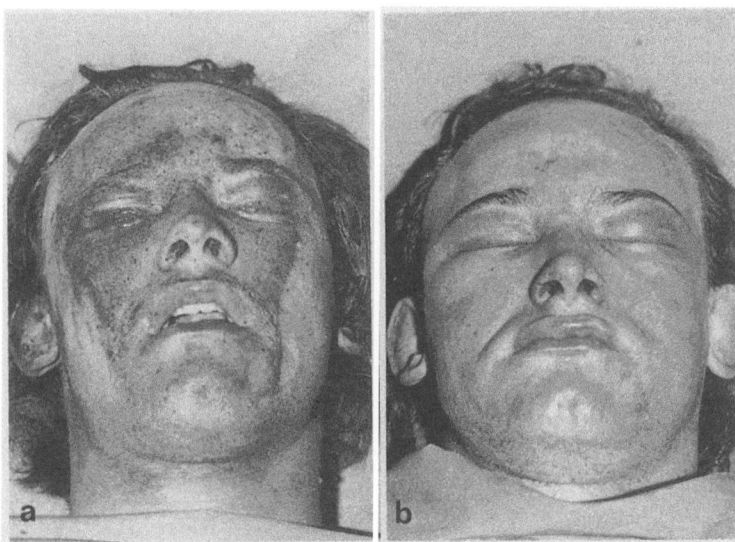

Abb. 2 a, b. *Forensische Dokumentation.* 22jähriger Patient, welcher bei einem Arbeitsunfall eine ausgedehnte Schmauchverletzung im Gesicht erlitt. **a)** Zustand bei Klinikaufnahme eine Stunde nach dem Unfall. Nach ophthalmologischer Untersuchung wurde der Patient zur dermatologischen Behandlung weitergeleitet. **b)** Zustand nach Bürstung in Narkose. Mit Hilfe dieses Verfahrens konnten die Schmauchpartikel nahezu vollständig entfernt werden

Aufwand (z. B. Sofortbildkamera, automatische Spiegelreflexkamera) im Verhältnis zum Nutzen gering und somit auch für die Praxis vertretbar.

Unter dem Blickwinkel juristischer Auseinandersetzungen mit Patienten, die mit dem ärztlichen Behandlungsergebnis nicht zufrieden sind, kann eine Routinefotodokumentation zusätzlich von großem Nutzen sein.

II. Forensische Dokumentation
Bei Krankheitsfällen, die a priori als potentiell forensisch zu werten sind, gilt als oberstes Gebot den Akuitätsgrad der Veränderung im Fotodokument exakt und maßstabsgetreu festzuhalten (Abb. 2a, b). Nur durch Nah- und Übersichtsaufnahmen werden Schweregrad und Ausdehnung des Schadens erkennbar und bei evtl. juristischen Auseinandersetzungen auch beweisbar. Da Ergebnisse von kosmetisch-ästhetischen Operationen durch den Patienten gelegentlich nicht akzeptiert werden, ist in solchen Fällen eine prä- und postoperative Fotodokumentation auch unter dem forensischen Aspekt dringend empfehlenswert.

III. Vortrags- und Vorlesungsdokumentation
Bei dieser Form der Fotodokumentation ist eine entsprechend hochwertige technische Ausstattung Voraussetzung. Die fotografische Technik sollte professionell beherrscht werden um mit den Aufnahmen didaktisch einwandfrei Krankheitsbilder, -verläufe und deren Therapie darstellen zu können. Bei der Vorlesungsdokumentation ist der Normal- wie der Extremfall zu berücksichtigen. Da diese Dia-Serien weitgehend identisch von Semester zu Semester benötigt werden, ist es empfehlens-

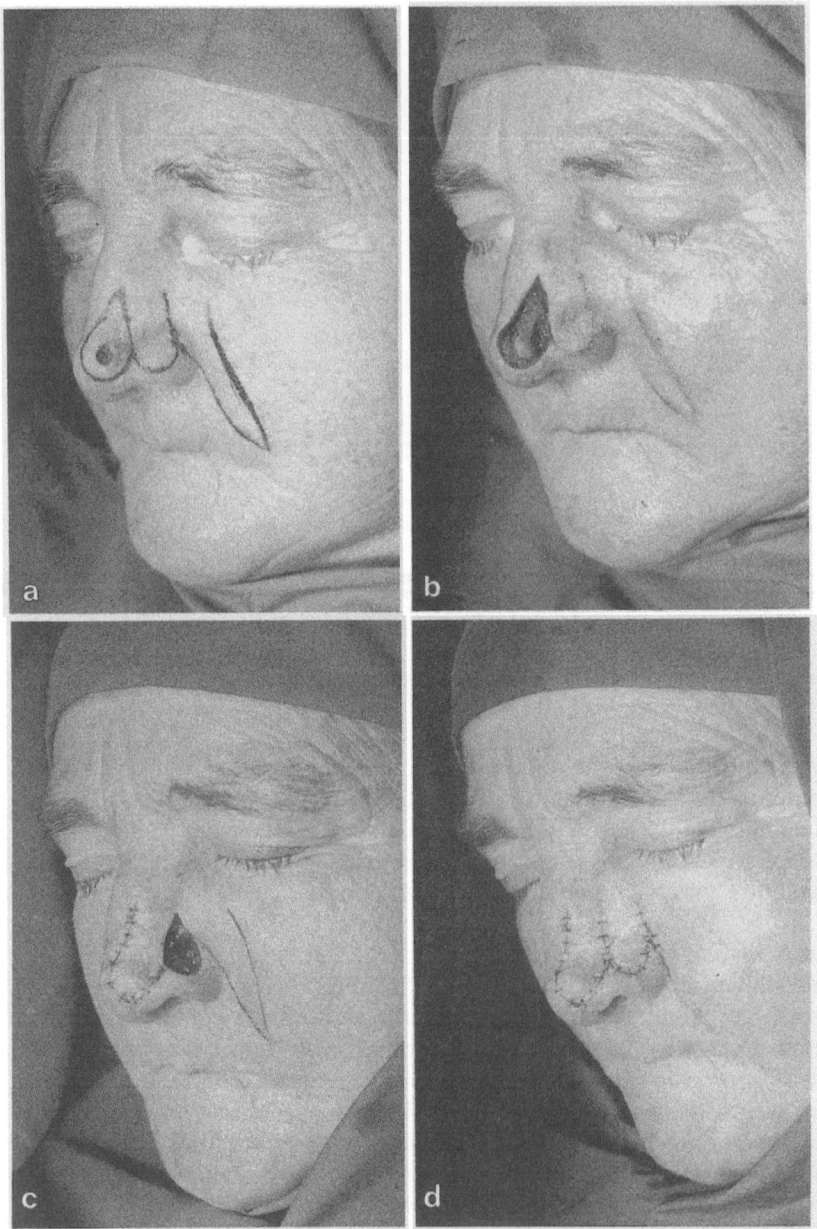

Abb. 3a–d. *Publikationsdokumentation.* 64jährige Patientin mit einem Basaliom im Bereich der Nasenspitze. Serientreue Dokumentation der Operationstechnik bei der doppelten Schwenklappenplastik. **a)** Präoperativer Zustand mit Operationsplanung. **b)** Zustand nach radikaler Tumorexzision mit ausreichendem Sicherheitsabstand. **c)** Eingeschwenkter erster Lappen aus der Nasenflügelregion. **d)** Zustand bei Operationsende. Der zweite Schwenklappen wurde aus der Nasolabialfalte geschnitten und auf den Nasenflügel geschwenkt

wert, sie als permanente Diathek getrennt von der Routinedokumentation zu führen.

Zum Zwecke einer aktuellen Vortragsgestaltung muß die Vortragsdokumentation rasch verfügbar sein und stets dem neuesten Stand der Klinik entsprechen. Verfügbarkeit und Aktualität des Bildmaterials erleichtern zwar eine optimale Vortrags- bzw. Vorlesungs-Präsentation, ohne aber die intellektuelle Auseinandersetzung mit dem jeweils gestellten Thema zu erübrigen.

IV. Publikationsdokumentation

Das Bildmaterial für Publikationen muß den höchsten technischen Anforderungen entsprechen. Durch den Druck werden auch kleinere fotografische Mängel sichtbar und beeinträchtigen die Qualität der gesamten Publikation. In der operativen Dermatologie müssen für prä- und postoperative Befunde identische Ausschnitte gewählt und die Verläufe durch markante Zwischenbilder erkenntlich gemacht werden (Abb. 3 a–d). Ist dies infolge der häufig gegebenen numerischen Limitierung fotografischer Darstellungen in Publikationen unmöglich, können erklärende Zeichnungen den Wegfall von Bildserien ersetzen. Eine weitere Möglichkeit zur Umgehung solcher Begrenzungen ist die Herstellung von Bild-Blöcken, welche auf Zeilenbreite gebracht, auf engem Raum hohen fotografischen Informationsgehalt besitzen. Grundsätzlich ist zu fordern, daß die Abbildungen so informativ sind, daß sie mit einem Minimum an textlicher Erläuterung auskommen.

Literatur

1. Bilek P (1977) Photographische Dokumentation. In: Konz B und Burg G (Hrsg) Dermatochirurgie in Klinik und Praxis. Springer, Berlin Heidelberg New York, S 46–51
2. Konz B (1978) Die fotografische Lüge. Münch med Wschr 120, 6: 149

Operative Therapie der Hyperhidrosis axillaris: Indikationsabwägung und Komplikationen

A. A. Blank und F. Eichmann

Zusammenfassung

In der Behandlung exzessiver essentieller Hyperhidrosis axillaris Fälle hat das lokale dermatochirurgische Vorgehen als effizienteste und risikoärmste „ultima ratio" einen festen Platz eingenommen. Im vorliegenden Referat werden Indikationsabwägungen und Ergebnisse der operativen Therapie, wie sie an der Dermatologischen Klinik des Universitätspitals Zürich/Schweiz gehandhabt wird, vorgestellt. Sowohl anhand der Nachuntersuchung von 52 eigenen Patienten als auch anhand der relevanten Literatur werden mögliche Komplikationen demonstriert. Geringfügige Komplikationen sind relativ häufig, ernsthafte Komplikationen bleiben Einzelereignisse und sind stets reversibel oder funktionell korrigierbar.

Die Anzahl der Patienten, welche heute den Dermatologen wegen exzessiven Achselschwitzens aufsuchen, ist erheblich. Die Resultate der konservativen Behandlungen sind nicht selten enttäuschend. Trotz zahlreicher Therapiemöglichkeiten, wie die topische Applikation von Antihidrotika mit Aluminiumsalzen, Anticholinergika oder Tranquillizern, lokaler Jontophorese oder Kryotherapie und auch psychotherapeutischen Methoden, bleibt der Erfolg häufig aus. Die Lokaltherapien lösen gelegentlich eine Ekzematisierung oder Hidradenitis aus. Auch Pseudo-Fox-Fordyce Dermatitiden durch topische Aluminiumsalze wurden beobachtet.

Entgegen dem geringen medizinischen Stellenwert leiden die Betroffenen bisweilen schwer unter dieser lokalen Schweißdysregulation. Das sichtbar oder riechbar gewordene Schwitzen kann zu medizinischen Folgeproblemen, zur sozialen Isolation mit psychoreaktiven Störungen, allenfalls zur Einschränkung der Arbeitsfähigkeit führen.

Seit den ersten Publikationen zu Beginn der 60er Jahre [zitiert in 3, 4, 7, 9, 11, 12] hat sich das einschlägige Schrifttum hauptsächlich mit den operationstechnischen Aspekten auseinandergesetzt. In der Zwischenzeit hat sich das lokale dermatochirurgische Vorgehen allgemein als wirksamste und risikoärmste „ultima ratio" der Therapie etabliert [6, 7, 11, 12]. Die supraklavikuläre oder transaxilläre Sympathektomie sind wieder aufgegeben worden. Diese invasiven Methoden erwiesen sich als zu risikoreich.

Anatomie, Physiologie und Pathophysiologie

Das Kontrollzentrum des Schwitzens liegt im Hypothalamus, der als Thermostat die Kerntemperatur reguliert und dem zentralen Anteil des vegetativen Nervensystems entspricht. In der Axilla finden sich histologisch ekkrine und apokrine Schweißdrüsen bis zu einer Tiefe von ca. 5 mm. Beide Schweißdrüsentypen sind

Tabelle 1. Differentialdiagnose der symptomatischen Hyperhidrosis

Infekt (Viral, Malaria, Bruzellose, Tbc)	Diabetes mellitus
	Hyperthyreose
Rekonvaleszenz	Phäochromozytom
Adipositas	Psychopathie oder Psychose
Klimakterium	Entzündlich-rheumatischer Formenkreis
Hypotonie	Paraneoplasie
Hypoglykämie	

hauptsächlich cholinerg innerviert, aber auch in einem geringen Ausmaß von adrenergen Endigungen des thorako-lumbalen sympathischen Strangs umgeben. Emotionelle Erregung, z. B. mentaler Streß, beeinflußt deshalb über das periphere vegetative Nervensystem unter anderem die Sekretion beider Drüsentypen. Die Hyperhidrosis axillaris beginnt quantitativ oft asymmetrisch und setzt während der Pubertät oder im Verlauf des frühen Erwachsenenalters ein. Häufig besteht eine familiäre Prädisposition. Als Indukationsfaktoren gelten emotionelle Erregung und Hitze oder Kälte. Gehäuft finden sich in der Persönlichkeitsstruktur Eigenschaften wie Ängstlichkeit, Überempfindlichkeit, unruhig-gespannte „Nervosität" und Unfähigkeit zu emotionellem Ausdruck. Die Überzahl der Fälle sind idiopathischer Genese [8]. Vereinzelt ist die Hyperhidrosis symptomatisch, wobei dann u. a. eine Reihe von Krankheitsbildern mit akzentuierter sympatho-adrenaler Aktivität differentialdiagnostisch in Erwägung gezogen werden muß (Tabelle 1).

Es ist bis heute nicht endgültig geklärt, ob die apokrinen, die ekkrinen oder eine Kombination beider Schweißdrüsentypen für die Überproduktion verantwortlich sind [5, 9, 10]. Feingewebliche, elektronenmikroskopische und histochemische Untersuchungen an der Axillenhaut von Gesunden und Hyperhidrotikern zeigen keine morphologische Unterschiede [3, 9]. Die am stärksten schwitzenden Hautbezirke und der Bereich des axillären Haarwuchses müssen nicht unbedingt kongruent sein [5, 9]. Zur Operationsplanung werden Lokalisationsteste, meistens der Minor-Test, oder das Beobachten und Markieren des spontanen Schweißausbruchs, seltener Silikon-Gummi-Lösungen, die Silberpräzipitation oder die Markierung durch Crêpe-Papier empfohlen [4, 5, 8, 11, 12]. Es gibt spezifische, emotional ausgelöste und thermogene Schwitzmuster, die in einer gewissen Häufigkeitsverteilung nachweisbar sind. Emotiogene und thermogene Verhaltensmuster beim gleichen Patienten können verschiedene Lokalisationen der maximalen Aktivität zeigen [9]. Präoperativ sind unter Umständen die anamnestisch bedeutsamen Indukationsfaktoren zu simulieren.

Indikationsabwägung

Wichtigste Voraussetzung für optimale Operationsresultate ist neben der Operationsplanung, -technik und -methode die differenzierte Patientenauslese. Als absolute Operationsindikation gilt die objektivierte, exzessive und essentielle Hyperhidrosis axillaris mit Konzentration der schwitzenden Fläche auf ein umschriebenes, kleines Hautareal. Ferner eine dreimonatige Therapieresistenz gegen Aluminium-

Tabelle 2. Absolute Operationsindikationen

Konzentrierte Schwitzfläche
Dreimonatige Therapieresistenz gegen Aluminiumsalz-Applikationen
Unverträglichkeit von Lokaltherapeutika
Reaktive soziale oder psychische Störung
Assoziierte Bromhidrose oder Chromhidrose

Tabelle 3. Absolute Kontraindikationen

Symptomatische Hyperhidrosis
Axilläre Tumoren
Keloidneigung
Dysplastisch-metabolisch verminderte Hautqualität (z. B. PXE)
Subjektiv aggravierte Hyperhidrosis
Hämorrhagische Diathese
Primäre oder sekundäre Immunopathie

chlorid-Hexahydrat-Applikationen 15 bis 30% sowie die Unverträglichkeit von Lokaltherapeutika. Des weiteren halten wir die konsekutive soziale Isolation oder Arbeitsunfähigkeit, psycho-reaktive Störungen und schließlich die seltenen Fälle mit assoziierter Bromhidrose oder Chromhidrose für Indikationen der ersten Wahl (Tabelle 2). Als relative Indikationen gelten unter anderen: Die disseminierte Schwitzfläche, Patienten unter 20 oder über 50 Jahren, eine kurze Anamnese (weniger als 6 Monate) und lokale medizinische Folgeprobleme wie Intertrigo, Trichomykosis palmellina, Pityriasis versicolor. Nur noch unter besonderen Umständen indiziert ist die Operation bei Vorliegen einer der relativen Gegenanzeigen wie Abusus mit Hyperhidrotika (Koffein, Nikotin, Kokain), Obesitas permagna, Periarthritis humeroscapularis, Atopiesyndrom mit zellulärer Immunitätsschwäche oder passagere Exposition gegen einwirkende Induktionsfaktoren. Absolute Kontraindikationen stellen dar: Alle symptomatischen Hyperhidrosen, axilläre Tumoren wie Hämangiome, Lymphangiome, Aneurysmata, Lymphadenopathie oder ein Desmoidtumor, das Vorliegen einer Keloidneigung oder einer dysplastisch-metabolisch verminderten Hautqualität, im speziellen die subjektiv aggravierte, nicht objektivierbare Hyperhidrosis (Tabelle 3).

Eigene Untersuchungen

An der Dermatologischen Klinik des Universitätsspitals Zürich wurde seit Beginn der 70er Jahre die operative Therapie der Hyperhidrosis axillaris – anfänglich nach der Methode von Skoog und Thyresson – eingesetzt [15]. Zwischen 1975 und 1977 wurde vorwiegend eine modifizierte, reduzierte Bretteville-Jensen Technik mit Z-Plastik angewandt [3, 4]. Ab 1978 bevorzugten wir das Verfahren mit der leicht bogenförmigen Spindelexision längs der Armachse nach Salfeld [11], ohne und gelegentlich mit lokaler Dehnungsplastik.

Im Zeitintervall 1975–1981 ließen sich 70 Hyperhidrosis axillaris Patienten stationär operieren, wovon 52 (74,2%) in die Nachkontrolle einbezogen werden konnten. In 42% war mit der Z-Plastik, in 58% mit einer Längsspindel operiert worden. Die Nachbeobachtungszeit betrug zwischen 6 und 84 Monaten, im Durchschnitt 31 Monate. Das Alter zum Zeitpunkt der Operation war im Mittel rund 28 Jahre. Durchschnittlich war eine erfolglose konservative Therapie während 17 Monaten vorausgegangen. In 50% kam es zu einer vollständigen, in weiteren 34,6% zu einer 75%igen Besserung bezüglich der übermäßigen Schweißproduktion. Die aus den Angaben des gesamten Kollektivs errechnete mediane Verbesserung betrug 71,5%, ohne daß sich zwischen den beiden durchgeführten Operationsverfahren ein statistisch signifikanter Unterschied zeigte. Die postoperative Arbeitsunfähigkeit dauerte im Mittel 15 Tage. Durchschnittlich wurde die volle subjektive und objektive Bewegungsfreiheit der Schultergelenke nach 7 Wochen wieder erlangt.

Komplikationen

Besondere Berücksichtigung galt den intra- und postoperativen sowie späteren Komplikationen. Keine Komplikationen konnten in 42,4% aller Operierter registriert werden. Bei den 30 Fällen mit Längsspindel wurde in 53,3%, bei den 22 mit Z-Plastik in 27,3% der Patienten komplikationslos operiert. Diese Angaben korrelieren in etwa mit vergleichbaren Untersuchungen [1, 5, 8].

Als intraoperative Komplikationen sind passagere, lagerungsbedingte Arm- und Rückenschmerzen bei 10 Patienten (19,2%) zu erwähnen. Als Frühkomplikationen bis zum 7. postoperativen Tag (Tabelle 4) fanden wir in 32,7% kleine Wundrandnekrosen mit Nahtdehiszenz, in 9,6% größere Nahtinfektionen (Abb. 1) sowie in 3,8% Sickerblutungen und Hämatome. Als Einzelfälle kamen eine Thrombose der V. axillaris am 2. postoperativen Tag (Abb. 2) und eine „Traction injury" vor. Bei der „Traction injury" handelt es sich um leichtere Paresen der Deltoideus-, Supra- und Infraspinatus- sowie der Pectoralis major Muskulatur mit Hypästhesien im Schulter- und Oberarmbereich. Die weite Abduktion und Außenrotation im Schultergelenk führen zur Kompression der kleinen, tiefen Nervenfasern der Pars supraclavicularis des Plexus brachialis durch den Humeruskopf. Drei weitere Fälle von „Traction injury" sind in der Literatur nach Operationen in Allgemeinnarkose dokumentiert [7, 13, 14]. Die berichtete Restitutionszeit wird mit ca. 2, bzw. 4–12 Monaten angegeben. In unserem Fall erholten sich sowohl die Motorik als auch die Sensibilitätsstörung innerhalb eines Monats vollständig. Die Phlebothrombose der V. axillaris verlief unter 6monatiger Antikoagulation ohne negative Folgen. Die von

Tabelle 4. Frühkomplikationen nach Hyperhidrosis axillaris-Operation. (Vorkommen in % bei 52 eigenen Patienten)

	%
Wundrandnekrose mit Nahtdehiszenz	(32,7)
Infektion	(9,6)
Hämatom und Serom	(3,8)
„Traction injury"	(1,9)
Axilläre Phlebothrombose	(1,9)
Thrombophlebitis	(0)

Operative Therapie der Hyperhidrosis axillaris: Indikationsabwägung und Komplikationen

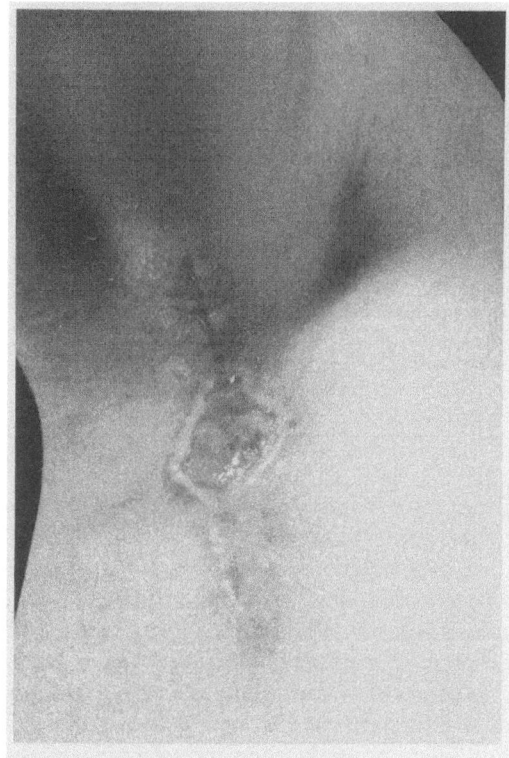

Abb. 1. Nahtinfektion nach Hyperhidrosis axillaris Operation

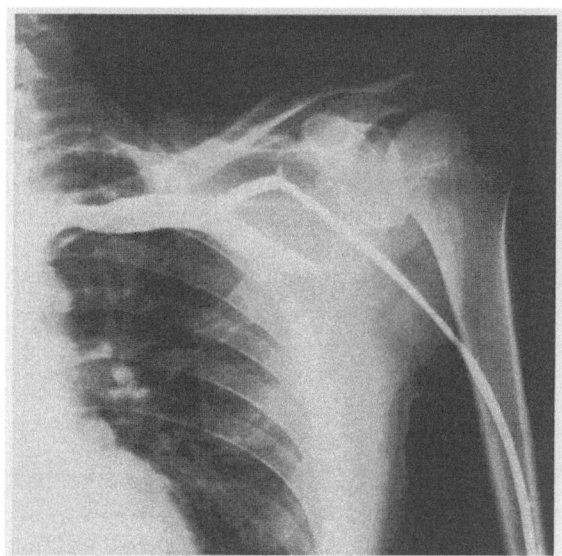

Abb. 2. Thrombose der Vena axillaris am 2. postoperativen Tag nach Hyperhidrosis axillaris Operation

Tabelle 5. Spätkomplikationen nach Hyperhidrosis axillaris Operation. (Vorkommen in % bei 52 eigenen Patienten)

	%
Passager funktionell störende Narbenspannung	(17,3)
Persistierender Narbenstrang und Keloid	(5,8)
Narbenruptur	(3,8)
Breite, verzogene Narbe	(15,4)
Stark gefältelte Narbe	(3,8)
Hyperpigmentierung	(7,7)
Lokale Hypästhesie	(13,5)
Schweißdrüsenzysten, Milien	(5,8)
Tendenz zu Follikulitis	(7,7)
Narbengranulom	(1,9)
Hyperästhesie der Regio brachii medialis	(1,9)
Hyperhidrosis Rezidiv (subjektiv)	(11,5)

Rigg [10] erwähnten oberflächlichen Thrombophlebitiden haben wir in unserem Patientengut nicht angetroffen.

Das Spektrum der Spätkomplikationen (Tabelle 5) fächerte sich wie folgt auf: In Übereinstimmung mit dem Schrifttum [1–3, 5, 7, 13] kam es am häufigsten zu unterschiedlichen Problemen der Vernarbung. In der Hälfte der Fälle handelte es sich indes um kosmetische Narbenprobleme ohne funktionelle Relevanz. Leichte und passagere Bewegungsbehinderungen während 3 bis maximal 8 Monaten bei Abduktion traten in 17,3% der Fälle auf. Persistierende, funktionell störende, in einem Fall keloidartige Narbenstränge (Abb. 3) waren Einzelereignisse. Eine Narbenkorrektur mußte in drei Fällen (5,8%) durchgeführt werden. Zweimal sahen wir eine protrahiert erworbene Narbenruptur jeweils nach einer Schleuderbewegung im Schultergelenk während des ersten postoperativen Monats. Im Sinne von kosmetisch beeinträchtigenden Narbenproblemen wurden Narben mit flacher, 1,5–5 cm breiter und unregelmäßiger Verheilung, mehr als 5 cm breit verzogene, atrophische Narben sowie ausgeprägt quergefältelte Narben (Abb. 4), Schweißdrüsenzysten, Milien und ein Narbengranulom beobachtet. Nicht selten waren lokale Hypästhesien, gelegentlich fanden sich Neigung zu Follikulitiden oder Hyperpigmentierungen im Operationsgebiet. Ein Fall mit Hyperästhesien im Bereich des medialen Oberarmes wurde als Folge der intraoperativen Neuropraxie axillärer Hautnerven interpretiert. Die sensible Versorgung des Operationsgebiets verläuft über Nervenfasern wie der N. intercosto-brachialis oder die Rami des N. cutaneus brachii medialis, welche beide aus dem medialen Faszikel des Plexus brachialis entspringen. Sowohl in unserem Fall als auch in den Fällen von Breach und Shanik [2, 13] kam es nach einigen Wochen, spätestens innerhalb von 6 Monaten zur vollständigen Abheilung.

Rezidive

Über die Rezidivtendenz ist im Schrifttum wenig zu finden. Die Quote ist wahrscheinlich niedrig und hängt im wesentlichen von der Operationstechnik ab [1, 3]. Experimentell können nach Thompson [16] in einem Graft nicht erfaßte Schweiß-

Operative Therapie der Hyperhidrosis axillaris: Indikationsabwägung und Komplikationen 79

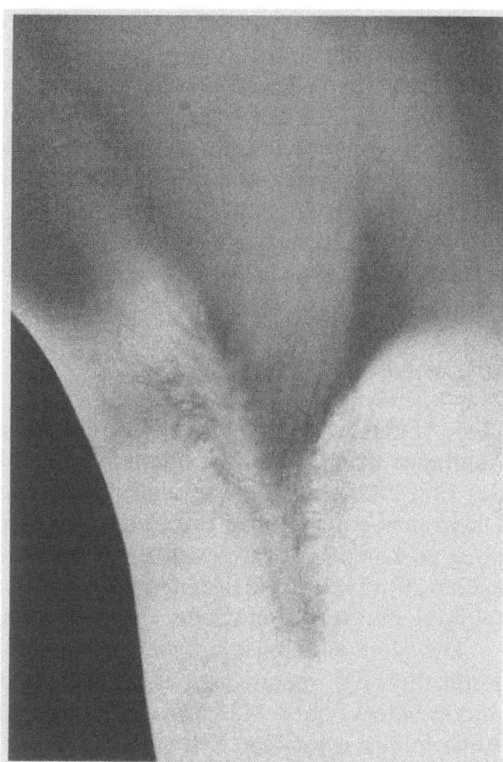

Abb. 3. Narbenkeloid mit funktioneller Störung nach Hyperhidrosis axillaris Operation

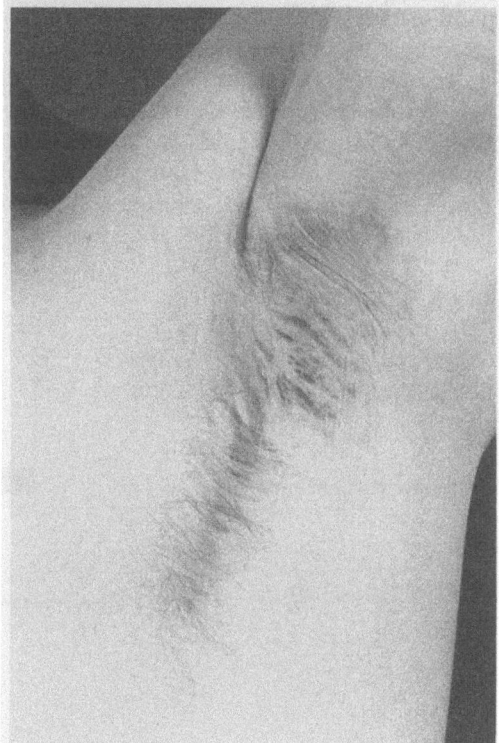

Abb. 4. Breite und stark gefältelte Narbe nach Hyperhidrosis axillaris Operation

drüsenanteile die anatomische Rekanalisierung ihrer distalen Ausführungsgänge mit bestehenden Ausführungsgängen frühestens ab der 3. Woche, die sekretorische Funktion ab der 6. bis 12. Woche wiederaufnehmen. Statistisch ist aber die Bildung von blind endenden „epidermoiden" Schweißdrüsen Zysten zwischen dem 3. und 20. postoperativen Monat wesentlich wahrscheinlicher. In unserem Patientengut ist die Quote der subjektiv angegebenen Rezidive (11,5%) allerdings häufiger als die der protokollierten Schweißdrüsen-Zysten (5,8%). Eine Reoperation mußte in 4 Fällen (7,7%) vorgeschlagen werden. 2 der Rezidive manifestierten sich im 6. bis 8. Postoperativ-Monat, die weiteren 4 erst im 4. postoperativen Jahr.

Diskussion

Diese Untersuchung zeigt übereinstimmend mit der Literatur [1-3, 7, 8, 10], daß geringfügige Komplikationen relativ häufig auftreten, ernsthafte Komplikationen indes Einzelfälle und stets reversibel oder funktionell korrigierbar sind (Tabelle 6). Obschon in einem hohen Prozentsatz im Heilungsablauf Probleme mit der Vernarbung vorkommen, bezeichneten nur 13,5% der Patienten das kosmetische Endergebnis als nicht zufriedenstellend. 9 von 10 unserer Patienten würden, wie bei Salfeld [11], die Operation wieder durchführen lassen.

Die Komplikationshäufigkeit ist schließlich von der Operationsmethode, der Radikalität des operativen Vorgehens, von Technik und Geschick des Operateurs und in einem hohen Maß von der Indikationsstellung abhängig. Eine wesentliche Rolle spielen subjektive Kriterien des Beurteilenden. Zudem werden leichte Komplikationen von Patienten häufig keineswegs störend empfunden. Sie entsprechen dann oftmals einer klinisch irrelevanten Registration oder werden übersehen. Literaturangaben zur Komplikationsrate sind deshalb nur bedingt vergleichbar.

In unserem Patientengut hat sich das Verfahren nach Salfeld [11] sowohl bezüglich Verminderung der übermäßigen Schweißproduktion als auch bezüglich des Komplikationsrisikos und des kosmetischen Resultats am besten bewährt. Diese operative Therapie der Hyperhidrosis axillaris darf, unter adäquaten Kautelen durchgeführt, als risikoarm bezeichnet werden.

Tabelle 6. Qualitative Verteilung (n = 95)

Leichte Komplikationen	92%
Ernsthafte Komplikationen	8%

Literatur

1. Bergkvist L, Engevik L (1979) The surgical treatment of axillary hyperhidrosis. Brit J Surg 66: 482
2. Breach NM (1979) Axillary hyperhidrosis: surgical cure with aesthetic scars. Ann R Coll Surg 61: 295
3. Bretteville-Jensen G, Mossing N, Albrechtsen R (1975) Surgical treatment of axillary hyperhidrosis in 123 patients. Acta Dermatovener (Stockholm) 55: 73
4. Eichmann A, Ott F, Scherrer A (1977) Eine operative Therapie der Hyperhidrosis axillaris. Schweiz Rundschau Med (PRAXIS) 20: 609
5. Gillespie JA, Kane SP (1970) Evaluation of a simple surgical treatment of axillary hyperhidrosis. Br J Derm 83: 684
6. Harahap M (1979) Management of hyperhidrosis axillaris. J Dermatol Surg Oncol 3: 223
7. Hartmann M, Petres J (1978) Operative Therapie der Hyperhidrosis axillaris. Hautarzt 29: 82
8. Munro DD, Verbov JL, O'Gorman DJ, du Vivier A (1974) Axillary hyperhidrosis, its quantification and surgical treatment. Br J Dermatol 90: 325
9. Rebell G, Kirk D (1962) Patterns of eccrine sweating in the human axilla. In: Montagna W, Ellis RA, Silver AF (eds) Advances in biology of skin, vol. 3. Pergamon Press, Oxford London New York Paris pp. 108–123
10. Rigg BM (1977) Axillary hyperhidrosis. Plastic reconstr Surg 3: 334
11. Salfeld K (1977) Hyperhidrosis axillaris und Hidradenitis suppurativa. In: Konz B, Burg G (Hrsg) Dermatochirurgie in Klinik und Praxis. Springer, Berlin Heidelberg New York S 171–177
12. Salfeld K (1979) Bisherige Erfahrungen zur operativen Behandlung der Hyperhidrosis axillaris. In: Salfeld K (Hrsg) Operative Dermatologie. Springer, Berlin Heidelberg New York S 225–228
13. Shanik DG, Bradley PJ, Keaveny TV (1977) Surgical treatment of axillary hyperhidrosis. Ir J med Sci 146: 365
14. Shaw MH (1974) A serious complication of an operation for axillary hyperhidrosis. Br J plast Surg 27: 196
15. Skoog T, Thyresson N (1962) Hyperhidrosis of the axillae. Acta chir scand 124: 531
16. Thompson N (1962) Eccrine sweat glands in human skin grafts. In: Montagna W, Ellis RA, Silver AF (Hrsg) Advances in biology of skin, vol. 3. Pergamon Press, Oxford London New York Paris pp 76–96

Fehler und Komplikationen bei freien Hauttransplantationen

E. Diem

Zusammenfassung

Die Defektdeckung durch freie Hauttransplantationen stellt eine der Hauptindikationen der operativen Dermatologie dar, wobei das Verfahren vom methodischen her weitgehend standardisiert ist. Anhand einer Übersicht werden die gängigen Fehlermöglichkeiten beginnend bei der Indikationsstellung, bei der operativ technischen Durchführung und der postoperativen Nachsorge dargestellt. Insbesondere sollen häufige Ursachen die zu Mißerfolgen führen, wie ungeeignetes Transplantatbett, Verschiebung, Hämatombildung, Infektion sowie technische Irrtümer heraus gearbeitet werden.

Fehler und Komplikationen bei freien Hauttransplantationen

Freie Hauttransplantationen sind ein in der dermatochirurgischen Praxis bewährtes Verfahren zur Defektdeckung. Ziel ist die 100%ige Annahme des Transplantates mit einem Minimum an kosmetischer oder funktioneller Beeinträchtigung.
    Allgemein gelten folgende Voraussetzungen zur freien Hauttransplantation:
1. Indikation gegeben
2. Operateur in der Methode versiert
3. Instrumentarium zweckdienlich
4. Verbandstechnik optimal
5. Nachbetreuung gewährleistet

Stellt man zunächst die Frage nach den wichtigsten Indikationen zur freien Hauttransplantation – wobei spezielle Transplantationstechniken (Mucosa, Composite grafts etc.) hier nicht besprochen werden sollen – so ist generell zu berücksichtigen, daß ein geeignetes Transplantatbett vorliegen muß, und der zu deckende Hautdefekt entweder aufgrund seiner Ausdehnung, oder aber nur mit großem technischen Aufwand mit anderen operativen Methoden geschlossen werden könnte. Weitere Indikationen sind die passagere Deckung operativ gesetzter Defekte in der Tumorchirurgie – vor allem in sogenannten kritischen Lokalisationen und nach Tumorrezidiven. Die Deckung von Sekundärdefekten nach Lappenplastiken, die Deckung von Ulzera, traumatische Läsionen, Tätowierungen stellen weitere Anwendungsmöglichkeiten der freien Hauttransplantation dar. Bei der Operationsplanung ist auch die individuelle Situation des Patienten, sein Alter und ob ihm ein größerer operativer Eingriff überhaupt zugemutet werden kann, mit zu berücksichtigen. Die Auswahl, ob Vollhaut, Spalthautlappen unterschiedlicher Dicke oder aber Spalthautnetztransplantate zur Wunddeckung verwendet werden sollen, richtet sich nach der jeweiligen Indikation. Da die unterschiedliche Dicke der Transplantate für die spätere Funktion, Struktur und Pigmentierung entscheidend ist, ist diese ein wesentlicher Gesichtspunkt in der Operationsplanung. Der Operateur muß ferner wissen, welche Spenderstellen für Vollhauttransplantate oder Spalthauttransplantate im Einzelfalle die geeignetesten sind, um situationsgerecht zwischen den zur Verfügung stehenden Lappenarten im individuellen Fall entscheiden zu können.

Dünne Spalthautlappen sind gegenüber ihrem Empfängerbett am anspruchslosesten, hinterlassen am Entnahmeort kaum Spuren, haben aber den Nachteil erheblichen sekundären Kontraktionen unterworfen zu sein. Sie werden deshalb hauptsächlich in der Verbrennungschirurgie und an Orten geringer Beweglichkeit angewandt. Mitteldicke Spalthauttransplantate führen am Entnahmeort oft zu hypertrophen Narben, sind jedoch kaum sekundären Schrumpfungen unterworfen und wachsen bei Kindern in gleichem Ausmaß wie die ungeschädigte Haut. Vollhauttransplantate sind hinsichtlich der Durchblutung des Empfängerbettes, der Ruhigstellung sowie der aufgezwungenen Spannung am anspruchsvollsten – diese Faktoren müssen bis zur vollständigen Einheilung der Transplantate gewährleistet werden.

Das operationstaktische Vorgehen bei der Gewinnung der Transplantate soll hier nur im Rahmen der möglichen Komplikationen angeschnitten werden – es ist weitgehend normiert. Fragen wir uns, was sind denn nun die möglichen Ursachen von Mißerfolgen bei der Anwendung eines derart gebräuchlichen Verfahrens wie es die freie Hauttransplantation darstellt? In erster Linie ist hier das Fehlen eines geeigneten oder aber ein mangelhaft für die Transplantation vorbereitetes Wundbett zu nennen. Gewebe ohne oder nur mit minimaler nutritiver Versorgung wie etwa Knorpel, Sehnen und Korticalis die nur unter besonderen Bedingungen in der Lage sind, Granulationsgewebe zu bilden, sind für die freie Hauttransplantation ungeeignet. „Kunstgriffe", wie das Öffnen der Schädeldiploe durch Bohrlöcher, die Doppelung des Periosts, die Granulation vom Rande her, die Ausnützung des „Brückenphänomens", Transplantation von „anspruchsloser" dünner Spalt- oder Meshhaut usw. können zum Aussprossen von Kapillaren und Annahme der Transplantate führen. Selbstverständlich muß traumatisch geschädigtes Gewebe, wie es z. B. Verbrennungsnekrosen darstellen, vor Transplantation bis in vitale Schichten entfernt werden, bei Strahlenschäden ist die gesamte, fibrös indurierte Gewebsschicht mitzuentfernen und die Aufnahmefähigkeit des geschaffenen Transplantatbettes durch Interimsdeckung und/oder verzögerte Transplantation zu sichern.

Die Bildung von Granulationsgewebe sollte auf ein absolutes Minimum beschränkt werden, da dieses zur Bildung hypertropher Narben wesentlich beiträgt. Verzögerte Transplantationen (wie etwa von Manchen in der „Melanomchirurgie" genützt) sollten innerhalb von 6 bis 10 Tagen nach Setzung des Hautdefektes abgeschlossen sein. Älteres avaskulär fibrotisches Granulationsgewebe muß scharf abgetragen werden. Massive lokale Infektionen mit beta-hämolysierenden Streptokokken, Proteus, Pseudomonas aeruginosa oder Staphylokokkus aureus führen zum Transplantatverlust durch Lyse, hervorgerufen durch die bakteriellen Stoffwechselprodukte. Hier muß durch geeignete lokale Antiseptika oder Chemotherapeutika ergänzt durch mechanisches Debridement eine bessere Ausgangslage zur Transplantation geschaffen werden. Speziell im Falle der Ulcus cruris-Chirurgie haben sich dünne Spalthautnetztransplantate auch auf kontaminiertem Wundgrund hervorragend bewährt. Selbstverständlich ist auch dann mit keinem Dauererfolg einer Hautverpflanzung zu rechnen, wenn dem Defekt eine Störung des lokalen arteriellen, venösen oder lymphatischen Systems zugrunde liegt. Es kann nur dann mit einem guten Ergebnis der Transplantation gerechnet werden, wenn die Basisstörung etwa durch Gefäßrekonstruktion, gezielte Sklerotherapie insuffizienter Vv. perforantes, der Rekompensation einer Herzinsuffizienz, der Ausschwemmung von Ödemen usw. behoben werden kann. Systemerkrankungen wie Sepsis, schwere PCP, Pyoderma gangraenosum sind weitere Kontraindikationen.

Bei Verwendung von Vollhauttransplantaten ist zu berücksichtigen, daß diese ihre Eigenschaften entsprechend der Donorstelle beibehalten – Skrotalhaut ist also zur Transplantation im Gesicht denkbar ungeeignet.

Von entscheidender Bedeutung für den Erfolg der freien Hauttransplantation sind exakte Blutstillung sowie Fixation der Transplantate am Transplantatbett. Die Bildung von Hämatomen unter dem Transplantat führt ebenso wie ständige Bewegung zur Zerstörung der aussprossenden fibrozitär-vaskulären Verbindungszone und damit zum partiellen oder vollständigen Verlust des Transplantates. Für exakte Blutstillung, auch wenn sie sich zeitaufwendig gestaltet, ist daher zu sorgen. Unproblematisch sind in der Regel postoperative Nachblutungen bei Spalthautnetztransplantaten durch die Drainage nach außen. Bei Spalt- und Vollhautlappen lassen sich dort, wo der Wundgrund uneben oder eine Taschenbildung unvermeidbar ist, und dadurch die Gefahr der Hämatomentstehung besteht, analoge Drainagelöcher durch Inzision der Transplantate herstellen. Mit Serombildung muß auch dann gerechnet werden, wenn lymphknotennahe exzidiert wurde; eine Lymphorrhoe, die unter Umständen wochenlang anhalten kann, muß sorgfältig drainiert und durch Kompression von außen die Möglichkeit zur Verödung der Lymphgefäße geschaffen werden. Exakte Plazierung der Transplantate speziell auf gewölbte Flächen abhängig von ihrem Anteil an elastischen Fasern mit dosiertem Zug der Nähte ist eine weitere Voraussetzung ihres sicheren Einheilens. Vollhaut- und Spalthauttransplantate in kleineren Defekten werden meist mit Einzelknopfnähten am Wundrand und evtl. auch am Wundgrund fixiert. Jeder zweite der lange belassenen Fäden wird über Fettgaze, Stahlwolle, Schaumgummi, Silastik oder ähnlichem Material eingeknüpft, wobei die vollkommene und gleichmäßige Immobilisation bei gleichzeitigem Druck und damit der ungestörte Ablauf der physiologischen Transplantateinheilung erreicht wird. Bei der Deckung von Unterschenkelulzera kann man auf Nähte verzichten, hier genügt die Fixation mit einer feuchten Gaze-Binde. Über die Möglichkeit der Fibrinklebung wurde mehrfach ausführlich berichtet. Ungünstige Lokalisation oder große Ausdehnung der zu deckenden Defekte macht zusätzliche Maßnahmen zur Ruhigstellung der Transplantate notwendig; etwa die rasche Vereinigung von Spalthautnetztransplantaten mit Hilfe von Hämoklips oder der eingenähte Verband. Klebeverbände, elastische Binden, Laparatomie-Binden, fallweise Gipslonguetten sind weitere Hilfsmittel zur Ruhigstellung in Zonen ständiger Bewegung. Hierzu ist auch absolute und relative Bettruhe zu rechnen. Technische Irrtümer, die zum Transplantatverlust führen, sollten bei einiger Aufmerksamkeit auch dem weniger Geübten nicht passieren. Die Applikation „Upside down" vor allem bei dünnen Spalthauttransplantaten – sind derartige Fehler. Die Traumatisierung vor allem beim Trimmen von Vollhauttransplantaten oder Irrtümer in der Transplantatstärke in einer vorgegebenen Situation sollten durch entsprechende Operationsplanung vermieden werden.

Zu diesen Fehlern bei der Hauttranspiantation kommen jene, die eine inadäquate Versorgung der Donorregionen beinhalten:

1. Der Verschluß von Vollhautdonorstellen unter Spannung, die zu frühe Nahtentfernung
2. zu tief geschnittene Spalthautentnahme mit Neigung zur Blutung, hypertrophen Narbenbildung oder Keloiden, falsche Verbandstechnik.

Die postoperative Nachsorge nimmt gerade bei der freien Hauttransplantation eine wichtige Rolle hinsichtlich des angestrebten Ergebnisses ein. Hierzu zählt die Kontrolle der Immobilisation, die rechtzeitige Entleerung von Hämatomen, die Kontrolle von Infektionen vor allem in kritischen Lokalisationen oder bei vorgeschädigter Haut und letztlich vor allem bei Vollhauttransplantaten, die rechtzeitige Nahtentfernung.

Späte Folgekomplikationen nach Hauttransplantation sind vor allem die Schrumpfung der Transplantate, die Funktionseinschränkung bei Bildung hypertropher Narben an den Vereinigungsstellen der Transplantate, das Entstehen von Kontrakturen, von Zysten und Spannungsblasen sowie Blutungen in die Entnahmestellen, Hyper- und Hypopigmentierungen von Transplantat und Donorstelle, sowie letztendlich die Entstehung echter Keloide. In unstabilen Narbenarealen können sich nach einer Latenzzeit von Jahrzehnten Reizkrebse spinozellulärer Natur ausbilden. Dabei muß auch die Latenzzeit einer evtl. „prophylaktisch" durchgeführten Radiotherapie mit berücksichtigt werden.

Die Prophylaxe dieser Folgekomplikationen erfolgt durch Wahl der richtigen Transplantatstärke, die überlappende Applikation der Spalthautlappen, die dosierte Spannung sowie die postoperative Kompressionsbehandlung mit JOBST-Verbänden, Lichtschutz und Hautpflege. Nicht immer lassen sich die unschönen postoperativen Hyper- und Hypopigmentierungen der Transplantate und Spenderstellen vermeiden, hier eröffnen sich neue therapeutische Möglichkeiten: in Fällen von Hypopigmentierung durch lokale Methoxipsoralen-Applikation und Photosensibilisierung durch UV-Exposition, in Fällen von Hyperpigmentierung durch depigmentierende Maßnahmen.

Literatur

1. Diem E (1976) Die freien Hauttransplantationen in der Dermatochirurgie; Technik und Indikationsstellung. Wien. Klin Wschr 88: 379–384
2. Gilchrest B, Goldwyn RM (1981) Topical Chemotherapy of Pigment Abnormalities in Surgical Patients. Plst Reconst Surg 67: 435–439
3. Konz B (1977) Möglichkeiten zum Wundverschluß im dermatochirurgischen Bereich. In: Konz B, Burg G (Hrsg) Dermatochirurgie in Klinik und Praxis, Springer, Berlin Heidelberg New York, S 20–40
4. Rudolph R, Fisher JC, Ninnemann JL (1979) Skin Grafting. Little Brown and Company, Boston

Fehler und Komplikationen bei freien Hauttransplantaten unter Anwendung von Fibrinkleber

D. Neukam

Zusammenfassung

Seit geraumer Zeit wird in mehreren Fachbereichen zunehmend die zeitsparende Technik der Gewebeadaptation mit Hilfe von Fibrinkleber angewandt.

Fehlerhafte Anwendung und Komplikationen dieser Methode werden erörtert. Nur bei Einhaltung bestimmter Maßnahmen, wie die sachgerechte schnelle Verarbeitung des Zweikomponentenklebers, die Wahl der Größe des freien Hauttransplantates sowie dessen verschiedenartige Fixierung ist diese noch relativ junge Methode erfolgreich.

Bei dem Fibrinkleber handelt es sich um eine aus menschlichem Plasma gewonnene Kryopräzipitatlösung, die aus einem Spenderpool stammt. Aus diesem Grunde besteht theoretisch erhöhte Gefahr einer Hepatitisübertragung. Praxis und Indikation erfordern daher eine adäquate und kritische Anwendung.

Seit den ersten erfolgreich durchgeführten Klebungen nahtloser interfaszikulärer Nerventransplantationen mittels eines Fibrinogen-Kryopräzipitates, wurde Anfang der siebziger Jahre dieses Verfahren progredient verfeinert und hielt schließlich Einzug in fast allen operativen Bereichen.

Das Klebeverfahren wird sowohl zur Adaptation der Wundränder bei einfachem Wundverschluß, als auch zur Fixierung von freien Hauttransplantaten eingesetzt. Hierdurch wird nicht nur der operative Eingriff verkürzt, sondern auch eine schnelle Einheilung des Transplantates erreicht, wie Edinger (1980) und Braun (1975) anhand tierexperimenteller Untersuchungen nachweisen konnten.

Das Verfahren ist aber nur dann gut, wenn die Vorteile richtig genutzt und die Risiken berücksichtigt werden.

Anhand der an der Hautklinik Linden der Medizinischen Hochschule Hannover seit zwei Jahren durchgeführten freien Spalt- und Vollhauttransplantationen unter Anwendung des Fibrinklebersystems Human-Immuno bei 121 Patienten, sowie Angaben in der Literatur unter Heranziehung anderer Fachgebiete, sollen Fehler und Komplikationen dieser Methode erörtert werden.

Insgesamt sollten acht Punkte berücksichtigt werden.
1. Die Größenrelation von Exzision und Transplantat muß auch bei der Anwendung von Fibrinkleber berücksichtigt werden. Unmittelbar nach der Transplantatentnahme stellt sich eine Schrumpfung der Haut ein, so daß die Relation Entnahmedefekt-freies Transplantat verändert ist. Zur Erhaltung eines kosmetisch befriedigenden Resultates muß die zu transplantierende Haut jedoch in die physiologische Eigenspannung zurückgebracht werden. Das kann auf zweierlei Art erreicht werden. Einmal, indem das Transplantat schrittweise unter Zug und Druck an das Transplantatbett mit dem Kleber fixiert wird, oder indem das Transplantat erst durch Situationsnähte in die gewünschte Position gebracht und

dann durch Unterspritzung geklebt wird. Die letzte Methode wird zur Zeit bei uns mit gutem Erfolg durchgeführt.
2. Wichtig für eine gute Adaptation des Transplantates an das Transplantatbett und zur Vermeidung von Hohlräumen ist wie bei der herkömmlichen Methode die Fixierung des Transplantates durch einen Druckverband sowie eine Abschrägung der Transplantatbettränder.
3. Wie anhand von Tierversuchen von Wierich (1982) nachgewiesen wurde, ist auch die Wahl der Dicke des Transplantates bei diesem Verfahren zu berücksichtigen. Das Transplantat sollte dünn sein und wenig Korium enthalten, um die initiale Ernährung per diffusionem zu erleichtern.
4. Von der Konzentration der Aprotinin-Kalziumchlorid-Thrombinlösung hängt die Verarbeitungszeit ab. Sie reicht von wenigen Sekunden (30 s/500 NIH-U ml) bis zu 5 min (5 NIH-U ml). Zu empfehlen ist ein weniger konzentriertes klebeaktives Gemisch, das eine langsame Polymerisation des Fibrinklebers bewirkt und so genug Zeit läßt, eine zufriedenstellende Wundrandadaptation zu erlangen.
Emprisch hat sich eine anschließende Druckanwendung unter Vermeidung von Blasenbildung von drei Minuten als optimal herausgestellt.
5. Der wichtigste Gefahrenmoment dieser Methode besteht jedoch im Auftragen einer zu großen Fibrinklebermenge. Nach tierexperimentellen Untersuchungen am Kaninchen [3, 4] wird während der ersten beiden Tage das Transplantat durch Plasmaexsudation aus der Wundfläche ernährt. Erst dann sprossen Kapillaren in das Transplantat ein und vaskularisieren es endgültig. Eine zu dicke Fibrinschicht behindert diesen Diffusionsvorgang, worin die Ursache der zeitweise auftretenden Nekrosen zu sehen ist. (Abb. 1).

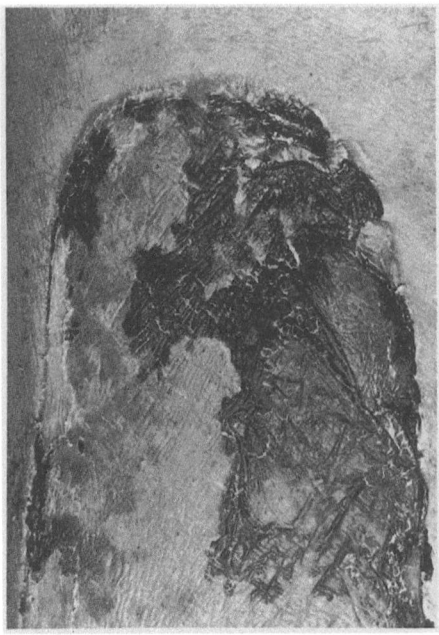

Abb. 1. Nekrose des freien Hauttransplantates 14 Tage postoperativ nach Fixierung mit Fibrinkleber

Normalerweise ist das exogene Fibrin nach ca. 6 h vollständig resorbiert. In einer dicken Fibrinschicht nimmt dieser Resorptionsvorgang eine lange Zeit in Anspruch. In einem Fall konnte noch nach 14 Tagen ein Fibrinrest nachgewiesen werden [3, 4]. Histologisch wird auf Grund der Resorption des vorhandenen Fibrins länger ein entzündliches Infiltrat nachgewiesen. Die Resorption geht mit den histologischen Entzündungsäquivalenten einher, dies ist wiederum ein weiterer Grund, nur eine dünne Fibrinschicht zu wählen. Infolge zu dicken Auftragens des klebeaktiven Gemisches konnten wir anfänglich wiederholt das Auftreten von Nekrosen beobachten.

Histologisch stellt sich eine leukozytär markierte Nekrose, die oft als subkorneale Blasenbildung imponiert, dar. Der darunter liegende Lederhautanteil ist unauffällig und zeigt schon eine deutlich Revaskularisierung (Abb. 2).

6. Die Polymerisationen des Fibrinklebers ist nach 24 Stunden abgeschlossen. Aus diesem Grunde empfiehlt sich das Anlegen eines gleichmäßigen Druckverbandes, der je nach Lokalisation 8–10 Tage belassen wird. Gleichzeitig erfolgt eine postoperative Ruhigstellung besonders bewegungsexponierter Areale.

7. Schließlich ist auf die Komplikationen hinzuweisen, die durch eine unsachgemäße Zubereitung und Handhabung des klebeaktiven Gemisches entstehen können. Wichtig ist die vorgeschriebene Lagerung des Fibrinklebers bei −18 °C. Das Auftauen, das ca. 30 min vor der Anwendung erfolgen sollte sowie die erforderliche Erwärmung auf Körpertemperatur. Der aufgetaute Kleber muß innerhalb von 4 h verbraucht werden. Die Zusammenstellung der thrombinhaltigen Lösung erfolgt ca. 2–3 h vor dem Eingriff [11]. Es sollte peinlich darauf geachtet werden, daß beide Lösungen zu gleichen Teilen miteinander gemischt werden. Dies kann

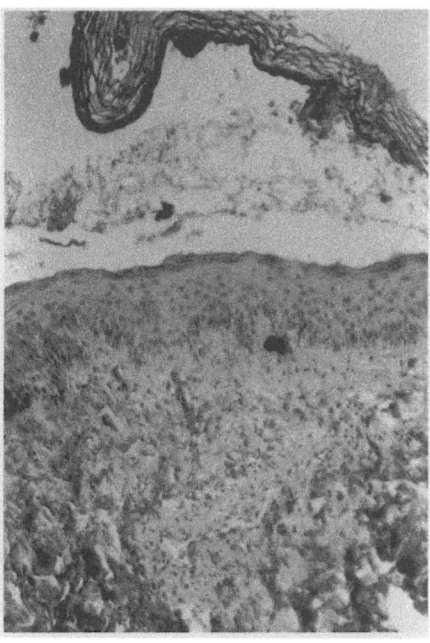

Abb. 2. Leukozytär markierte Nekrose subkorneale Blasenbildung, beginnende Revaskularisierung, HE 125 ×

Tabelle 1. Weitgehender Therapieerfolg der Fibrinklebung bei Berücksichtigung folgender Punkte

1. Größenrelation von Exzisionsdefekt und Hauttransplantat.
2. Abschrägung der Tranplantatbettränder
3. Dicke des Transplantates
4. Konzentration des Fibrinklebers
5. Verarbeitung des Fibrinklebers
6. Sichere Adaptation des Transplantates am Transplantatbett/postoperative Ruhigstellung
7. Regelrechte Handhabung des Fibrinklebesystems
8. Hepatitisrisiko

durch Überschichtung von bereits aufgetragenem Fibrinkleber mit der Aprotinin-Kalziumchlorid-Thrombinlösung geschehen oder durch Vermischung mit Hilfe der vom Hersteller gelieferten Applikatoren.

8. Abschließend sei das Risiko der Hepatitisgefahr bei vorliegendem gepooltem Serum erwähnt. In der Literatur wird von 1 Fall einer postoperativen Virushepatitis vom Typ Non A Non B berichtet [6]. Eingehende Recherchen ergaben jedoch mit an Sicherheit grenzender Wahrscheinlichkeit, daß es sich hierbei nicht um eine durch den Kleber hervorgerufene Viruskontamination gehandelt hat. Vom Hersteller werden keine weiteren Zwischenfälle genannt. Dennoch sollte man die Indikation für ein Präparat, hergestellt aus heterologem Serum, kritisch stellen.

Zusammenfassend sollen noch einmal Fehler und Komplikationsmöglichkeiten einschließlich Risiko bei Anwendung eines Fibrinklebers tabellarisch zusammengestellt werden (Tabelle 1).

Bei Berücksichtigung dieser 8 schwerpunktmäßig angeführten Punkte lassen sich nach unseren Erfahrungen weitgehend Fehler und Komplikationen bei der Anwendung von Fibrinkleber vermeiden.

Literatur

1. Braun F, Holle J, Knapp W, Kovac W, Passl R, Sprängler HP (1975) Immunologische und histologische Untersuchungen bei Gewebeklebung mit heterologem hochkonzentriertem Fibrinogen. Wien klin Wschr 87: 815–820
2. Draf W (1980) Erfahrungen mit der Technik der Fibrinklebung in der Hals-Nasen-Ohren-Chirurgie. Laryng Rhinol 59: 99–107
3. Edinger D (1980) Die Vollhautklebung mit hochkonzentriertem Fibrinogen im Tierexperiment. Klinik und Poliklinik f. Kieferchirurg. Pleicherwall 2, 8700 Würzburg
4. Edinger D (1980) Pathohistologie der Wundrandvereinigung mit dem Fibrinkleber (eine tierexperiementelle Studie) 1980, Klinik und Poliklinik f. Kieferchirurg., Pleicherwall 2, 8700 Würzburg
5. Frey M (1979) Die Vorteile der aufgeschobenen Spalthauttransplantation und die Erweiterung ihres Anwendungsbereiches durch die Verwendung des Fibrinklebers. Act Chirurg Austr 5: 97–100
6. Gastpar H (1979) Erfahrungen mit einem humanen Fibrinkleber bei operativen Eingriffen im Kopf-Hals-Bereich. Laryng Rhinol 58: 389–399
7. Holle J (↔) Fibrinklebung in der rekonstruktiven Chirurgie aus 3. Deutsch-Österreichisch-Schweizerische Unfalltagung in Wien 3. bis 6. Okt. 1979 (Hefte zur Unfallheilkunde: 148)
8. Rendl KH (1980) Die Hauttransplantation mit Fibrinkleber beim Ulcus cruris. Akt Dermatol Bd 6

9. Staindl O (1977) Die Gewebeklebung mit hochkonzentriertem humanen Fibrinogen am Beispiel der freien, autologen Hauttransplantation. Arch Oto-Rhino-Laryng 217: 219–228
10. Wierich W (1982) Tierexperimentelle histomorphologische und klinische Untersuchungen über die Einheilung von Vollhauttransplantaten nach Fixation durch chirurgische Naht und nach Anwendung eines Fibrinklebers. In: Pfeifer G, Schwenzer N (Hrsg) Fortschritte der Kiefer- und Gesichtschirurgie Bd 27. Thieme, Stuttgart New York, S. 107–112
11. Wullstein SR (1979) Die Septumplastik bzw. submuköse Septumresektion ohne postoperative Nasentamponade. HNO 27: 322–324

Lappenplastiken:
Vermeidbare Fehler und Komplikationen

B. Konz

Zusammenfassung

Vaskularisierte Lappenplastiken gehören zu den gebräuchlichsten Methoden für den Defektverschluß. Das Gelingen einer Lappenplastik hängt wesentlich von der richtigen Indikationsstellung und der sorgfältigen präoperativen Planung ab. Hierbei ist die Beachtung der vaskulären Gegebenheiten von besonderem Interesse. Das sorgfältige, atraumatische operative Arbeiten bei der Lappenpräparation, die peinlich genaue Blutstillung sowie eine gute Naht- und Fixationstechnik tragen wesentlich zum Erfolg bei. Komplikationen wie Lappennekrose, oberflächliche Hautnekrosen, Hämatome, Zirkulationsstörungen im Hautlappen mit Ödembildungen sowie Lappeninfektionen sind selten. Besonders im Gesichtsbereich können die genannten Komplikationen unter Umständen zu schweren ästhetischen Beeinträchtigungen führen.

Vaskularisierte Hautlappenplastiken zählen zu den gebräuchlichsten Methoden für den Defektverschluß nach der Exzision maligner und benigner Hautveränderungen. Besonders im Gesichtsbereich haben gestielte Nahlappenplastiken aus der unmittelbaren Defektnachbarschaft den, in kosmetisch und ästhetischer Hinsicht, unschätzbaren Vorteil, daß für den Wundverschluß Hautgewebe verwendet wird, welches am ehesten in Struktur, Elastizität, Oberflächenbeschaffenheit und Pigmentierung dem verlorengegangenen Gewebe entspricht [2]. Diese Vorteile können jedoch nur voll genutzt werden, wenn vor Operationsbeginn alle Pro und Contras einer vaskularisierten Lappenplastik, bezogen auf die jeweilige Situation, gewissenhaft gegeneinander abgewogen werden. Hierbei ist neben der selbstkritischen Einschätzung des eigenen operativen Könnens, die Frage zu prüfen, ob nicht mit anderen Methoden, wie zum Beispiel freien Hauttransplantaten, gleichgute postoperative Resultate zu erzielen sind [1]. Nichts ist für den Patienten und den Operateur schmerzlicher als eine mißlungene Lappenplastik, wo z. B. im Gesichtsbereich großflächige Gewebsnekrosen aufgetreten sind und neben dem nicht verschlossenen Defekt, gesundes Gewebe verloren gegangen ist. Um solche Komplikationen zu verhindern ist die Beachtung einiger grundsätzlicher Gesichtspunkte von entscheidender Bedeutung [4].

Komplikationen bei vaskularisierter Hautlappenplastik können hervorgerufen werden durch:
1. Fehler bei der Indikationsstellung
2. Fehler in Folge falscher Operationstechnik
3. Unzureichende Blutzirkulation im Lappenbereich und
4. Mangelhafte bzw. unzureichende postoperative Nachbehandlung.

Indikationsstellung. Um Fehler bei der Indikationsstellung für eine vaskularisierte Lappenplastik zu verhindern, ist vor dem Eingriff der präoperativen Planung ausreichende Zeit und kritische Aufmerksamkeit zu widmen. Am Beginn steht eine exakte klinische und histologische Diagnose, die insbesondere der Dignität der Veränderung Rechnung tragen muß. Ganz im Vordergrund steht die Abgrenzung einer gutartigen von einer bösartigen Hautveränderung. Denn entsprechend dieser Gegebenheiten, müssen die einzuhaltenden Sicherheitszonen bei der operativen Entfernung in die Planung miteinbezogen werden. Hieraus ergibt sich dann die zu erwartende Größenausdehnung bzw. die Tiefe des Defektes. Ein weiterer Punkt, der in die präoperative Betrachtung aufgenommen werden muß, stellt der Sitz bzw. die Lokalisation der Veränderung dar. Neben der Diagnose und der Defektgröße kann die Lokalisation den entscheidenden Ausschlag für die Indikation zu einer vaskularisierten Lappenplastik geben. Bei tiefgreifenden Defekten, die zum Verlust von strukturtragenden Elementen z. B. im Nasenbereich, aber auch bei Exzisionen, die knöcherne Strukturen freigelegt haben wie z. B. am inneren Augenwinkel oder im Bereich der Stirn, scheiden freie Hauttransplantationen zum Wundverschluß von vorneherein aus.

Im Rahmen der präoperativen Planung, die letztendlich zur richtigen Indikationsstellung für die Hautlappenplastik führen soll, muß aber auch der Allgemeinzustand und das Alter des Patienten mit berücksichtigt werden. Weiterhin muß dem Hautzustand in der Defektumgebung Beachtung geschenkt werden. Da in der Regel die vaskularisierten Hautlappenplastiken aus der unmittelbaren Nachbarschaft gewonnen werden, ist die Hautelastizität bei der Lappenplanung wesentlich. So müssen bei jüngeren Patienten mit straffer Haut weitaus größere Lappen präpariert werden, um einen spannungsfreien Wundverschluß zu erzielen, als dies bei älteren Patienten der Fall ist. Liegen Tumore in vorbestrahlten Arealen, muß diesem Umstand bei der operativen Planung Rechnung getragen werden, da andernfalls mit Wundheilungsstörungen zu rechnen ist. Auf dem Weg zur richtigen Indikationsfindung ist gelegentlich auch die psychische Situation und der allgemeine Status eines Patienten von Interesse. Es können sich bei einer bestimmten Defektsituation, gut durchführbare Lappenplastiken anbieten, die jedoch für den Patienten unter Umständen wegen der zeitlichen Dauer und mehrfacher Eingriffe zu starken seelischen Belastungen führen können.

Unter Berücksichtigung dieser Gesichtspunkte und Überlegungen wird sich in der Regel die situations- und patientengerechte Indikation für eine vaskularisierte Nahlappenplastik stellen lassen. Der nächste Schritt gilt der Auswahl der operativen Methoden.

Operationstechnik. Entscheidende Fehler bei vaskularisierten Lappenplastiken können durch die falsche Auswahl der Operationsmethode bzw. durch eine fehlerhafte Operationstechnik verursacht werden. Da es in der Regel für eine bestimmte Defektsituation mehrere Alternativen vaskularisierter Lappenplastiken gibt, wird die Auswahl in der Regel durch die persönliche Erfahrung des jeweiligen Operateurs bestimmt. Eine weitere Richtschnur für die Auswahl sollte der Grundsatz sein, mit welcher der jeweiligen Methoden am sichersten und schnellsten, das bestmöglichste Resultat zu erzielen ist.

Operationstechnische Fehler können bei der Auswahl der Lappenentnahmestelle, bei der Anlage und Präparation des Lappens sowie bei der Verlagerung und Einpflanzung der Lappenplastik vorkommen. Oft ist der Mißerfolg einer Lappen-

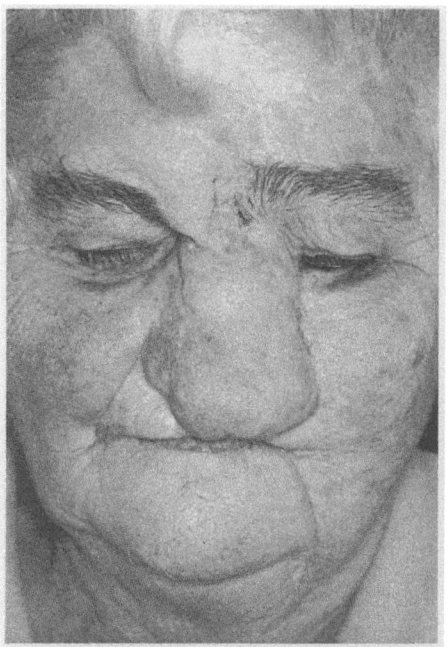 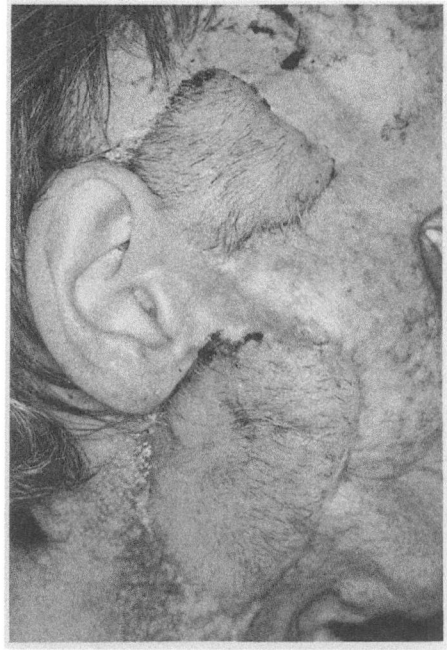

Abb. 1. Nasenrekonstruktion mittels Stirnlappenplastik nach Converse. Ästhetisch ungünstiges Ergebnis durch zu große Lappenbreite am rechten Nasenflügel

Abb. 2. Zustand nach Bestrahlung. Operative Entfernung eines Röntgenkarzinoms und Defektdeckung mit Rundstiellappen vom behaarten Kopf

plastik nicht in einem Hauptfehler bei den genannten Operationsschritten zu suchen, sondern läßt sich in einer Summation kleiner Fehlleistungen finden.

Die Größe, Form und Dicke eines vaskularisierten Hautlappens wird in erster Linie von der Defektsituation vorgegeben. Aufgrund dieser Tatsache muß eine geeignete Entnahmestelle ausgesucht werden. Die Entnahmestelle des Lappens wird jedoch maßgeblich von den Durchblutungsverhältnissen in diesem Bereich mitbestimmt. Andererseits sollte auch die Hautstruktur und gegebenenfalls die Behaarungssituation im Entnahmegebiet beachtet werden (Abb. 1, Abb. 2).

Blutzirkulation. Für den Erfolg bzw. Mißerfolg einer vaskularisierten Hautlappenplastik ist die adäquate Versorgung entscheidend. Die Hautlappen müssen in ihren Proportionen dergestalt gebildet werden, daß sowohl die arterielle Versorgung als auch der venöse Rückstrom gewährleistet ist. Aus methodischen und praktischen Gesichtspunkten hat es sich bewährt die vaskularisierten Hautlappen in „randomisierte Lappen" und „axiale Lappen" einzuteilen (Tabelle 1). Die sogenannten „randomisierten Lappen" werden durch einen verzweigten Gefäßkomplex versorgt, der über eine ausreichend große Lappenbasis in den Hautlappen eingeführt wird (Abb. 3 a, b). Dahingegen ist die vaskuläre Versorgung der „axialen Lappen" einem oder auch zwei Gefäßsträngen zugeordnet (Abb. 4). Dadurch, daß ein Gefäßstiel in die Lappenbasis eingebracht wird, ist es möglich, diese, im Verhältnis zur Lappenlänge erheblich zu verschmälern. Bei „randomisierten Lappen", die in der Regel

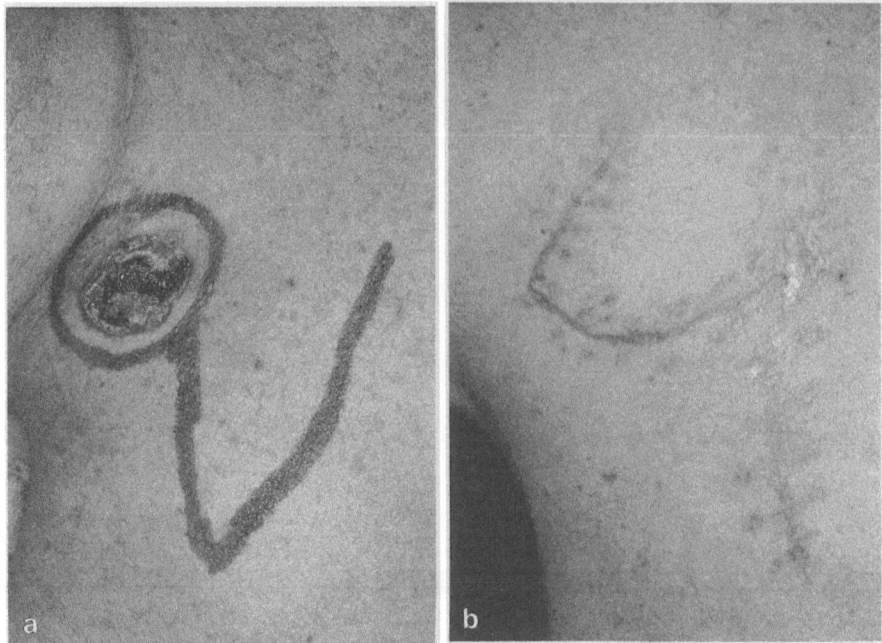

Abb. 3. a Exulzeriertes Basaliom, linke seitliche Rückenpartie. Operationsplanung. **b** Postoperatives Ergebnis der Transpositionsplastik

Tabelle 1. Einteilung vaskularisierter Hautlappenplastiken

Randomisierte Lappen	Axiale Lappen
Verschiebelappen	Stirnlappen
Rotationslappen	Medianer Stirnlappen
Transpositionslappen	Insellappen
Subkutan gestielte Lappen	
Lokale Lappen	Regionale Lappen

einseitig gestielt sind, sollte das Längen-Breitenverhältnis 2,5:1 nicht unterschritten werden [3]. Die Mißachtung dieser Gegebenheiten führt in den meisten Fällen zu einer unzureichenden Blutzirkulation innerhalb des Lappens und hat eine Lappennekrose zur Folge. Lappennekrosen können aber auch aufgrund mechanischer Spannung innerhalb des Hautlappens auftreten, die durch Zug bei disproportionalen Verhältnissen von Defektgröße und Lappengröße zustande kommen. Eine weitere Ursache für Nekrosen ist eine fehlerhafte Mobilisation des Hautlappens, die in der Regel eine Verminderung der Blutzirkulation im Lappen zur Folge hat. Bei der Lappenmobilisation muß sorgfältig darauf geachtet werden, daß Lappenknickungen im Bereich der Basis vermieden werden. Hierdurch kann es zu Störungen der Blut-

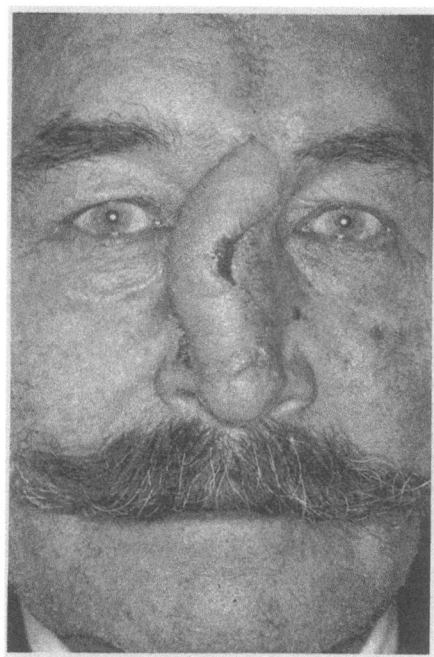

Abb. 4. Medianer Stirntranspositionslappen zur Defektdeckung nach perforierender Basaliomexzision im unteren Nasenanteil

zirkulation in diesem Bereich kommen, was zu Mikrothrombosen in den ernährenden Gefäßen führt. Durch eine sorgfältige Nahttechnik bei der Fixation des Hautlappens über subkutane Nähte kann gleichermaßen eine Störung der Lappenversorgung vermieden werden.

Wie bereits vorher angesprochen, ist das Mißlingen einer Lappenplastik in Bezug auf die operative Technik, oft nicht Folge eines Fehlers. Wird z.B. ein falsch proportionierter Hautlappen unter mechanischer Spannung in den Defekt eingebracht, so kann sich über die venöse Stauung ein Lappenödem entwickeln, welches über einen erhöhten Gewebedruck zur Verminderung der arteriellen Durchblutung führen kann. Dies läßt sich in der Praxis durch quer über den Hautlappen verlaufende anämische Bezirke feststellen, sowie in einer distal davon gelegenen bläulich-lividen Kongestion der Lappenspitze. Wird dieser Zustand nicht sofort erkannt und durch entsprechende Maßnahmen behoben, die oft in der Rückverlagerung des Lappens zu liegen haben, so kommt es zur partiellen oder totalen Lappennekrose (Abb. 5a, b).

Postoperative Komplikationen. Auch bei einer intraoperativ gut gelungenen vaskularisierten Lappenplastik können im direkten und weiteren postoperativen Verlauf Zwischenfälle auftreten, die das erreichte Ergebnis zunichte machen oder schwer beeinträchtigen können. Hierzu zählen vor allem:
1. Postoperative Nachblutungen
2. Zwischenzeitliche Sickerblutungen mit Hämatombildung
3. Bakterielle Infektionen

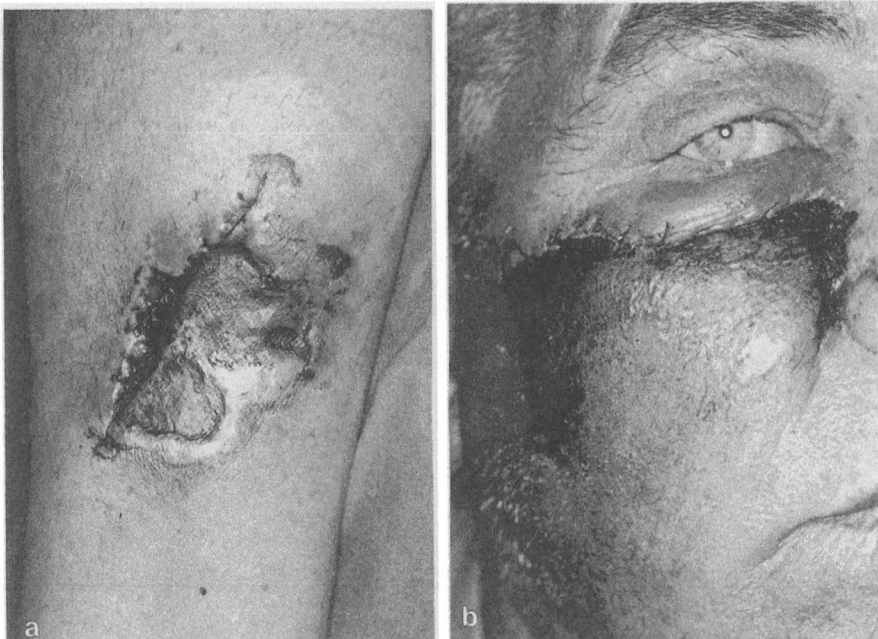

Abb. 5. a Ausgedehnte spannungsbedingte Nekrose einer Mobilisationsplastik bei Zustand nach Exzision eines Nävuszellnävus am Unterschenkel. **b** Teilnekrose im Bereich einer Wangenrotationsplastik. Wahrscheinlich durch intraoperative Lappenknickung verursacht

4. Durch die genannten Ursachen bedingte Lappennekrose und
5. gelegentlich auftretende Lappenschrumpfungen.

Glücklicherweise sind diese Zwischenfälle bei Beachtung der jeweiligen Indikation und genauer operativer Technik relativ selten. Die Erfahrung zeigt jedoch, daß durch mangelhafte postoperative Nachsorge, Nachblutungen und Sickerblutungen übersehen werden können, hiermit der bakteriellen Infektion Vorschub geleistet wird und, daß weiterhin die notwendigen Revisionseingriffe das gute, direkt postoperativ gewonnene, Ergebnis in Frage stellen können. Drei kasuistische Beispiele mögen dies verdeutlichen.

Bei Zustand nach Exzision eines rezidivierenden Basalioms im Bereich der linken lateralen Oberlippe wurde zur Defektdeckung ein Transpositionslappen aus der medialen Wangenregion verwendet. Sechs Stunden postoperativ trat eine Nachblutung auf, die zu einem ausgedehnten Hämatom im Bereich des Operationsgebietes führte (Abb. 6a). Die sofort durchgeführte Revision mit Ausräumung des Hämatoms konnte eine partielle Lappennekrose nicht verhindern (Abb. 6b). Nach Abtragung der nekrotischen Hautpartien, kam es zu einer sekundären Wundheilung mit zunehmender Lappenschrumpfung, die zur Verziehung der seitlichen Oberlippe führte (Abb. 6c). Nach 6monatiger konservativer Narbenbehandlung wurde ein Korrektureingriff vorgenommen, der in der Exzision der narbigen Verziehung bestand und zur Korrektur des schlechten Ergebnisses beitrug (Abb. 6d).

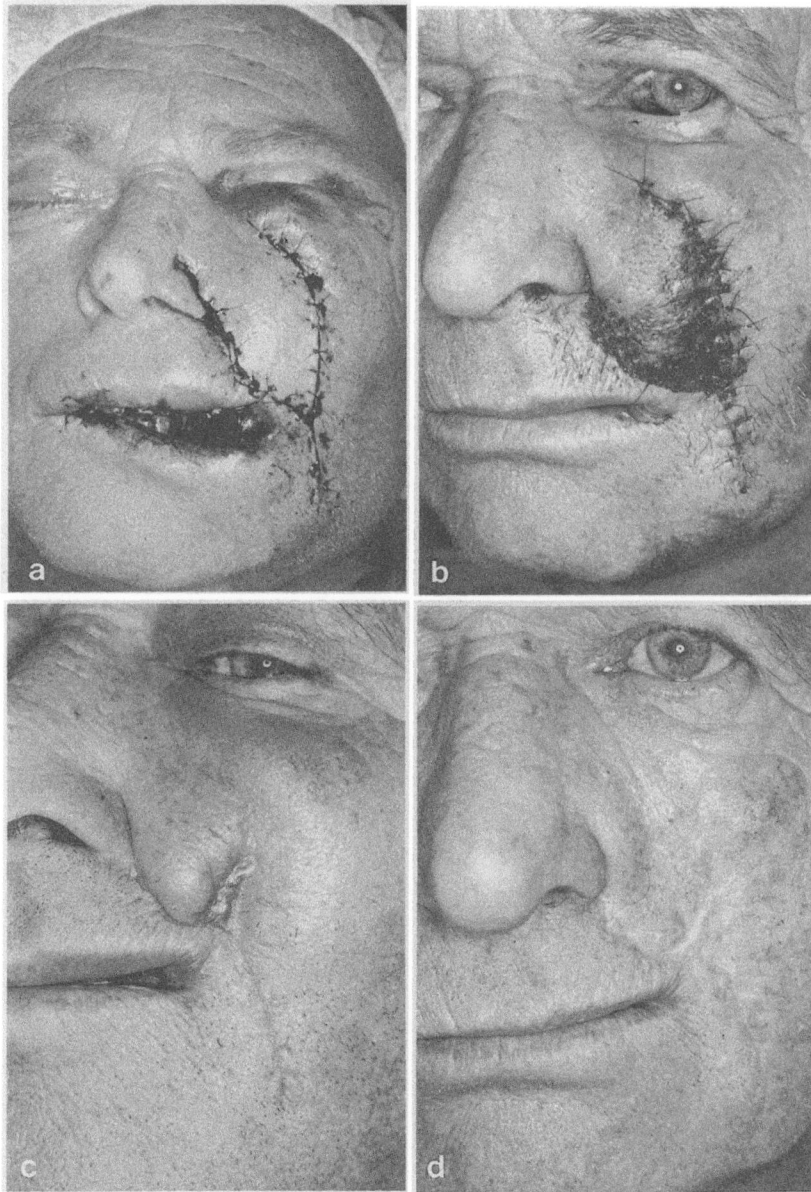

Abb. 6. a Postoperatives Hämatom. **b** Teilnekrose der Lappenspitze. **c** Narbenkontraktur. **d** Ergebnis nach Korrektureingriff

Bei einem ausgedehnten rezidivierenden Basaliom am rechten Nasenflügel (Abb. 7 a), kam es nach mikroskopisch kontrollierter Basaliomexzision zu einem über 5markstückgroßen Defekt mit Verlust des seitlichen Nasenflügels (Abb. 7 b). Für den Defektverschluß wurde ein medianer Stirntranspositionslappen verwendet (Abb. 7 c). Eine postoperative bakterielle Infektion führte zur teilweisen Abrut-

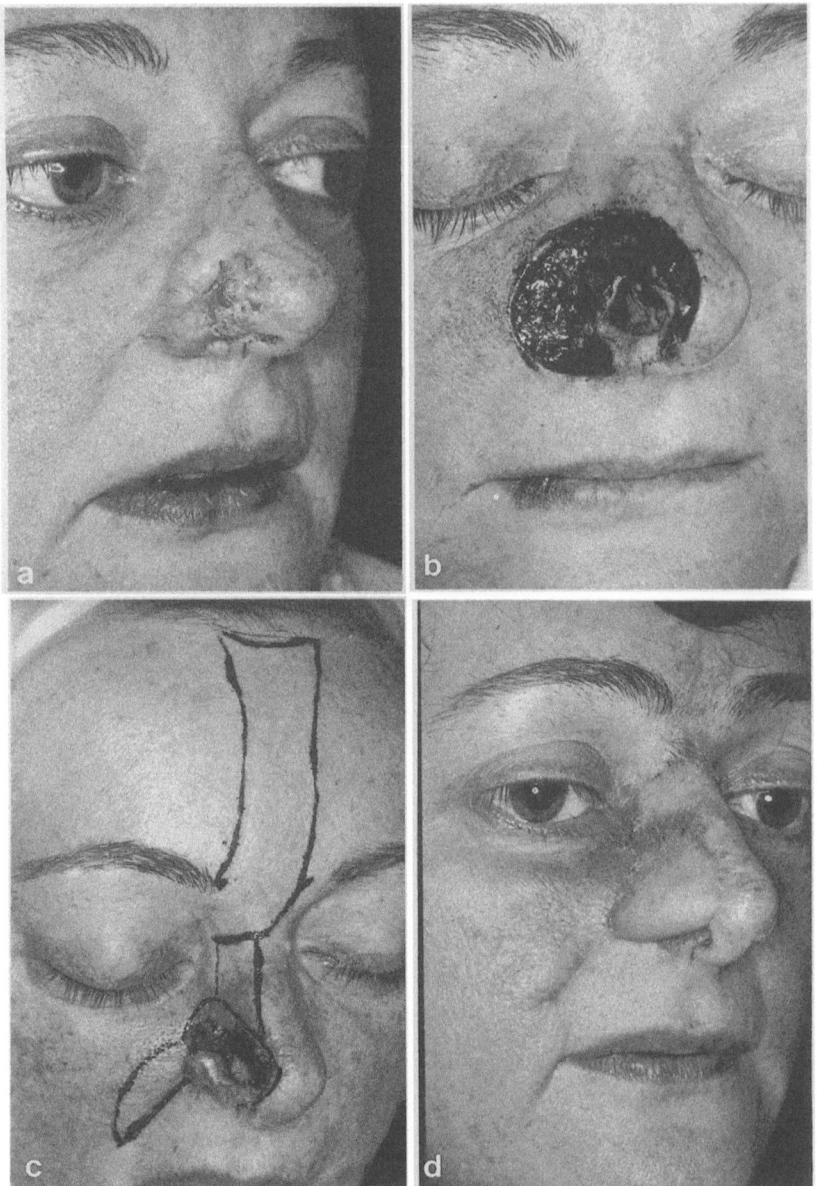

Abb. 7. a Ausgedehntes Basaliom des rechten Nasenflügels. **b** Zustand nach mikroskopisch kontrollierter Basaliomexzision. **c** Operationsplanung. **d** Postoperativer Zustand nach Stieldurchtrennung

schung des Transpositionslappens im Empfängerbereich, wodurch eine Stufenbildung am Ansatz zum Nasensteg bedingt war (Abb. 7 d). Operative Maßnahmen zur Korrektur dieses Zustandes wurden von der Patientin nicht gewünscht, da sie mit dem erreichten Ergebnis zufrieden war.

Das mehrfach rezidivierende Basaliom an der linken Kinnseite (Abb. 8 a), wur-

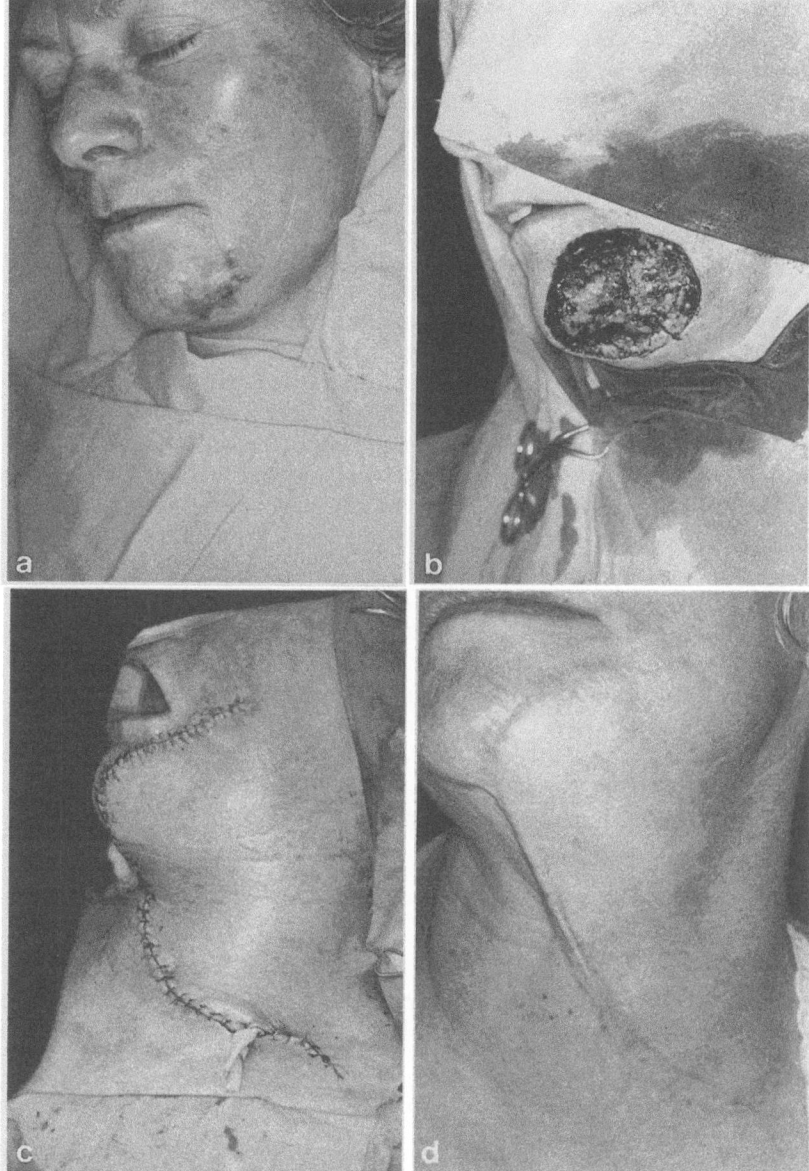

Abb. 8. a Mehrfach rezidivierendes Basaliom an der rechten Kinnseite. **b** Zustand nach Tumorexzision. **c** Postoperativer Zustand. **d** Dermatogene Narbenkontraktur

de großzügig zur Seite und der Tiefe nach exzidiert. Die feingewebliche Kontrolle der Tumorexzision wurde durch intraoperative Kryostatschnitte vorgenommen (Abb. 8 b). Die Defektdeckung erfolgte durch einen Rotationslappen aus der seitlichen Halsregion (Abb. 8 c). Obwohl der Rotationslappen spannungsfrei in das Defektareal verlagert wurde, kam es postoperativ zur Narbenschrumpfung, ohne daß hierfür Hämatombildung oder eine Infektion verantwortlich gemacht werden konnten. Die resultierende dermatogene Kontraktur (Abb. 8 d) mußte durch eine Z-Plastik korrigiert werden.

Diese drei Beispiele demonstrieren, mit welchen Folgen beim Auftreten der besprochenen Komplikationen zu rechnen ist. Für die Korrektur solcher unerwünschter postoperativer Heilungszustände sollte man sich Zeit lassen und in der Regel 6–8 Monate warten. Die korrektiven Erfolgsaussichten sind nach dieser Zeitspanne weitaus günstiger als bei einem allzu voreiligen aktiven operativen Vorgehen.

Nachbehandlung vaskularisierter Lappenplastiken. In einem gewissen Prozentsatz sind auch bei gelungenen Lappenplastiken korrektive Nacheingriffe notwendig. Dies sollte bei der Planung mit dem Patienten besprochen werden. Die häufigste korrektive Maßnahme bezieht sich auf die Lappenentfettung. Ein solcher Eingriff ist frühestens in ca. 2 Monaten indiziert. Die Ergebnisse der Lappenentfettung sind in fast allen Fällen sehr gut, verlangen jedoch in der zeitlichen Planung vom Patienten etwas Geduld und entsprechende psychologische Führung durch den Operateur. Die zwischenzeitlichen konservativen Narbenbehandlungen mit heparinoid- und hyaluronidasehaltigen Externa können den Erfolg der nachfolgenden operativen Korrektur günstig beeinflussen.

Trotz der dargestellten Fehler, Gefahren und Komplikationen vaskularisierter Hautlappenplastiken sind die hierzugehörenden Methoden, bei richtiger Indikationsstellung, exakter methodischer Ausführung und gutem operativen Training, sicher und erfolgreich. Besonders im Gesichtsbereich, wo es auf eine form- und funktionsgerechte Defektkonstruktion ankommt, können gestielte Nahlappenplastiken in ästhetischer Hinsicht fast perfekte Resultate erzielen. Sie stellen damit für den operativ tätigen Dermatologen eine wesentliche Möglichkeit für seine rekonstruktive Arbeit dar, die andere Verfahren für einen befriedigenden Wundverschluß nicht zu leisten vermögen.

Literatur

1. Konz B (1979) Operative Techniken, Wundverschlußmöglichkeiten, Auswahlkriterien je nach Art und Lokalisation der Veränderung. In: Salfeld K (Hrsg) Operative Dermatologie. Springer, Berlin Heidelberg New York, S 11–12
2. Konz B (1975) Use of skin flaps in dermatologic surgery of the face. J Derm Surg 1: 25–30
3. McGregor (1980) Fundamental Techniques of Plastic Surgery. Churchill Livingstone, Edinburgh London New York, S 100–165
4. Schröder F (1978) Fehler und Gefahren bei der Bildung und Verlagerung gestielter Hautfettlappen. In: Düben W, Kley W, Pfeifer G, Schmid E (Hrsg) Fehler und Gefahren in der plastischen Chirurgie. Thieme, Suttgart, S 1–6

Zweizeitiger Verschiebelappen (delayed flap) zur Deckung eines Röntgenulkus am Thorax

H. Hamm und R. Happle

Zusammenfassung

Bei einem 51jährigen Mann war ein in Nähe der linken Brustwarze gelegenes malignes Melanom auswärts knapp exzidiert und mit 10 × 1 000 R nachbestrahlt worden. Der Patient kam mit einem 5 DM-Stück-großen ausgestanzten tiefen Röntgenulkus zur stationären Aufnahme. Um das Risiko einer Lappennekrose in dem strahlengeschädigten Areal zu vermindern, wurde eine zweizeitige Lappenplastik durchgeführt: In einer ersten Sitzung wurde das Ulkus weit im Gesunden bis auf die Pektoralisfaszie entfernt und ein Verschiebelappen kaudal an der seitlichen Thoraxwand freipräpariert, jedoch an seinem ursprünglichen Platz belassen. Sieben Tage später wurde der Lappen dann in den Defekt verschoben; der kaudal entstehende sekundäre Defekt wurde durch Spalthaut gedeckt. Der Vorteil des zweizeitigen Lappens liegt in seiner erheblich verbesserten Durchblutung; ein Nachteil besteht in seiner verminderten Elastizität.

Die Gefahr einer Hautlappennekrose ist auf vorgeschädigtem Gewebe infolge der beeinträchtigten Blutzufuhr erhöht. Durch ein zweizeitiges Vorgehen bei der Verschiebung des Hautlappens kann sie erheblich vermindert werden.

Die zweizeitige Lappenverschiebung ist bisher der einzige als wirksam erwiesene Mechanismus, dem Risiko einer Lappennekrose entgegenzuwirken, während andere Versuche – wie Unterkühlung, Blutdruckerhöhung, Zusatz von Vasodilatatoren etc – sich bislang als unwirksam bzw. undurchführbar erwiesen haben [4].

Bei der zweizeitigen Lappenverschiebung – im angloamerikanischen Schrifttum unter dem Begriff „delayed flap" bekannt – wird ein nekrosegefährdeter Lappen nach seiner Präparation an seinem ursprünglichen Ort belassen und erst zu einem späteren Zeitpunkt, üblicherweise nach 7 bis 14 Tagen, in den vorgesehenen Defekt geschwenkt. Hierdurch wird die Vaskularisation des Lappens um etwa das Doppelte erhöht; der Lappen wird gleichsam trainiert, mit der Blutzufuhr von seiner Basis auszukommen [2].

Im Tierversuch beginnt der erwünschte Anstieg der Lappendurchblutung nach etwa drei Tagen und erreicht nach 8 bis 10 Tagen sein Maximum [4]. Angiographische Studien haben gezeigt, daß dieser Effekt auf einer Entfaltung und Erweiterung bereits bestehender Blutgefäße, nicht aber auf deren Neubildung beruht [5].

Kasuistik. Den Vorteil der beschriebenen Technik machten wir uns bei einem 51jährigen Patienten zunutze. Ein in Nähe der linken Brustwarze gelegenes malignes Melanom war auswärts knapp exzidiert und mit 10 mal 1 000 R nachbestrahlt worden. Vier Monate später kam der Patient mit einem 5-DM-Stück-großen ausgestanzten tiefen Röntgenulkus mit stark entzündlich gerötetem Rand zur stationären Aufnahme (Abb. 1). Die beim Melanom übliche Exzision weit im Gesunden mit anschließender Spalthautdeckung hätte sehr wahrscheinlich eine Nekrose des Transplanta-

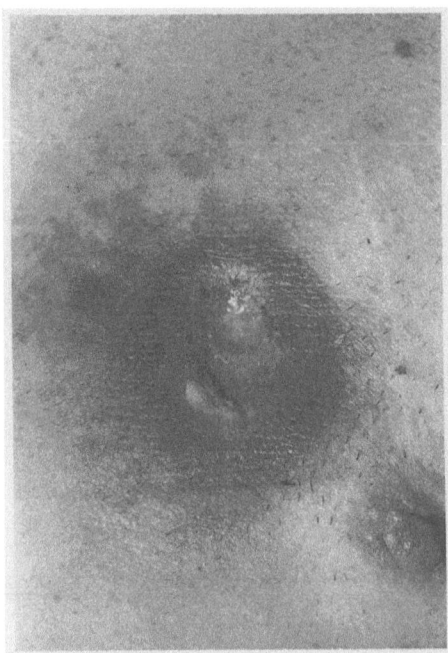

Abb. 1. Röntgenulkus am Thorax nahe der linken Mamille

tes zur Folge gehabt, und auch ein einziger Verschiebelappen wäre kaum auf der strahlengeschädigten Unterlage angegangen.

Entsprechend dem oben beschriebenen zweizeitigen Vorgehen entfernen wir in einer ersten Operation das Ulkus weit im Gesunden bis auf die Pektoralisfaszie und präparierten einen Verschiebelappen kaudal davon an der seitlichen Thoraxwand frei, beließen ihn jedoch an seinem ursprünglichen Platz (Abb. 2 und 3). Sieben Tage später wurde der Lappen dann stumpf von seiner Unterlage gelöst; dabei zeigte sich, daß er durch Fibrosierung der untersten Schichten erheblich an Elastizität eingebüßt hatte. Durch flaches Abtragen des fibrotischen Gewebes, teils mit dem Skalpell, teils mit der Schere, und Anlegen eines etwa 2 cm langen Rückschnitts am kaudalen Ende der Lappenbasis ließ sich der Lappen spannungsfrei in den von der ersten Operation herrührenden Defekt verschieben. Der kaudal entstehende sekundäre Defekt wurde mit Spalthaut vom rechten Oberschenkel gedeckt.

Der postoperative Verlauf war bis auf kleinere randständige Spalthautnekrosen komplikationslos; der Verschiebelappen heilte vollständig ein. In der Folgezeit entwickelten sich im Narbenbereich kleinere Keloide (Abb. 4).

Diskussion. In Tabelle 1 sind die wichtigsten Vor- und Nachteile der zweizeitigen Lappenverschiebung aufgeführt. Der wesentliche Vorteil besteht in der Verminderung der Gefahr einer Lappennekrose und dem besseren Angehen auf vorgeschädigtem Gewebe (post radiationem, posttraumatisch) durch Verbesserung der Lappendurchblutung. Nachteilig ist, daß der verzögerte Verschiebelappen offenbar weniger tolerant gegenüber Ischämie als der einzeitig verschobene ist; daher ist der Zusatz von Vasokonstriktoren zu Lokalanästhetika bei diesem Vorgehen kontrain-

Zweizeitiger Verschiebelappen (delayed flap) zur Deckung eines Röntgenulkus am Thorax

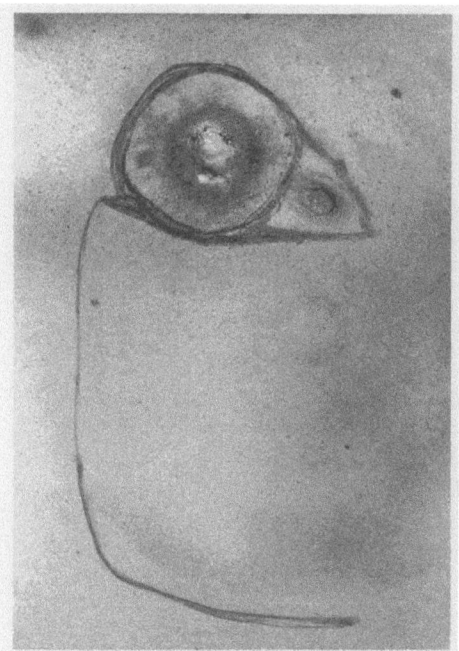

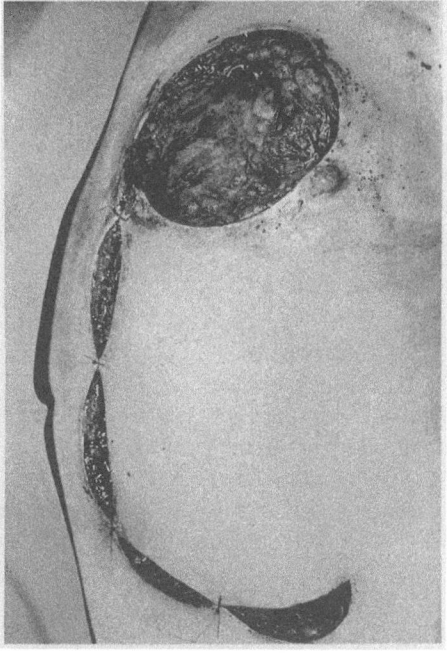

Abb. 2. Geplante Schnittführung: Exzision des Ulkus weit im Gesunden und Präparation eines Verschiebelappens von kaudal

Abb. 3. Zustand direkt nach der ersten Operation. Das Ulkus ist bis auf die Pektoralisfaszie exzidiert und der kaudal gelegene Verschiebelappen nach seiner Präparation mit Haltefäden an seinem ursprünglichen Ort fixiert

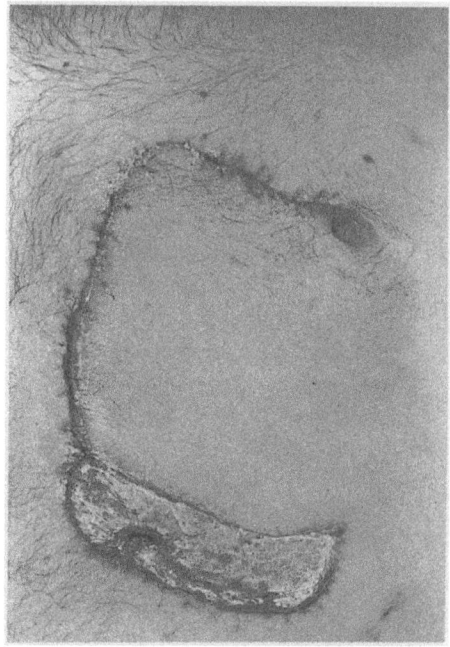

Abb. 4. Zustand sechs Wochen nach der zweiten Operation. Der in den Defekt verschobene Hautlappen ist vollständig eingeheilt. Der kaudal entstandene Defekt ist mit Spalthaut gedeckt

Tabelle 1. Vor- und Nachteile der zweizeitigen Lappenverschiebung (delayed flap)

Vorteile	Nachteile
wesentliche Verminderung der Gefahr einer Lappennekrose und damit besseres Angehen auf vorgeschädigtem Gewebe (post radiationem, posttraumatisch) durch Verbesserung der Lappendurchblutung	erhöhter zeitlicher Aufwand (zwei Operationen, ggf. zwei Vollnarkosen)
	verminderte Elastizität des Hautlappens
	Nicht-Anwendbarkeit vasokonstriktorischer Zusätze zu Lokalanästhetika

diziert [1, 3]. Auf die Verminderung der Lappenelastizität wurde bereits in der Kasuistik hingewiesen.

Auch der scheinbar größte Nachteil, nämlich der erhöhte zeitliche Aufwand für Arzt und Patient, kann sicherlich in Kauf genommen werden, wenn die topographischen Gegebenheiten die Gefahr einer Lappennekrose erhöht erscheinen lassen. Mc Gregor [2] weist treffend darauf hin, daß sich mit der zweizeitigen Lappenverschiebung im Grunde Zeit einsparen läßt, indem die Lappennekrose als Ursache einer langwierigen Behandlung vermieden wird.

Literatur

1. Cherry G (1973) Personal communication, zitiert nach Myers MB [4]
2. McGregor IA (1972) Fundamental Techniques of Plastic Surgery. Churchill Livingstone, Edinburgh London, pp 110–113
3. Milton SH (1972) Experimental studies on island flaps. II. Ischemia and delay. Plast Reconstr Surg 49: 444
4. Myers MB (1975) Attempts to augment survival in skin flaps – mechanism of the delay phenomenon. In: Grabb WC, Myers MB (eds) Skin Flaps. Little, Brown and Co, Boston, pp 65–79
5. Velander E (1964) Vascular changes in tubed pedicles. Acta Chir Scand (Suppl.) 322

Komplikationen bei dermatochirurgischen Eingriffen an den Extremitäten

K. Wilhelm

Zusammenfassung

Dermatochirurgische Eingriffe im Extremitätenbereich bedürfen, neben einer subtilen Operationstechnik, einer guten präoperativen Vorsorge sowie Operationsplanung und einer gewissenhaften postoperativen Nachsorge im Sinne einer gezielten Wundbehandlung. Die Operationsplanung beinhaltet die Einschätzung der Hautdicke, die regionale Hautelastizität, den Hautlinienverlauf und die Behaarung. Zum anderen müssen die Gefäßversorgung und die sensible Nervenversorgung berücksichtigt werden, wie auch regionale Besonderheiten, die zu einer erhöhten Belastbarkeit der Haut in diesen Bereichen führen können. Neben der Wahl des richtigen Fadenmaterials ist eine gute Nahttechnik von Bedeutung sowie ein spannungsfreier Wundverschluß um Hautnekrosen infolge einer Minderdurchblutung zu vermeiden. Transplantatentnahmestellen sind nach den Bedürfnissen des Deckungsbereiches auszusuchen, die Transplantatdicke sollte den funktionellen Gegebenheiten der Empfängerregion entsprechen. Zur Vermeidung von postoperativen Komplikationen ist eine sorgfältige Verbandstechnik und entsprechende Ruhigstellung des Operationsgebietes notwendig.

Während in der Allgemeinchirurgie meist tieferliegende Probleme den Chirurgen vor große Aufgaben stellen und dem Hautmantel zwangsläufig nicht das Hauptinteresse gelten kann – betrachtet diesen lediglich als Durchgangsstation –, befaßt sich die Dermatochirurgie fast ausschließlich, wie der Begriff ja auch letztendlich definiert ist, mit dem Hautmantel selbst. Zweifelsohne sorgen sich aber beide Sachgebiete um einen möglichst tadellosen und auch kosmetisch vertretbaren Hautschluß. Der Patient wird bei dermatochirurgischen Eingriffen wohl kritischer die operationsbedingten Narbenbildungen beurteilen als der einer allgemeinchirurgischen Operation unterzogene Patient, so daß die Frage der Aufklärung über Komplikationsmöglichkeiten sich hier ganz besonders stellt.

Auch wenn sich die Dermatochirurgie lediglich auf die Eingriffe an der Haut beschränkt, können auch hier wie bei allen sonstigen größeren chirurgischen Eingriffen Komplikationen auftreten. Dies zu vermeiden – sofern dies überhaupt möglich ist – muß bei dem gewünschten Operationsziel mit berücksichtigt werden.

Wenn man von Komplikationen spricht, so denkt man zunächst einmal an den Eingriff selbst und an die bei diesem Eingriff angewandte Technik. Einer subtilen Analyse des Gesamtvorganges einer Operation hält jedoch diese Auffassung nicht stand.

Ohne schon in Einzelheiten zu gehen, kann man nachweisen, daß Komplikationen durch Fehler bei präoperativen Vorbereitungen sowie auch bei der postoperativen Nachbehandlung durchaus negative Auswirkungen haben können. Komplikationen können im einzelnen bedingt sein, durch

Fehler a) in der Diagnose
         b) in der Planung

c) in der Vorbereitung
d) in der chirurgischen Technik
e) in der Verbandstechnik
f) in der Nachbehandlung.

a) Zur Diagnose

Um eine gezielte Therapie durchführen zu können, bedarf es einer sicheren Diagnose. Diese muß eventuell durch eine vorausgehende Probeexzision untermauert werden. Auch entsprechende Laboruntersuchungen bis hin zu ganz speziellen Nachweisen sind zu diskutieren. Bei dem geringsten Zweifel an der Diagnose sind derartige flankierende Maßnahmen erforderlich.

b) Planung

Wenn also die Diagnose feststeht, kann das spezielle Vorgehen geplant werden. Von der genauen Planung hängt aber ganz wesentlich der weitere Erfolg ab. Entsprechend der Lokalisation des Operationsgebietes ist der Hautlinienverlauf besonders zu beachten. Hierbei sind auch Größe und Umfang des chirurgischen Eingriffes, evtl. notwendige Hautverschiebungen, Defektdeckungen und geeignete Entnahmestellen für Hauttransplantate zu bedenken. Alle die mit der Planung und Durchführung der Operation zusammenhängenden Fragen werden mit dem Patienten besprochen und als Aufklärungsgespräch gewertet.

c) Vorbereitung

Erst wenn Umfang und Art des operativen Eingriffes feststehen, kann an die Vorbereitung gedacht werden. Diese umfaßt zunächst den ganzen Patienten. Die Operations- und Narkosefähigkeit sind eingehend zu überprüfen. Diese Überprüfung ist besonders dann wichtig, wenn der Patient nicht quoad vitam operiert wird, jedoch sich nicht im besten Allgemeinzustand befindet. Aus dieser Kombination können sich Komplikationen ergeben. Bei Beachtung sind spätere Vorwürfe vermeidbar. Auch die lokalen Verhältnisse sind zu überprüfen auf Infektionen, Hautverletzungen, Verschmutzungen. Dies sind Probleme, die vor dem Operationssaal gelöst werden müssen. Im Operationssaal ist dann die Lagerung der zu operierenden Extremität wichtig. Gerade die obere Extremität muß so gelagert werden, daß keine Druckschäden am Nerven auftreten können. Je nach Art der Operation muß oder kann in Blutleere operiert werden. Wenn Blutleere, so muß dies vorher festgelegt werden. Die Blutleere, die einen Druck von 250–300 mm HG aufweist, je nach Alter des Patienten, kann bis zu 120 min ausgedehnt werden. Bei schlechten Durchblutungsverhältnissen dürfen diese 60 min jedoch nicht übersteigen. Danach ist sie unbedingt zu öffnen, um keinem Ischämiesyndrom Vorschub zu leisten. Auch der Hautdesinfektion ist eine entsprechende Aufmerksamkeit zu schenken. Dies ist wohl eine der wichtigsten Maßnahmen zur Vermeidung einer primären Infektion. Aus diesem Grunde muß der Patient bevor er in den Operationssaal kommt, je nach Operationsstelle, seine Finger- oder Zehennägel extrem bürsten und reinigen. Eine Rasur der Haut sollte nur unmittelbar vor der Operation erfolgen, damit keine Bakterienabsiedelung auf den rasurbedingten Hautläsionen möglich ist. Ob eine perioperative Antibiotikaprophylaxe gegeben werden soll, ist abhängig von der Einstellung der jeweiligen Schule. Wir verabreichen in den Fällen, in denen keine sicheren

Hautverhältnisse bestehen, eine Dosis von 3 gr eines Aminoglykosids ca. eine halbe Stunde vor der Operation, damit sichergestellt ist, daß das Antibiotikum einen wirksamen Gewebespiegel bei Operationsbeginn aufgebaut hat.

d) Die operative Technik

Die Komplikationsrate bei den verschiedensten Eingriffen an den Extremitäten hängt besonders ab vom Ort des Eingriffes, vom Ausbildungsstand des Operateurs, von der instrumentellen und apparativen Ausrüstung. Eine der wesentlichen Momente zur Vermeidung von Komplikationen ist das schonende, nicht traumatisierende Vorgehen. Wenn dann noch der Schnitt weitgehend in den Hautlinien verläuft und zumindest vermieden wird, diese senkrecht zu kreuzen, sind Narbenprobleme selten. Besondere Kenntnisse sind erforderlich bei Operationen am Weichteilmantel, etwa im Bereich der Finger, der Mittelhand, der Zehen und des Vorfußes, sowie im Bereich großer Gelenke (Abb. 1). Desolate Ergebnisse werden dann eintreten, wenn etwa an den Fingern Längsschnitte in der Medianlinie ausgeführt werden. Diese Schnittführung ist gefolgt von einer Narbenkontraktur mit Fingerkontraktur (Abb. 2).

Auch die Blutstillung kann wesentlich zu einer normalen Wundheilung beitragen. Serombildung bzw. Hämatome im Narbenbereich begünstigen Infektionen und erhebliche Narbenbildungen infolge der mehr oder weniger großen subepidermalen Höhlen. Daher sollte auf eine gute Blutstillung Wert gelegt werden. Allerdings darf dies nicht so geschehen, daß mit der Koagulation größere Hautbereiche nekrotisiert werden. Es empfiehlt sich hier die bipolare Pinzette. Wenn man den eigentlichen Eingriff im Hautbereich erledigt hat, beginnt das Problem des Hautschlusses. Die Hautnahttechniken sind vielfältig, die Anwendung ist abhängig von

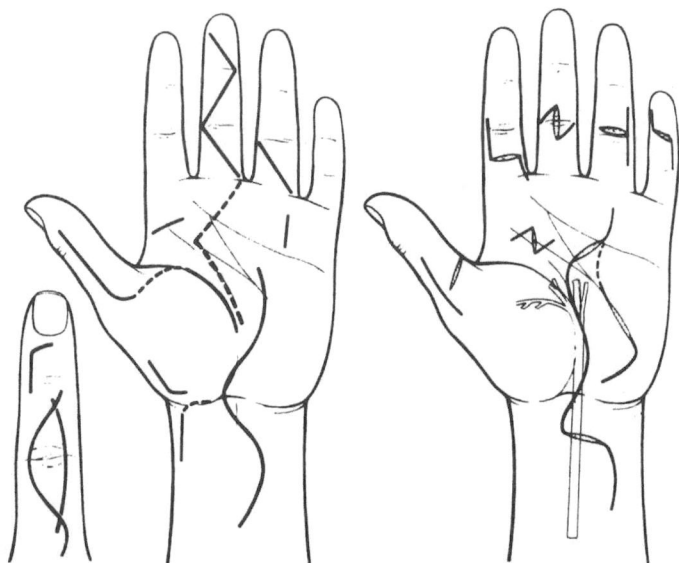

Abb. 1. Mögliche Schnittführungen an der Hand mit Berücksichtigung der Funktionsstrukturen sowie des Hautlinienverlaufs und der Falten

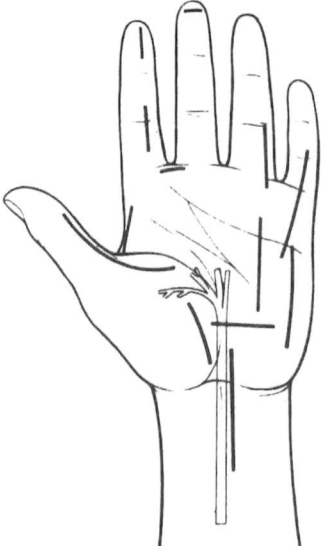

Abb. 2. Unerlaubte bzw. ungünstige Schnittführungen an der Hand. Gefahr der stärkeren Narbenbildung und Kontraktur

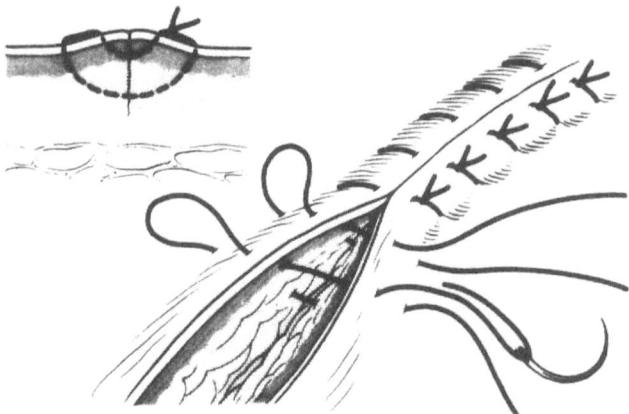

Abb. 3. Gute Adaptation der Hautränder mittels Donatinaht

persönlicher Erfahrung und der Schule. Eine der gebräuchlichsten Nahttechniken ist die Einzelknüpfrückstichtechnik nach Donati (Abb. 3). Mit dieser Technik können die Hautlefzen breitflächig adaptiert werden. Eleganter und für die Epidermis schonender ist die Allgöwernaht (Abb. 4). Auch die fortlaufende überwendlige oder auch U-Naht führt zu einem guten Hautschluß (Abb. 5). Die Königin der Nahttechniken ist die fortlaufende intrakutane Naht mit resorbierbarem wie auch nicht resorbierbarem Material (Abb. 6). Mit dieser Technik erhält man sehr gute Ergebnisse. Allerdings soll die Naht 6–8 cm Länge nicht überbrücken. Bei längeren Strecken ist der Nahtschluß unsicher. Auch diese Nahttechnik ist keineswegs eine Garantie für keloidfreie Narbenbildung.

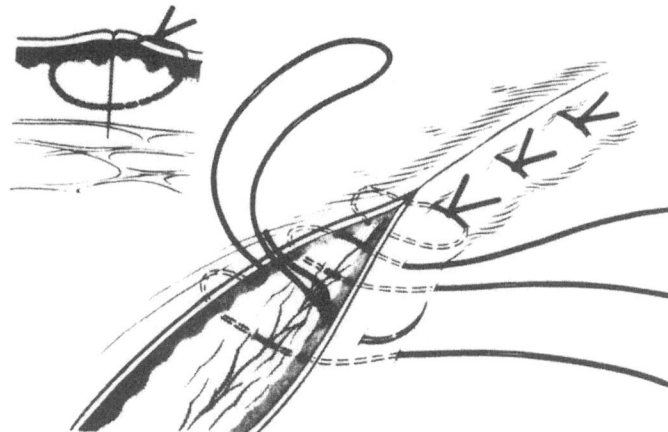

Abb. 4. Allgöwernaht: Gute Adaptation der Hautränder bei sub- und intracutan geführter Rückstichnaht

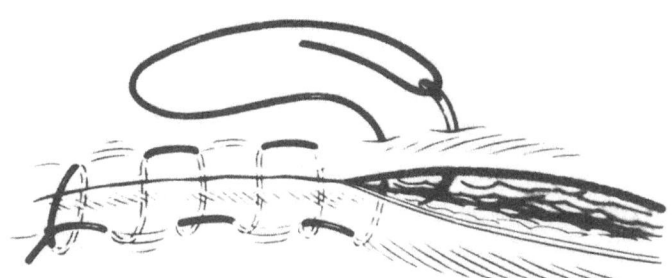

Abb. 5. Fortlaufende U-Naht, gute Adaptation der Hautränder. Wichtig ist korrekte Führung des Fadens durch Assistenten

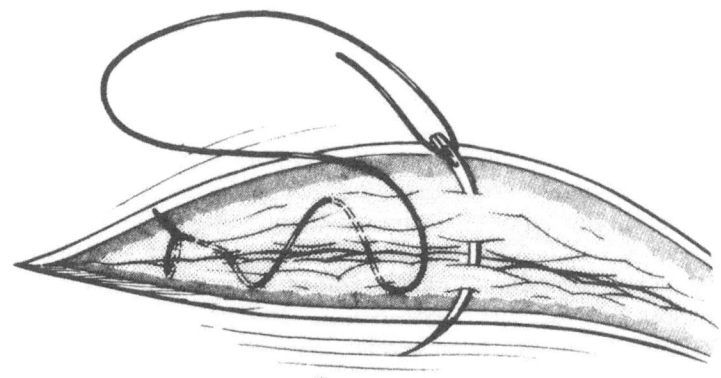

Abb. 6. Intrakutane fortlaufende Naht. Bei Kontinuitätsdurchtrennung der Haut unter 6 cm beste Ergebnisse

Eines ist aber allen gemeinsam: Eine Naht muß spannungsfrei erfolgen. Eine übermäßige Spannung ist gut sichtbar durch eine weißliche bis bläuliche Verfärbung der Haut im Faden- und Knotenbereich. Ein erzwungener Hautschluß führt immer zu Komplikationen wie Ödembildung, Hautnekrosen und somit Hautdefekten, Infektionen und breiten, kosmetisch unschönen Narben. Auch wenn es zunächst unverständlich klingt, so sollte doch die Forderung aufgestellt werden, eher auf einen Hautschluß ganz oder teilweise zu verzichten, als eine unter Spannung stehende Hautnaht durchzuführen. Ein allgemeiner Grundsatz ist hier anzuwenden, nämlich: eine offene Wunde ist eine gute Wunde. Ist also eine Wunde nicht sicher zu schließen, bedarf es einer Ersatzdeckung. Ein sehr geeignetes Verfahren stellt die Verwendung des Polyurethanschaumes dar. Dieser zeichnet sich aus durch Infektionsschutz. Das Eindringen von Bakterien von außen wird verhindert. Ein Sekretstau, der von innen eine Infektion begünstigen kann, ist nicht möglich. Das Sekret wird nach außen abgeleitet. An die Wunde kann Luft gelangen und somit auch Feuchtigkeit abgegeben werden. Das Entstehen von Granulationen wird ebenfalls stark gefördert, so daß zu einem späteren Zeitpunkt eine Hautdeckung erfolgen kann. Das Empfängerbett ist dann für das Transplantat hervorragend vorbereitet. Schließlich ist der Polyurethanschaumstoff nicht allergisierend und somit äußerst verträglich.

Mit Nah- oder Ferntransplantaten sind Defekte ebenfalls bedeckbar. Wichtig ist hier ganz besonders, daß der Untergrund eine gute Vaskularisierung für den transplantierten oder transferierten Hautlappen aufweist. Kommt es zur Kapillarisierung von seiten des Empfängers, so kann die Lappenplastik nach ca. 3–4 Wochen am Stiel abgetrennt werden.

e) Verbandstechnik

Mit der Operationstechnik ist das Schicksal der Wunde doch noch keineswegs entschieden. Die postoperative Verbandstechnik ist ein oft unterschätzter Faktor. Eine wesentliche Aufgabe hat auch der gewählte Verbandstoff zu erfüllen. Wichtig ist, daß eine Nachsekretion im Verband aufgesaugt wird, ohne daß eine feuchte Kammer entsteht. Auch sollte ein lokaler Druck im Nahtbereich dafür sorgen, daß ein Weichteilödem nur im geringen Umfang auftritt und durch das Andrücken der operierten Hautareale ein Serom vermieden wird. Eine Schnürung des Gewebes ist jedenfalls zu verhindern, um Ödeme auszuschließen. Dies gilt umso mehr, je größer der Hautbezirk ist und ob Hautverschieblichkeiten oder auch Nah- und Fernlappenplastiken erfolgten. Aber nicht nur die Applikation des Verbandes ist entscheidend für den weiteren Verlauf der Wundheilung sondern auch der Verbandswechsel. Grundsätzlich sollte der erste Verband vom Operateur selbst vorgenommen werden. Wann dieser erfolgen muß, ist individuell zu entscheiden. Wir selbst haben uns daran gewöhnt, 24 h nach der Operation einen Blick auf die Wunde zu werfen. Ausnahmen stellen die Hauttransplantate dar. Man sollte bei diesen 6–8 Tage abwarten, um nicht durch einen zu frühen Verbandswechsel eine Ablösung der Hauttransplantate zu provozieren. Bei großen Operationsgebieten ist eine Immobilisation für ca. eine Woche angezeigt. Wundirritationen durch unnötige Bewegungen und Reizungen der Haut können somit vermieden werden. Dies gilt ganz besonders an den Gelenken oder bei Wunden in Gelenknähe.

f) Nachbehandlung

Diese beschränkt sich fast ausschließlich auf die Narbenpflege. Nach der Fadenentfernung ca. 10 Tage postoperativ kann mit der speziellen Narbenpflege begonnen werden. Diese schließt eine Fettsalbe zur Hautpflege sowie eine kortisonhaltige Salbe zur Vermeidung übermäßiger Narbenbildung ein. Bei Vorliegen von Verbrennungsfolgen ist unverzüglich mit der Übungsbehandlung zu beginnen, um die drohenden Kontrakturen abzumildern.

Auch die Dermatochirurgie ist von Nackenschlägen nicht frei. Verstöße in der präoperativen Vorbereitung, im operativen Vorgehen und in der postoperativen Betreuung können zu Komplikationen führen. Beachtet man aber alle Grundsätze und Erfahrungstatsachen, so ist diese spezielle Chirurgie sicher eine Spezialität mit dem größten positiven Erfolgserlebnis, um das viele andere chirurgische Fachgebiete es beneiden.

Literatur

Imdahl H, Helming H (1976) Chirurgie der Haut. In: Baumgartl, Kremer, Schreiber (Hrsg) Spezielle Chirurgie für die Praxis. Thieme, Stuttgart Bd 1 Teil 1, 230–260

Richter H, Strick H (1977) Vorgänge der Wundheilung. Chirurgie der Gegenwart Bd 1 Kap. 18, 1–26

Schmitt W (1981) Moderner Hospitalismus. In: Schmitt W, Kiene S (Hrsg) Chirurgie der Infektionen. Springer, Berlin Heidelberg New York S 144–159

Fehler und Komplikationen der chirurgischen Behandlung des Unguis incarnatus

A. Größer, B. Konz und M. Deschler

Zusammenfassung

Eingewachsene Nägel – besonders an den Großzehennägel – sind schmerzhaft und führen häufig zu Mischinfektionen und Bildung von Granulationsgewebe. Unzureichende chirurgische Maßnahmen haben Rezidive zur Folge, die für die Betroffenen ebenso schmerzhaft und unangenehm sind und Anlaß zu weiteren operativen Eingriffen sind. Neben der Darstellung von geeigneten Operationsmethoden werden die Nachuntersuchungsergebnisse aus 4 Jahren dargelegt und kritisch besprochen.

Mit dem Problem des Unguis incarnatus wird man in der Praxis des öfteren konfrontiert.

Die Schmerzen und die langwierigen Beschwerden (Abb. 1) dürfen nicht unterschätzt werden, genausowenig wie die therapeutischen Probleme.

Nach Seidl [4] läßt sich der Unguis incarnatus in drei Stadien einteilen: (⊙ Tabelle 1)

Tabelle 1. Einteilung des Unguis incarnatus in 3 Stadien nach Seidl [4]

Stadium I:	Rötung des medialen oder lateralen Nagelwalles
Stadium II:	Stadium I + Druckschmerz
Stadium III:	Stadium II + entzündliches Granulationsgewebe

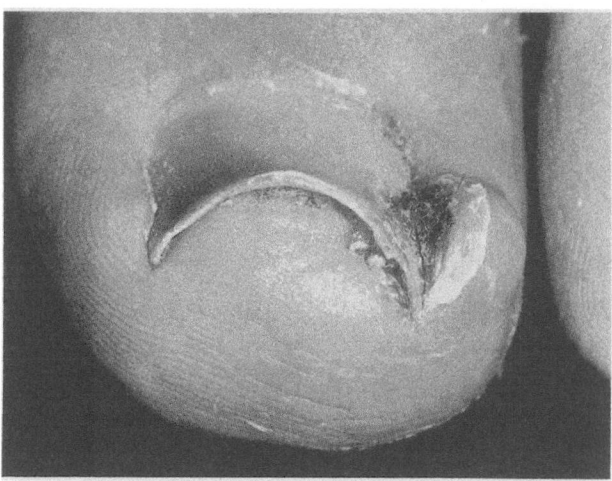

Abb. 1. Unguis incarnatus im Stadium III

Im ersten Stadium findet sich lediglich eine Rötung des betroffenen Nagelwalles, im zweiten Stadium kommt eine Druckschmerzhaftigkeit und eitrige Sekretion hinzu und im dritten Stadium findet sich zusätzlich ein entzündliches Granulationsgewebe.

Trotz unterschiedlicher Meinungen in der Literatur zur Ätiologie des Unguis incarnatus scheinen nach Samman [3] und eigenen Erfahrungen Traumen die Hauptursache zu sein.

Insbesondere beim unsachgemäßen Schneiden der Großzehennägel können spitzzackige Nagelsporne im lateralen Großzehnagelanteil entstehen, die in den seitlichen Nagelwall eindringen und hier wie ein Fremdkörper durch Traumatisierung zu chronisch entzündlichen Prozessen führen (Abb. 2).

Weitere Ursachen können einerseits ein konstitutionell oder erworbenes Mißverständnis zwischen der Breite des Nagels und des Nagelbettes sowie andererseits eine verstärkte angeborene Konvexität des Nagels sein. Schlecht sitzendes Schuhwerk kann auch eine Nageldeformierung begünstigen.

Die empfohlenen Behandlungsmethoden des Unguis incarnatus lassen sich in konservative und aktive Maßnahmen unterteilen.

Samman [3] und Zaias [6] vertreten die Meinung, daß in den meisten Fällen eine konservative Behandlung ausreicht. Am wichtigsten ist hierbei, daß die Fußnägel rechtwinklig in ihrer Längsachse geschnitten werden und gut sitzendes Schuhwerk getragen wird.

Führt die konservative Therapie nicht zum Erfolg, so sollte operativ behandelt werden.

Die sicherste Methode ist hierbei die partielle Nagelmatrixresektion, deren Vorläufer weit in die Medizingeschichte zurückreichen. Professor Dr. Carl *Emmert* aus

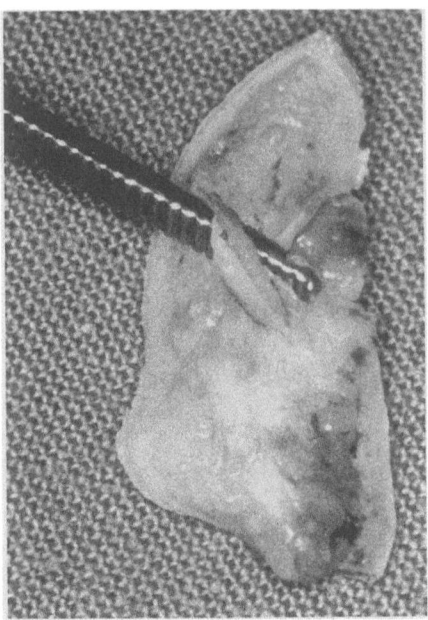

Abb. 2. Spitzzackiger Nagelsporn im lateralen Großzehennagelanteil, der sich in den seitlichen Nagelwall hinein bohrt

Bern (Abb. 3) [1], der häufig in der Literatur fälschlicherweise als Emmet angegeben wird, führte seit 1842 – hier eine Arbeit von 1884 – die ausgedehnte Entfernung der Granulationen einschließlich eines anschließenden Areals gesunder Haut, jedoch *ohne partielle Nagelmatrixresektion* durch. Quenu [5] wies 1887 erstmals auf die Bedeutung der Nagelmatrix in der Pathogenese des Unguis incarnatus hin und demonstrierte die Notwendigkeit, zusammen mit dem eingewachsenen Nagel auch die zugehörige Matrix zu entfernen. Auf diesen Grundlagen basiert auch die von uns durchgeführte Operationsmethode.

Die auch heute noch vielfach empfohlene Behandlung mit alleiniger partieller oder totaler Nagelextraktion beseitigt oft nur die akuten Symptome und hat Rezidive zur Folge.

Eigene Beobachtungen veranlaßten uns, dieses Krankheitsbild, das wegen dieser unzureichenden Behandlung mit einer hohen Rezidivquote belastet ist, besonders hinsichtlich der Fehler und Komplikationsmöglichkeiten, darzustellen.

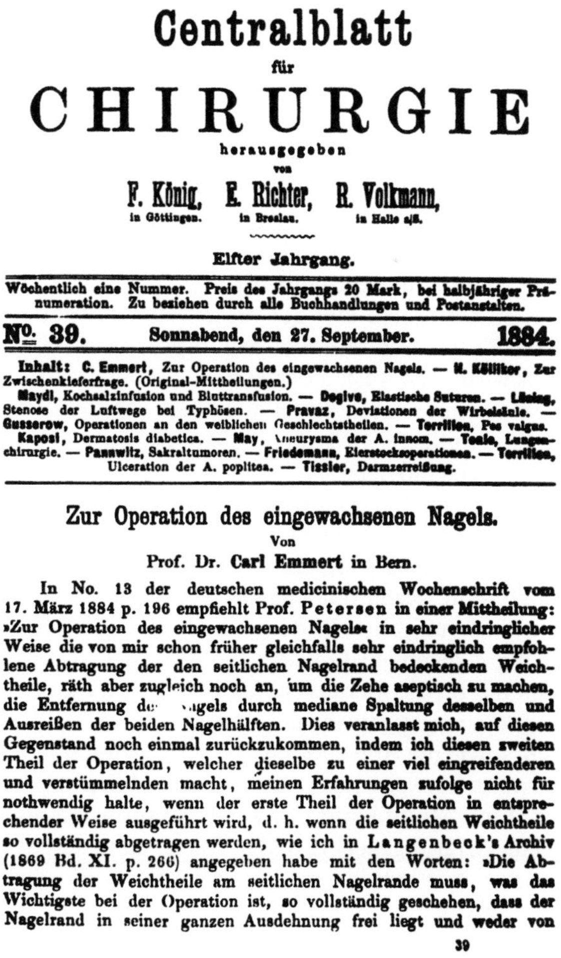

Centralblatt
für
CHIRURGIE
herausgegeben
von
F. König, E. Richter, R. Volkmann,
in Göttingen. in Breslau. in Halle a/S.

Elfter Jahrgang.

Wöchentlich eine Nummer. Preis des Jahrgangs 20 Mark, bei halbjähriger Pränumeration. Zu beziehen durch alle Buchhandlungen und Postanstalten.

№ 39. Sonnabend, den 27. September. 1884.

Inhalt: C. Emmert, Zur Operation des eingewachsenen Nagels. — H. Kölliker, Zur Zwischenkieferfrage. (Original-Mittheilungen.)
Maydl, Kochsalzinfusion und Bluttransfusion. — Degive, Elastische Suturen. — Lüning, Stenose der Luftwege bei Typhösen. — Pravaz, Deviationen der Wirbelsäule. — Gusserow, Operationen an den weiblichen Geschlechtstheilen. — Terrillon, Pes valgus.
Kaposi, Dermatosis diabetica. — May, Aneurysma der A. innom. — Teale, Lungenchirurgie. — Pannwitz, Sakraltumoren. — Friedemann, Eierstocksoperationen. — Terrillon, Ulceration der A. poplitea. — Tissler, Darmzerreißung.

Zur Operation des eingewachsenen Nagels.
Von
Prof. Dr. Carl Emmert in Bern.

In No. 13 der deutschen medicinischen Wochenschrift vom 17. März 1884 p. 196 empfiehlt Prof. Petersen in einer Mittheilung: »Zur Operation des eingewachsenen Nagels« in sehr eindringlicher Weise die von mir schon früher gleichfalls sehr eindringlich empfohlene Abtragung der den seitlichen Nagelrand bedeckenden Weichtheile, räth aber zugleich noch an, um die Zehe aseptisch zu machen, die Entfernung des Nagels durch mediane Spaltung desselben und Ausreißen der beiden Nagelhälften. Dies veranlasst mich, auf diesen Gegenstand noch einmal zurückzukommen, indem ich diesen zweiten Theil der Operation, welcher dieselbe zu einer viel eingreifenderen und verstümmelnden macht, meinen Erfahrungen zufolge nicht für nothwendig halte, wenn der erste Theil der Operation in entsprechender Weise ausgeführt wird, d. h. wenn die seitlichen Weichtheile so vollständig abgetragen werden, wie ich in Langenbeck's Archiv (1869 Bd. XI. p. 266) angegeben habe mit den Worten: »Die Abtragung der Weichtheile am seitlichen Nagelrande muss, was das Wichtigste bei der Operation ist, so vollständig geschehen, dass der Nagelrand in seiner ganzen Ausdehnung frei liegt und weder von

39

Abb. 3. Ablichtung einer Veröffentlichung „Zur Operation des eingewachsenen Nagels" von Prof. Emmert

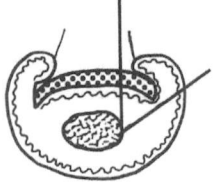
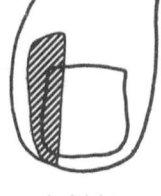

Frontalansicht　　　　　Aufsicht

Partielle Nagelmatrixresektion

Abb. 4. Schematische Zeichnung zum richtigen Vorgehen der partiellen Nagelmatrixresektion

Das richtige operative Vorgehen ergibt sich aus den anatomischen Gegebenheiten des sichtbaren und des durch das Eponychium bedeckten Zehennagels mit der dazugehörigen Nagelmatrix (Abb. 4).

Der kleine operative Eingriff der partiellen Nagelmatrixresektion kann ohne, aber auch in Blutleere erfolgen. Mit einer feinen Moskitoklemme wird der betroffene Nagelanteil von distal nach proximal schonend unterminiert, bis die Spitze der Klemme ca. 5 mm proximal der anteiligen Kutikula liegt. Mit der großen Schere wird nun der betroffene Nagelanteil mit etwa 4 mm von seinem seitlichen Rand in ganzer Länge durchtrennt und entfernt.

Mit dem Skalpell erfolgen nun zwei leicht zueinander spitz bis rechtwinklig, bis auf das *Periost* und etwa ½ cm proximal der Kutikula reichende, tiefe Einschnitte in das seitliche Zehengewebe. Besonders wichtig ist dabei, daß man im Bereich der Nagelmatrix ausreichend zur Seite hin exzidiert, um sicher die gesamte Nagelmatrix zu entfernen. Der auf diese Weise entstandene Gewebekeil wird nun entlang dem Periost mit dem Skalpell abpräpariert. Zur sicheren Vermeidung eines Rezidivs wird nach Resten der seitlichen Nagelmatrix gesucht und diese werden gegebenenfalls mit dem Skalpell oder dem scharfen Löffel entfernt. Eine eventuell bestehende Blutleere wird aufgehoben und stärker blutende Gefäße werden elektrokaustisch verschlossen.

Durch 2–3 Situationsnähte lassen sich die Wundränder meist aneinander adaptieren. Es folgt ein leicht komprimierender, antiseptischer Salbenverband.

Der Eingriff kann ambulant erfolgen. Strenge Bettruhe ist nicht erforderlich, jedoch sollte der Fuß hochgelagert und größere Gehstrecken vermieden werden. Zur Verhinderung einer Blutung und zur Förderung der Wundheilung empfiehlt es sich, den gut sitzenden Druckverband für 4 Tage zu belassen. Die Situationsnähte werden am 8. postoperativen Tag entfernt, daran anschließend werden dem Patienten kurzdauernde, lauwarme, adstringierende und desinfizierende Fußbäder empfohlen, sowie die Anwendung von desinfizierenden Pudern. Nach 2–3 Wochen kommt es normalerweise zur vollständigen Abheilung.

Eine Modifikation dieser Operationsmethode erfolgt, wie unter anderen von Haneke [2] angegeben, in der Weise, daß nach der partiellen seitlichen Nagelextraktion ein 5–8 mm langer Schnitt in der Verlängerung des seitlichen proximalen Nagelwalls gelegt wird und ein der Breite des extrahierten Nagelstücks entsprechender Anteil der germinativen Nagelmatrix durch Resektion entfernt wird.

Tabelle 2. Art der auswärtigen Vorbehandlung und deren Rezidivhäufigkeit

Art der Vorbehandlung:	Rezidivhäufigkeit Patientenzahl
Rezidiv nach Nagelextraktion	
einmal	6
zweimal	7
dreimal	5
Rezidiv nach partieller Nagelmatrixresektion	12

An der Dermatologischen Klinik und Poliklinik der Universität München haben wir die partielle Nagelmatrixresektion von 1978–1981 an insgesamt 35 Patienten 76 mal ausgeführt. Zur Nachuntersuchung erschienen 28 Patienten, bei denen insgesamt 63 partielle Nagelmatrixresektionen erfolgten.

Als vermutete Ursache für eingewachsene Zehennägel gaben 36% der Nachuntersuchten eine unsachgemäße Nagelpflege an, während 21% schlecht sitzendes Schuhwerk und 29% eine angeborene, verstärkt konvexe Krümmung der Nagelplatte anschuldigten.

Der überwiegende Anteil dieser Patienten wurde bereits auswärts vorbehandelt, entweder mit einer oder mehrmaliger Nagelextraktion, bzw. mit einer nicht adäquaten partiellen Nagelmatrixresektion (Tabelle 2).

An postoperativen Komplikationen kam es bei einem Patienten zur sekundären Wundheilung. Bei einer weiteren Patientin trat eine geringgradig hypertrophe Narbe im operierten Nagelwallbereich auf.

Das kosmetische Ergebnis wurde von 25 der Patienten als gut bezeichnet. Postoperative Beschwerden bestanden nur kurze Zeit in erträglichem Ausmaß.

Von besonderem Interesse ist die Rezidivrate. Bei unserer retrospektiven Untersuchung konnten zwei Rezidive festgestellt werden, was einer Rezidivquote von 3,2% entspricht.

Der eine Patient (Abb. 5) war bereits auswärts 3 mal mit einer unzureichenden partiellen Nagelmatrixresektion voroperiert worden. Möglicherweise ist das Rezidiv durch versprengte Nagelmatrixanteile bei den Voroperationen bedingt.

Der andere Patient mit einem Rezidiv war nicht voroperiert, besaß jedoch einen stark ausgeprägt konvexen Nagel mit weit nach plantar reichender Nagelplatte, bzw. Nagelmatrix. Hier wurde offensichtlich die Nagelmatrix plantarwärts nicht ausreichend reseziert.

Einziger Nachteil der von uns durchgeführten partiellen Nagelmatrixresektion ist die bleibende Verschmälerung des Großzehennagels und des Nagelbettes, die aber weder funktionell noch kosmetisch ins Gewicht fällt. Vorteil der unter anderem von Haneke [2] angegebenen Operationsmethode ist, daß einmal die Verschmälerung der Endphalanx entfällt und zweitens meist nur am Tag des operativen Eingriffs Arbeitsunfähigkeit besteht.

Absolute Kontraindikationen operativer Eingriffe an den Zehennägeln sind eine schwerwiegende, arterielle Verschlußkrankheit sowie ein schwerer Diabetes mellitus.

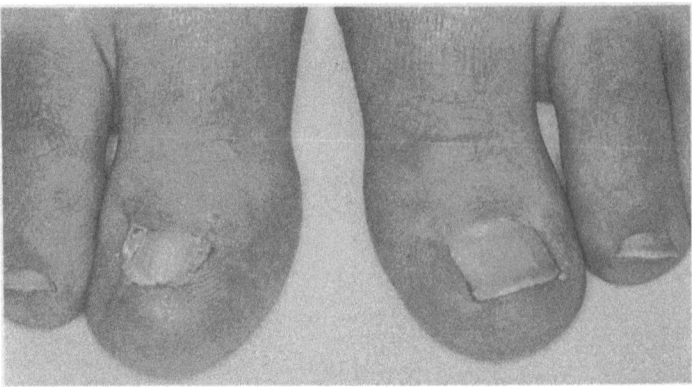

Abb. 5. Rezidiv nach partieller Nagelmatrixresektion des rechten lateralen Großzehennagels

Tabelle 3. Vermeidbare Fehler und Komplikationen

Unsachgemäße Leitungsanästhesie
Subradikale operative Entfernung der Nagelmatrix
Infektion und sekundäre Wundheilung
Vorzeitige postoperative Belastungen
Hypertrophe Narbenbildung

Fehler, die sich bei richtigem Vorgehen vermeiden lassen, können in erster Linie bei einer unsachgemäßen Leitungsanästhesie vorkommen (Tabelle 3). Beim eigentlichen operativen Eingriff ist auf die radikale Entfernung der Nagelmatrix besonders nach lateral zu achten. Unbedingt muß eine Verletzung der Gelenkkapsel des Interphalangealgelenks der Großzehe vermieden werden, da sonst die Gefahr der Entwicklung einer Osteomyelitis besteht.

Unter Beachtung steriler Kautelen ist die sekundäre Wundheilung die Ausnahme. Postoperativ sollten vorzeitige, schwere Belastungen der Großzehen, wie das Tragen von Gummistiefeln, schwere körperliche Arbeit und Kontakt mit Wasser unbedingt vermieden werden.

Zusammenfassend läßt sich sagen, daß bei sachgemäßem operativem Vorgehen und richtiger Vor- und Nachbehandlung Komplikationen und Rezidive eine Seltenheit darstellen.

Literatur

1. Emmert C (1884) Zur Operation des eingewachsenen Nagels. Centralbl f Chir 39: 641–642
2. Haneke E (1979) Chirurgische Behandlung des unguis incarnatus. In: Salfeld K (Hrsg) Operative Dermatologie. Springer, Berlin Heidelberg New York, S 184–188
3. Samman PD (1978) Ingrowing toe nails. In: Samman DD (ed) The nails in disease. William, Heinemann Medical Books LTD, London, pp 141–143

4. Seidl K, Raff M, Lindenmayr H (1978) Die partielle Matrixresektion als Behandlungsmethode des unguis incarnatus. Z Hautkr 53: 489–493
5. Quenu F (1887). Des limites de la matrice des l'ongle, applications on traitment de l'ongle incarné. Bull et Derm Soc de Chir de Par 13: 252–254
6. Zaias N (1980) Ingrown Nails (Chap 7) In: Zaias N (ed) The Nail in Health and Disease. MTP Press Limited Falcon House, Lancester, pp 87–90

Operative Venentherapie und Komplikationen

K. Salfeld

Zusammenfassung

Schwerwiegende Komplikationen bei der operativen Venentherapie entwickeln sich vornehmlich durch Verletzung größerer venöser oder gar arterieller Gefäße. Eine Sondierung der Vena saphena magna von distal nach proximal verhindert in jedem Fall eine Verwechslung der Arteria femoralis mit der Vene im Inguinalbereich durch die intravasale Lage des Strippers in der Vene. Bei visueller und palpatorischer Verfolgung des Stripperlaufes ist auch ein Abgleiten der Sonde aus den oberflächlichen Venen in die Tiefe durch die Venae perforantes im Boyd- u. Doddschen Bereich zu vermeiden. Die ausgeprägte topographische Varianz des Vena saphena parva Verlaufes erschwert die Exhairese dieser Vene beträchtlich. Die unterschiedlich lokalisierte Einmündung der Vene in die Vena poplitea sollte besondere Beachtung finden. Komplikationen am Nervensystem und im Lymphgefäßbereich nehmen sich gegenüber den Gefäßkomplikationen harmlos aus.

Die ausgeprägte Varianz des oberflächlichen Gefäßnetzes in Verbindung mit einer unterschiedlich stark entwickelten Varikose macht die Venenexhairese zu einer recht variationsträchtigen Operationsmethode. Der operative Ablauf ist deshalb nicht in allen Einzelheiten vorausschaubar. Jeder, der sich mit der operativen Varizentherapie befaßt, muß sich der Gefahrenmomente einer solchen Operation bewußt sein; dieses umso mehr, als sie erhebliche Folgewirkungen für den Patienten und somit für den behandelnden Arzt haben können.

Unter den intraoperativen Zwischenfällen rangieren die Verletzungen am Gefäßsystem selbst an erster Stelle. Nicht selten sind sie eine unmittelbare Bedrohung der Vita des Patienten und sollten schon deshalb um jeden Preis vermieden werden. Durch Anwendung bestimmter operativer Methoden und gleichzeitiger Beachtung der speziellen topographisch-anatomischen Verhältnisse kann dieser Forderung am ehesten entsprochen werden. Im Nachfolgenden soll deshalb das von uns bei der Venenexhairese angewandte Verfahren kurz dargestellt und dabei die Entwicklungsmöglichkeiten von Zwischenfällen aufgezeigt werden.

1. Exhairese der Vena saphena magna

Die Vena saphena magna wird von distal nach proximal, d.h. von Knöchel- in Inguinalrichtung sondiert, nachdem sie knapp ventral vom medialen Malleolus aufgesucht und dargestellt wird. Der Sondenverlauf wird dabei visuell und tastmäßig bis zur Inguinalgegend verfolgt. Wenn der Sondenkopf im Inguinalbereich gut tastbar ist, wird die Fossa ovalis eröffnet, die Vena saphena magna aufgesucht und nach Präparation lege artis unterbunden. Bei diesem Vorgehen gleitet die Sonde intravasal „mit den Venenklappen". Ein weiterer Vorteil: Eine Ligatur oder gar Exhairese der Arteria femoralis superficialis oder Arteria profunda femoris wird durch

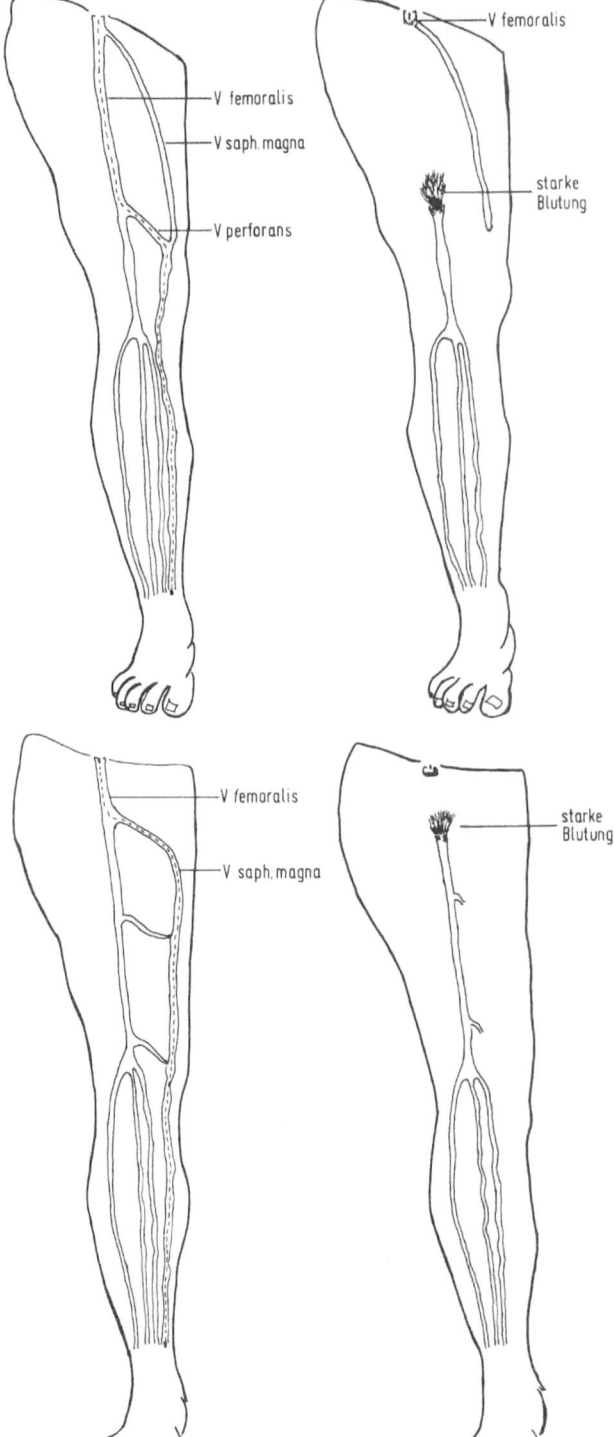

Abb. 1. Sondierung von distal: Gefahr der Vena femoralis Teilexhairese, bei ausgeprägten Venae perforantes im Doddschen Bereich

Abb. 2. Sondierung von distal: Gefahr der Vena femoralis Teilexhairese, bei tiefer Insertion der Vena saphena magna

Operative Venentherapie und Komplikationen

leichte Identifizierung der Vene im Inguinalbereich weitgehend vermieden. Andererseits besteht die Gefahr, mit der Sonde durch eine der vielen Venae perforantes unterhalb des Knies oder im Adduktorenkanal in die Tiefe zu gelangen und dann die Vena femoralis zu verletzen oder gar zu entfernen (Abb. 1 u. 2).

Verletzungen der Vena femoralis superficialis verlaufen recht unterschiedlich. Neben der intraoperativ auftretenden Blutung kommt es post operationem bald zur Ödematisation des Beines mit deutlichen Anzeichen einer Phlegmasia dolens coerulea. Bei raschem Eingreifen und Wiederherstellung einer ausreichenden Durchblutung sind Spätfolgen je nach Dauer der Ischämien in Form von Muskelnekrosen mit später auftretenden Funktionsveränderungen des Beines nicht wahrscheinlich. Verstreichen mehr als 24 h, sind Folgen unvermeidbar [4] (Abb. 3 u. 4). Es sollte deshalb auf postoperativ auftretende Ödeme der Beine peinlich genau geachtet werden. Verletzungen des Endabschnittes der Vena saphena magna im Bereich des Vena saphena magna-„Sterns" sind zwar relativ harmlos; sie können dennoch in erheblichem Maße zu einer intraoperativen Streßsituation führen, namentlich dann, wenn infolge großer Blutungsneigung die Übersichtlichkeit des Operationsfeldes leidet. Solche Zwischenfälle ereignen sich, wenn die Vene im Inguinalbereich deutliche Abweichungen von der Norm aufweist (Abb. 5).

Zwei Fallbeispiele aus unserer Klinik mögen dieses verdeutlichen: Bei einer ausgeprägten Varikosis mündete die deutlich veränderte Vena pudenda superficialis in die Vena saphena magna ohne wesentlichen Übergang. Bei nicht exakter Unterbindung der Vena pudenda reißt hier leicht die aufgetriebene dünnwandige Vene ein, und es kommt zu kräftiger Blutungsneigung. Der Vena saphena magna Stumpf

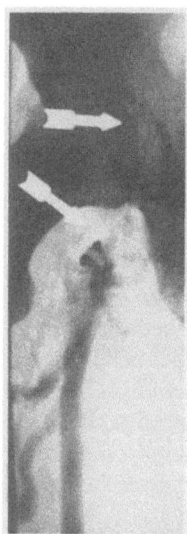

Abb. 3. Berichtsfall über intraoperative Komplikationen in der Varizenchirurgie. Kurzstreckige subtotale Kontrastmittelunterbrechung der Vena femoralis direkt oberhalb der Profundamündung nach intraoperativer Traumatisierung [4]

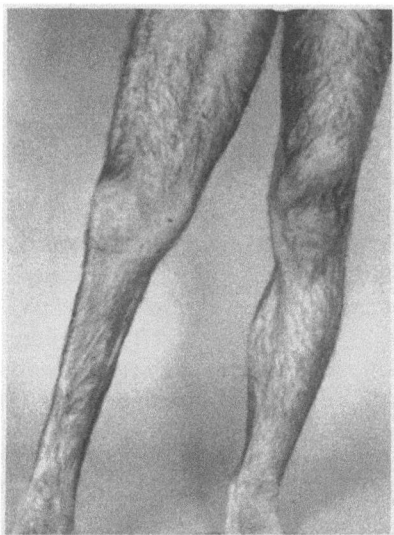

Abb. 4. Wie Abb. 3. Schwerstbehinderte Funktion des rechten Beines mit Muskelverschmächtigung

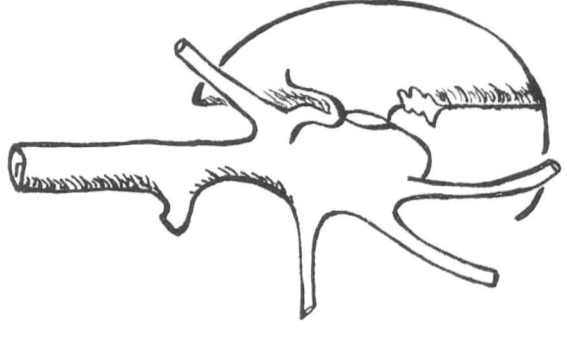

Abb. 5. Ektatisch veränderte Einmündung der Vena saphena magna in die Vena femoralis

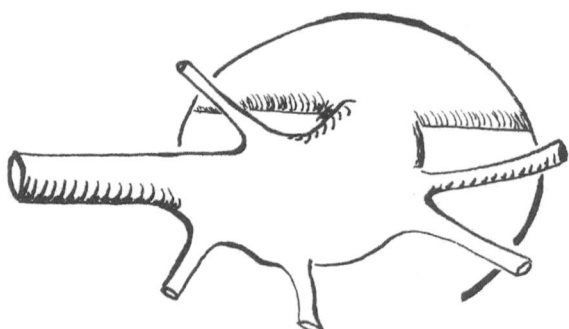

Abb. 6. Verletzung der Vena femoralis durch zu enge Ligatur der ektatisch veränderten Einmündungsstelle der Vena saphena magna

muß dann von kaudal her so weit freipräpariert werden, daß eine wirksame Ligatur gelegt werden kann.

In einem zweiten Fall wurde durch kräftiges Manipulieren an dem deutlich aufgeweiteten Vena saphena Endstück, das ohne wesentliche Einengung in die Vena femoralis einmündete, die Vena femoralis verletzt (Abb. 6). Hier hilft nur eine entsprechende Venennaht, nachdem durch Kompression der Vena femoralis distal und cranial die Blutung zum Stehen gebracht wird.

Wird die Sondierung der Vena saphena magna von proximal nach distal vorgenommen, ist die Gefahr der Arterienexhairese weit größer. Nicht exakte Identifikation der Gefäße führt zur Unterbindung einer Arterie (Abb. 7) [5]. Arterienligaturen sind bei raschem Erkennen weitgehend reparabel. So konnte Natali [8] bei fünf versehentlichen Arterienligaturen unter 87000 Fällen von Saphenektomien in keinem Fall einen Verlust der Extremität feststellen. Werden die Arterien gestrippt oder teilreseziert, ist bei unmittelbarer Wiederherstellung der Durchblutungsverhältnisse die Rettung des Beines möglich [1]. Ischämien über 24 h aber führen doch selbst bei guter Rekonstruktion des Gefäßsystems zum Verlust der Extremität [2, 3]. Wird retrograd eine Sklerosierungsinjektion in die Arterie vorgenommen, ist die betreffende Extremität nicht mehr zu retten [6, 7, 9, 10].

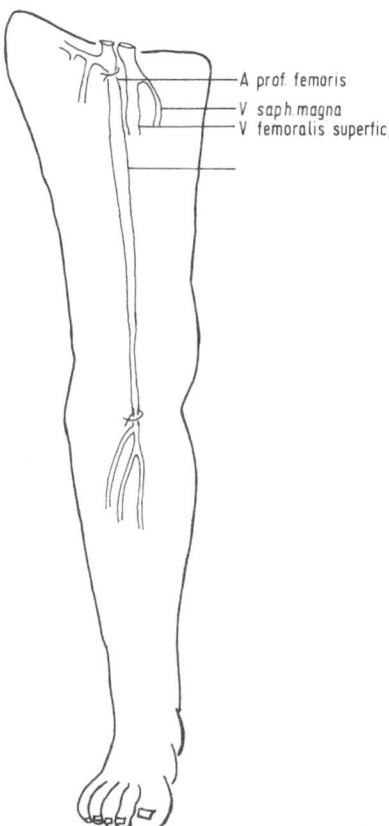

Abb. 7. Sondierung von proximal: Gefahr durch Exhairese der Arteria femoralis superfizialis

2. Exhairese der Vena saphena parva

Die Vena saphena parva wird an unserer Klinik wie die Vena saphena magna von distal nach proximal sondiert. Bei ihrer Präparation im Außenknöchelbereich sind Gefäßkomplikationen nicht zu erwarten. Die Darstellung ihrer Mündung in die Vena poplitea wird durch die Variabilität der Insertionsstelle und ihren Verlauf unterhalb der Faszie erschwert (Abb. 8). Vielfach findet man die Vene nur bei intravasaler Sondenlage nach Erheben des Palpationsbefundes. In etwa 8% der Fälle aber mündet die Vena saphena parva unterhalb der Kniekehle in die Vena poplitea oder eine ihrer Zuflußvenen, so daß in diesem Fall eine eindeutige Identifikation des Gefäßes nicht möglich ist. Sondenlage, Ausprägung der Begleitvarikosis und Palpationsbefund werden bei umfangreicher Erfahrung genügen, Fehler zu vermeiden. Im Zweifel sollte die variköse Vene vor ihrem Verschwinden unter der Faszie ligiert und extrahiert werden. Die Faszie selbst wirkt dann wie ein kräftiger Kompressionsstrumpf, so daß sich die nicht einwandfreie Unterbindung weniger nachteilig auswirkt. Verläuft die Vena saphena parva oberhalb der Faszie, sollte auf jeden Fall eine exakte Ligatur vorgenommen werden, um Rezidive zu verhindern und die Ge-

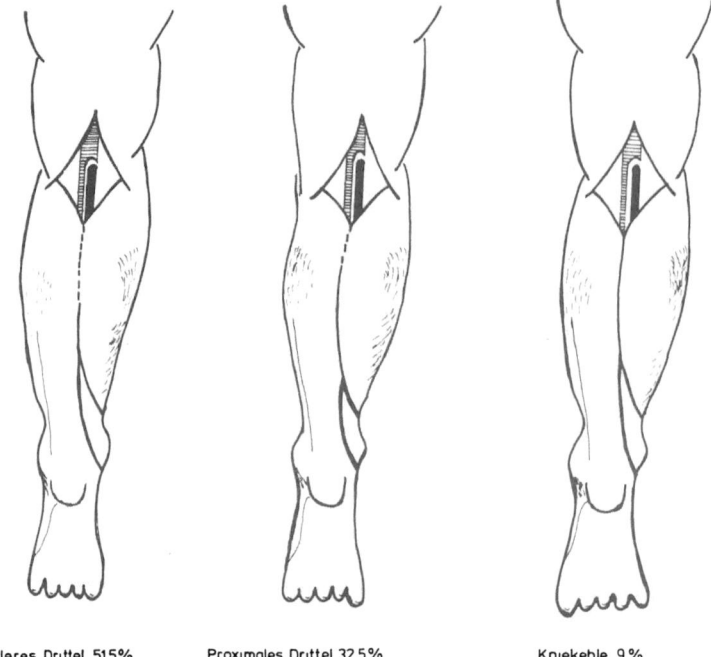

Mittleres Drittel 51,5%   Proximales Drittel 32,5%   Kniekehle 9%

Abb. 8. Durchtritt der Vena saphena parva (Unterschenkelfaszie)

fahr der Thrombophlebitis durch Stehenlassen eines längeren Stumpfes hintanzuhalten.

Weit seltener und nicht unmittelbar das Leben gefährdend sind intraoperative Nervenverletzungen. Die innige topographische Anatomie des distalen Teiles der Vena saphena magna und des Nervus saphenus können bei Extraktion der Vena saphena magna zur Schädigung des Nervs mit nachfolgender Entwicklung einer Parästhesie im entsprechenden Innervationsbereich führen. Ähnliches gilt für den Nervus cutaneus dorsalis lateralis bei Extraktion der Vena saphena parva. In der Regel bilden sich die lediglich subjektiv unangenehmen Erscheinungen nach Monaten zurück. Unangenehmer aber können Verletzungen des Nervus peroneus (superficialis) sein. Hierzu ist in manchen Fällen noch nicht einmal die vollkommene Durchtrennung des Nervs notwendig, sondern nur Druck, Belastung oder falsche Lagerung. In unserem Fallgut ist dieses einmal vorgekommen; der Nerv konnte durch Rekonstruktion in einer Neurochirurgischen Klinik wiederhergestellt werden. Der Arbeitsausfall des Patienten betrug 1½ Jahre.

Lymphgefäß- und Lymphknotenverletzungen stellen eine weitere Komplikationsmöglichkeit der Varizenexhairese dar. Folgen sind Lymphfisteln (Abb. 9). Eine Heilung tritt meist erst nach Obliteration des Lymphgefäßes durch Ligatur oder durch eintretende entzündliche Reaktion ein. Postoperative Lymphödembildungen haben wir nie beobachten können; sie treten offensichtlich nur bei gröbster Präparation im Inguinalbereich oder nach postoperativ sich entwickelnder phlegmonöser Entzündung auf. Im Gegensatz zu den intraoperativ auftretenden Gefäßkomplika-

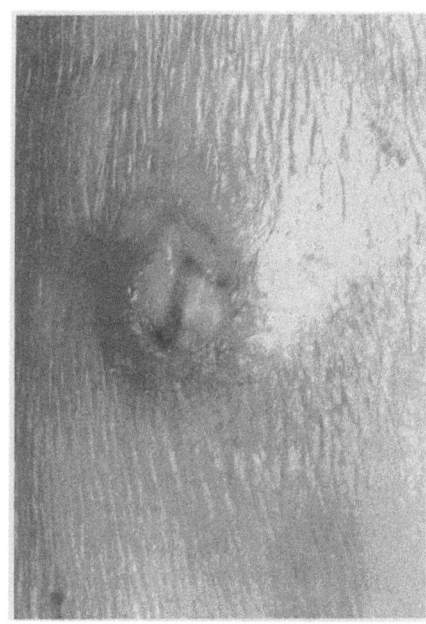

Abb. 9. Lymphfistel, 3 Wochen post operationem

tionen nehmen sich die in der postoperativen Phase auftretenden Komplikationen und Störungen als nahezu harmlos aus. Die im Gefolge von operativen Maßnahmen allgemein auftreten könnenden Komplikationen wie Thrombose und Embolie sollen hier nicht besprochen werden. Sie sollten jedem operativ tätigen Dermatologen hinreichend bekannt sein.

Literatur

1. Becker H (1975) Über eine erfolgreiche Gefäßrekonstruktion nach versehentlicher Arterienexhairese bei Varizenoperation. Chirurg 46: 370–373
2. Buri P (1973) Traumatologie der Blutgefäße. Huber, Bern
3. Eger M, Goleman L, Toro G, Hirsch M (1973) Inadvertent arterial stripping in the lower limbs: problems of management. Surgery 73: 23
4. Hepp W (1982) Intraoperative Komplikationen in der Varizenchirurgie. Phlebol u. Proktol 11: 67–71
5. Leitz KH, Schmidt FC (1974) Iatrogene Arterienverletzung bei Babcockscher Venenexhairese. Vasa 3: 45
6. Luke JC, Miller GG (1948) Disasters following the operation of ligation and retrograde injection of varicose veins. Ann Surg 127: 426
7. Morton IH, Southgate WA, de Weese JA (1966) Arterial injuries of the extremities. Surg Gynec Obstet 123: 611
8. Natali J (1964) Surgical treatment of varices: enquiry into 87 000 cases. J cardiovasc Surg (Torino) 5: 713
9. Rob CG, de Weese JA zitiert nach Eger et al.
10. Vollmar J (1968) Iatrogene Gefäßverletzung in der Chirurgie. Langenbecks Arch klin Chir 322: Kongreßbericht

Dermatitis chronica indurativa postphlebitica: Komplikationen der operativen Behandlung

S. Bunta und I. Stefanović

Zusammenfassung

Die indurative postphlebitische Dermatitis ist in der Regel an der Medianseite der Unterschenkel im Bereich insuffizienter Perforansvenen lokalisiert. Sie bildet oft die Grundlage für das Entstehen eines Ulcus cruris. Dies kann durch konservative Handlungsmethoden meist nicht verhindert werden. Durch Unterbindung der insuffizienten Perforansvenen und Ausschneidung der indurierten subkutanen Anteile läßt sich die indurative Dermatitis und deren Folgezustände auf operativem Wege in einem hohen Prozentsatz behandeln. Komplikationen des operativen Eingriffs bestehen in postoperativen Wundheilungsstörungen, Hämatom und Serombildung.

Indurative Entzündungsveränderungen an den distalen Unterschenkeln sind relativ häufig, wenn auch verschiedener Genese. Zur Entstehung tragen zahlreiche lokale Faktoren bei, wie Verletzungen, lokale Infektionen und vor allem Zirkulationsstörungen. Verschiedene Arten der Zirkulationsstörungen determinieren in einem hohen Maße die primären und die späteren (sekundären) Erscheinungen, die sich in verschiedenen Krankheitsbildern zeigen.

Die häufigste – als „Dermatitis indurativa chronica postphlebitica" bezeichnet – ist eine chronisch indurative Entzündung, die Folge einer oder mehrfacher tiefer Phlebothrombosen, meist auch unter Beteiligung von den Perforansvenen ist. Die indurative Entzündung hat somit sekundären Charakter, wobei der Rarifizierung bzw. vollständigen Zerstörung der tiefen Venen- bzw. Perforansvenenlappen, eine besondere Bedeutung zukommt, die zu einer venösen Hypertension mit chronischen Mikrozirkulationsstörungen führt [3, 6]. Die Rolle der sekundären, bakteriellen Infektion [8] ist ebenfalls bedeutend, aber nicht entscheidend für die Entstehung und die gesamte Entwicklung des Krankheitsbildes.

Nach unseren Erfahrungen [4] befinden sich ca. 80% der Erscheinungen über den insuffizienten Perforansvenen der Cockett-Gruppe an der medialen Seite des distalen Unterschenkeldrittels. Der Entzündungsherd, anfangs gewöhnlich nicht größer als eine Handfläche, ist im Anfangsstadium rötlich bis rötlichbraun, die Haut ist gespannt und glänzt, spontan und bei Berührung schmerzhaft, die ganze Umgebung mehr oder weniger ödematös. Der Krankheitsverlauf hat einen langsam progredienten Verlauf und breitet sich peripherwärts aus. Die älteren Anteile werden flach und verändern ihre Farbe.

Die indurative Dermatitis ist häufig die Grundlage für die spätere Entwicklung des postthrombotischen Ulkus. Zur Entwicklung des Ulkus sind die Voraussetzungen mit der indurativen Dermatitis und der venösen Hypertension gegeben, so daß weitere Ursachen zur Ulkusentstehung, wie z. B. Traumen und Infektionen eine geringere Bedeutung haben.

Therapeutische Möglichkeiten

Durch konservative Maßnahmen, wie vor allem Kompressionsverbände, aber auch lokale gegebenenfalls sogar interne antientzündliche Therapie, kann der Krankheitsverlauf gebessert werden, doch ist eine bleibende Sanierung nicht vor Beseitigung der kausalen Ursachen möglich. Die chirurgische Therapie ist deshalb die Methode der Wahl. Der operative Eingriff hat zum Ziel, die insuffizienten Perforansvenen auszuschalten, um so eine weitere Stase zu verhindern. Präoperativ kann durch manuelle Kompression und damit Ausschaltung der insuffizienten Perforansvenen mit der blutigen Venendruckmessung, beispielsweise nach der Methode von Varady, die postoperativ zu erwartende Besserung des Venendrucks objektiviert werden.

Zahlreiche operative Techniken basieren auf der Methode, die 1938 von Linton [7] beschrieben wurde. Modifikationen nach Cockett [5], Albanese [2] und anderen, bedeuten Varianten bezüglich des operativen Zugangs oder der verwendeten Instrumente, die aber im Einzelfall vom Lokalbefund bestimmt werden [1]. Das operative Vorgehen hängt von zahlreichen Faktoren wie Zahl der betroffenen Perforansvenen, Ausprägung der chronisch indurativen Dermatitis, Zustand der arteriellen Durchblutung, der Lymphdrainage und von der Ausprägung der Varikosis des oberflächlichen Venensystems ab. Deshalb wird der operative Eingriff meist nicht ausschließlich auf die Sanierung der indurativen Dermatitis gerichtet sein, sondern auch eine Stammvarikosis mit oder ohne Klappeninsuffizienz der Vena saphena magna beziehungsweise der Vena saphena parva zu berücksichtigen haben. Vor dem operativen Eingriff müssen zusätzliche Störfaktoren der Wundheilung wie Diabetes mellitus, arterielle Durchblutungsstörungen, Patienten mit Anämie und Patienten mit funktionellen Störungen der peripheren Zirkulation beurteilt werden.

Bei Vorliegen eines Ulkus cruris wird nach der Ulkusumschneidung durch Verlängerung des Hautschnittes in der longitudinalen Richtung die insuffizienten Perforansvenen aufgesucht und ligiert. Derselbe Zugang über der insuffizienten Perforansvene wird auch bei älteren indurativen Dermatitiden mit fortgeschrittener, zentraler Regression angewendet. Sooft es möglich ist, sollte der lange medioposteriore Schnitt nach Linton [7] angewendet werden und von hier aus die Extirpation des pathologisch veränderten Unterhautgewebes erfolgen. Anschließend wiederum Ligatur der insuffizienten Perforansvenen. Die sklerosierten, subkutanen Gewebsschichten können oft nur schwer von der Haut separiert werden. Besondere Aufmerksamkeit verlangt die Trennung der sklerosierten Anteile von der Faszie, die, wenn immer möglich, intakt gelassen werden sollte.

Die fibrosierte Unterhaut enthält auch sklerosierte Gefäße, mehrfach thrombosierte Venenverbände und schon makroskopisch sichtbar stark degenerativ verändertes Unterhautfettgewebe. Die Unterbindung der Perforansvenen, was das primäre Ziel des Eingriffes ist, wird im Anschluß an die Entfernung des indurierten Unterhautfettgewebes vorgenommen.

Komplikationen der operativen Behandlung

Viele Chirurgen vermeiden diesen operativen Eingriff bei dieser Indikationsstellung ebenso wie bei postthrombotischen Ulzera. Deshalb werden die Patienten dem Dermatologen überwiesen, der zuerst die „Entzündung" abheilen soll, wonach der Eingriff an den Venen erfolgen kann. Neben dem eventuellen Risiko einer allgemeinen Infektion – das bei richtig geführtem Eingriff unbedeutend ist – liegt der Grund zur Zurückhaltung in den relativ schlechten Frühresultaten und im Auftreten von Komplikationen, die nicht immer vermieden werden können.

Die Hauptkomplikationen sind:
- Schlechte Heilung der Operationswunde,
- Auftreten von Seromen.

Diese Komplikationen traten in 37,2% der von uns operativ behandelten Patienten auf. Alle anderen Komplikationen, wie Nachblutung, Infektionen, Ödembildung sowie Parästhesien oder Neuralgien sind von geringerer Bedeutung.

Schlechte Wundheilung zeigt sich in der Tendenz zur Dehiszenz der operativ versorgten Wunde, in der Ausbildung von Nekrosen an den Wundrändern oder stark verdünnter Haut. Nach einer langsamen Reinigungsphase tritt narbige Abheilung ein. Diese Komplikationen sind durch die gestörte Mikrozirkulation verständlich. Zur Vermeidung dieser häufigsten Komplikationen verzichtet man unter bestimmten Umständen auf den primären Wundverschluß, z.B. wenn die Haut nach der Präparation sehr verdünnt ist und falls während des Eingriffes eine schlechte Durchblutung des Operationsgebietes festzustellen ist. In solchen Fällen genügt eine Fixierung der verbliebenen Unterhaut und Einnähen der Wundränder mit Situationsnähten. Der zweizeitigen Defektdeckung ist der Vorzug zu geben, die dann vorgenommen wird, wenn die Defektumgebung stabilisiert und mit frischen Granulationen gefüllt ist. Serombildung kann besonders bei adipösen Patienten beobachtet werden. Serome hemmen die Wundheilung; weiterhin kann durch Fistelöffnungen noch wochenlang nach der Operation Serominhalt und Fettdetritus abgesondert werden. Oft kann während des Eingriffes die Grenze zwischen pathologisch verändertem und normalem Gewebe schwer unterschieden werden, doch ist es nach unseren Erfahrungen besser, etwas mehr Fett bzw. Fibrosefettschicht zu entfernen, als zuwenig radikal vorzugehen.

Zusammenfassend läßt sich sagen, daß Wunddefekte und ehemalige Ulzera nach der chirurgischen Behandlung zufriedenstellend heilen. Die Endresultate der operativen Behandlung der Dermatitis indurative chronica postphlebitica sind im großen und ganzen sehr gut. Die Patienten können durch den Eingriff von den unangenehmen, die indurative Dermatitis begleitenden Beschwerden befreit und vor allem kann die Möglichkeit zur Entwicklung postthrombotischer Ulzera dauerhaft beseitigt werden.

Literatur

1. Agrifoglio G (1977) The surgical treatment of varicose veins. In Hobs J (eds): The treatment of venous disorders. MTP Press Ltd Lancaster 139
2. Albanese AR (1970) New instruments for varicose vein surgery. J Cardiovasc Surg 11: 65

3. Baričevič J (1975) Uvod u flebologiju. Partiz. knjiga – Znanstveni tisk, Ljubljana
4. Bunta S, Stefanović J (1982) Indikacije za kirurške zahvate na donjim ekstremitetima. Acta derm Iug 9: 148
5. Cockett FB (1955) The pathology and treatment of venous ulcers of the leg. Brit J Surg 43: 260
6. Fagrell B (1982) Microcirculatory disturbances – the final case for venous leg ulcers. VASA 11: 101
7. Linton RR (1938) The communicating veins of the lower leg and the operative technic for their ligation. Ann Surg 107: 582
8. Schneider W, Fischer H (1969): Die chronisch-venöse Insuffizienz. Enke Stuttgart

Fehler und Komplikationen bei Eingriffen im Genitalbereich

R. Happle

Zusammenfassung

Bei Eingriffen am äußeren Genitale kann es wegen der guten Gefäßversorgung leicht zu einer Nachblutung kommen. Bei Durchführung einer Lappenplastik an der Glans penis empfiehlt es sich, die Eichel zuvor mit der vasokonstriktiven Substanz Ornipressin (POR 8) zu infiltrieren, um die Blutstillung zu erleichtern. Im Vergleich zu Adrenalin hat Ornipressin den Vorteil, daß kein Rückschlagphänomen im Sinne einer Gefäßerweiterung bei Nachlassen der vasokonstriktiven Wirkung auftritt. – Zur Blutstillung am Penis empfiehlt sich die Verwendung einer bipolaren Koagulationspinzette. Ein schwerwiegender Fehler ist das elektrochirurgische Abtragen der Vorhaut über einer Metallklemme, da eine vollständige Nekrose des Penisschaftes die Folge sein kann. – Bei der elektrochirurgischen Entfernung spitzer Kondylome sollten keine zu tiefen Defekte gesetzt werden. Mitunter können die physiologischerweise oft vorhandenen Papillen der Corona glandis oder der Vulva irrtümlich als spitze Kondylome angesehen werden. – Bei der Behandlung von Präkanzerosen im Genitalbereich sollte man daran denken, daß die benigne genitale bowenoide Papulose von einem Morbus Bowen histologisch nicht sicher zu unterscheiden ist. – Wenn beim Lichen sclerosus et atrophicus penis eine Phimosenoperation durchgeführt wird, ist es ratsam, den gesunden Anteil des äußeren Vorhautblattes nicht zu entfernen; denn falls später an der Eichel die vom Lichen sclerosus et atrophicus befallenen Bezirke operativ beseitigt werden sollen, kann mit dem verbliebenen Material eine Vorhautlappenplastik durchgeführt werden.

Im Genitalbereich treten postoperative Wundinfektionen verhältnismäßig selten auf, und dies hat seinen Grund in der relativ guten Blutversorgung dieser Körperregion. Andererseits kann es hier besonders leicht zu Nachblutungen kommen. Diese Übersicht über Fehler und Komplikationen umfaßt einige allgemeine Hinweise für die Anästhesie und Blutstillung in der Genitalregion und spezielle Gesichtspunkte bei verschiedenen Eingriffen.

Allgemeines

Für Anästhesie und Blutstillung in der Genitalregion sind die folgenden Besonderheiten zu beachten.

Anästhesie

Am Penis lassen sich auch kompliziertere oder länger dauernde Eingriffe gut in Leitungsanästhesie durchführen, wobei es manchmal von Vorteil sein kann, die Glans penis zusätzlich mit dem Lokalanästhetikum zu infiltrieren. Bei der Leitungsanästhesie an der Peniswurzel darf kein Adrenalinzusatz verwendet werden. Die zulässige Höchstdosis einer 2%igen Lidocainlösung ohne Adrenalin liegt bei 12,5 ml.

Blutstillung an der Glans penis
Eine wichtige Komplikationsmöglichkeit ist die starke Blutungsbereitschaft der Genitalregion, insbesondere der Glans penis. Ob an der Eichel eine Lappenplastik gelingt oder nicht, hängt von der sorgfältigen Blutstillung ab. Um beim Operieren die Übersicht zu behalten und die Blutstillung zu erleichtern, empfiehlt es sich, die Glans penis mit Ornipressin zu infiltrieren. Ornipressin ist ein synthetisches Derivat des Hypophysenhinterlappenhormons Vasopressin. Ornipressin zeichnet sich dadurch aus, daß es eine gute gefäßkontrahierende Wirkung bei fast vollständig fehlender antidiuretischer Wirkung besitzt [7]. Der Vorteil des Ornipressin gegenüber Adrenalin besteht darin, daß beim Nachlassen der gefäßkontrahierenden Wirkung kein Rückschlagphänomen im Sinne einer Gefäßerweiterung auftritt. Ornipressin ist unter der Bezeichnung POR 8 (Sandoz) im Handel. Der Ampulleninhalt wird im Verhältnis 1:25 mit physiologischer Kochsalzlösung oder mit dem Lokalanästhetikum gemischt (z. B. 0,2 ml POR 8 auf 5 ml Gesamtmenge).

Spezielle Gesichtspunkte bei verschiedenen Eingriffen

Die folgenden Fehler und Gefahren sollten bei den verschiedenen Eingriffen am äußeren Genitale bedacht werden.

Phimosenoperation
Bei der Phimosenoperation kann es zu kosmetisch und funktionell unbefriedigenden Ergebnissen kommen, wenn man diesen Eingriff lieblos durchführt und etwa die verengte Vorhaut über einer Klemme einfach abschneidet. Insbesondere sollte auf eine sorgfältige Blutstillung geachtet werden. Nach Beendigung der Phimosenoperation sollte der weniger Geübte die Fossa navicularis stets mit einer Sonde auf Durchgängigkeit prüfen. Bei der Indikation zur Phimosenoperation wird manchmal der Fehler gemacht, daß man nicht unterscheidet zwischen einer physiologischen und einer pathologischen Phimose. Während der ersten Lebensjahre ist eine leichte Phimose physiologisch und deshalb keine Indikation zur operativen Behandlung.
  Über einen schwerwiegenden Fehler bei der Resektion der Vorhaut hat Melchior (1977) berichtet. Bei einem 12jährigen Knaben mußte wenige Tage, nachdem das Präputium elektrochirurgisch über einer Metallklemme abgetragen worden war, das Glied wegen einer vollständigen Nekrose der Schwellkörper amputiert werden. Für diese katastrophale Komplikation gibt es folgende Erklärung. Das Prinzip der Elektrochirurgie beruht darauf, daß eine punktförmige Berührung zwischen elektrischem Messer und Hautgewebe erfolgt. An diesem Punkt ist der elektrische Widerstand am größten und es kommt zu starker Hitzeentwicklung. Wenn nun aber gleichzeitig Metallinstrumente wie z. B. eine Klemme verwendet werden, dann führt dies zu einer flächenhaften Vergrößerung der Berührungsstelle (Abb. 1). Der Widerstand nimmt ab und die Stromstärke nimmt zu. Da der Penis ein Organ mit einem relativ geringen Gewebedurchmesser ist, kommt es hier zu einer starken Hitzeentwicklung mit Koagulationsnekrose. Über eine ähnliche Beobachtung bei einem Säugling, der aus rituellen Gründen beschnitten werden sollte, hat Forck (1980) berichtet; in diesem Fall war eine oberflächliche Nekrose des gesamten Pe-

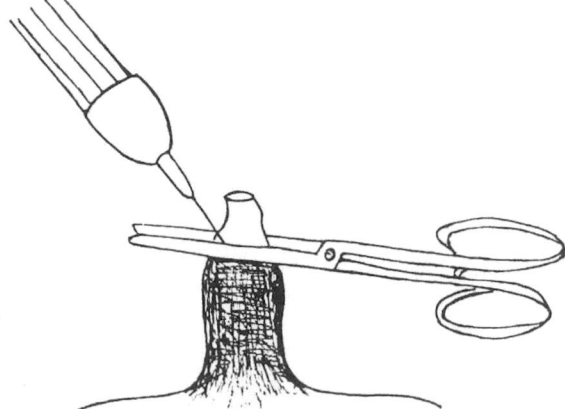

Abb. 1. Eine totale Nekrose des Penisschaftes kann die Folge sein, wenn die Vorhaut elektrochirurgisch über einer Metallklemme abgetragen wird

nisschaftes aufgetreten. Die Möglichkeit dieser Komplikation muß bedacht werden beim Einsatz elektrochirurgischer Geräte am Penis. Die beschriebene Komplikation kann nur auftreten bei Verwendung unipolaren Stroms, der von dem elektrischen Schneidegerät in Richtung einer indifferenten großflächigen Elektrode fließt. Zur Blutstillung am Penis empfiehlt sich deshalb die Verwendung einer bipolaren Koagulationspinzette. Hier fließt der Strom zwischen den beiden Pinzettenbranchen, und die beschriebene Schädigung des Penisgewebes ist ausgeschlossen.

Elektrochirurgische Entfernung spitzer Kondylome
Bei der Entfernung spitzer Kondylome sind die folgenden Fehler denkbar.

Zu tiefe Defekte. Beim Abtragen spitzer Kondylome mit der elektrischen Schlinge ist es ein typischer Anfängerfehler, an der Basis der spitzen Kondylome zu tiefe Defekte zu setzen. Dies verursacht unnötige Schmerzen und führt zu verzögerter Wundheilung. Man vermeidet tiefe Defekte, indem man die Haut sorgfältig spannt und die Kondylome Schicht für Schicht bis zur Basis abträgt.

Fehlende Behandlung intraurethraler oder intravaginaler Kondylome. Ein häufiger Grund für hartnäckige Rezidive ist die fehlende Behandlung intraurethraler oder intravaginaler Kondylome. Um eine gründliche Sanierung zu gewährleisten, ist oft die Überweisung der Patienten zum Urologen oder zum Frauenarzt notwendig.

Fehlende Nachbeobachtung. Bei spitzen Kondylomen ist es nicht angebracht, so radikal elektrochirurgisch zu operieren, daß mit einem Rezidiv überhaupt nicht mehr gerechnet werden muß. Vielmehr empfiehlt sich eine Nachkontrolle nach zwei, vier und acht Wochen, um kleinere Rezidive rechtzeitig zu behandeln.

Wenn der Patient nicht nachbeobachtet wird, kommt es oft schon nach kurzer Zeit zu erneutem ausgedehnten Kondylomwachstum.

Spitze Kondylome als Fehldiagnose bei Hirsuties papillaris des Penis oder der Vulva.
Bei der Entfernung spitzer Kondylome macht der Ungeübte manchmal den Fehler,

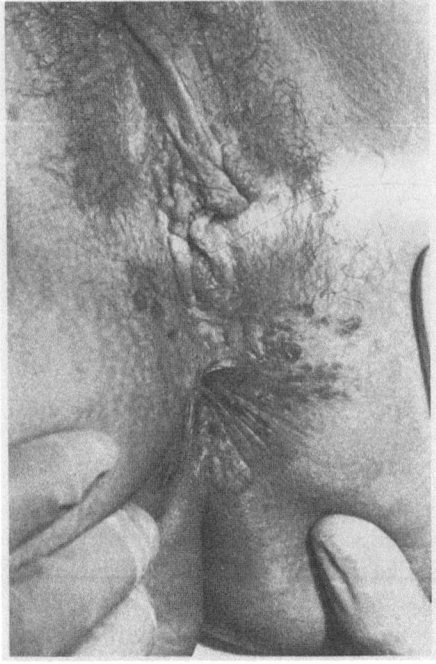

Abb. 2. Anogenitale bowenoide Papulose bei einer 47jährigen Frau

daß er die Papillen der Corona glandis für spitze Kondylome hält. Bei starker Ausprägung dieses Normalbefundes spricht man auch von Hirsuties papillaris penis. Ein analoger Befund kann auch an der Vulva vorkommen, der als Hirsuties papillaris vulvae bezeichnet wurde. Diese Papillen des Penis oder der Vulva werden als atavistische kopulative Haftorgane ohne funktionelle Bedeutung interpretiert. Bei Unkenntnis dieser physiologischen Normvariante kann es leicht geschehen, daß die Papillen unter der Fehldiagnose spitzer Kondylome operativ behandelt werden [1].

Entfernung von Präkanzerosen
Vor der operativen Behandlung eines Morbus Bowen der Genitalregion sollte man daran denken, daß die grundsätzlich benigne genitale bowenoide Papulose sich von einem Morbus Bowen histologisch nicht sicher abgrenzen läßt [6]. Klinisch unterscheidet sich die genitale bowenoide Papulose vom Morbus Bowen durch multizentrisches Auftreten und stärkere Pigmentierung (Abb. 2). Patienten mit genitaler bowenoider Papulose sind im allgemeinen jünger als Patienten mit Morbus Bowen. Im Gegensatz zum Morbus Bowen ist bei der bowenoiden Papulose eine Spontanregression möglich. Die Fehldiagnose Morbus Bowen würde zu einer unnötigen operativen Übertherapie führen [2].

Operative Behandlung des Lichen sclerosus et atrophicus penis
Wenn beim Lichen sclerosus et atrophicus penis eine Phimosenoperation durchgeführt wird, dann sollte man den gesunden Teil des äußeren Vorhautblattes vollständig belassen. Wenn nach der Phimosenoperation der Krankheitsprozeß an der

Glans penis nicht zur Ruhe kommen sollte, besteht dann immer noch die Möglichkeit, die krankhaft veränderten Areale der Eichel operativ zu entfernen und den Defekt mit Hilfe einer Vorhautlappenplastik zu decken [4, 5].

Literatur

1. Altmeyer P, Chilf GN, Holzmann H (1982) Hirsuties papillaris vulvae (Pseudokondylome der Vulva). Hautarzt 33: 281–283
2. Eichmann F, Sigg Ch, Schnyder UW (1980) Die bowenoide Papulose der Anogenitalregion: ein neues Krankheitsbild? Schweiz Med Wochenschr 110: 1401–1405
3. Forck G (1980) Physikalische Hautschäden durch Beruf und Therapie. 32. Tagung der Deutschen Dermatologischen Gesellschaft, Westerland/Sylt, 16.–20. September
4. Happle R (1973) Chirurgische Behandlung des Lichen sclerosus et atrophicus penis. Dermatol Monatsschr 159: 975–977
5. Happle R (1982) Prepuce skin flap. In: Grabb WC, Vasconez LO, Strauch B (Hrsg) Encyclopedia of flaps. Little, Brown, Boston (im Druck)
6. Kerl H, Hödl S, Kratochvil K, Kresbach H (1980) Genitale bowenoide Papulose. Pseudomorbus Bowen der Genitalregion. Hautarzt 31: 105–107
7. Kuschinsky E (1980) Taschenbuch der modernen Arzneibehandlung. Angewandte Pharmakologie. 8. Aufl. Thieme, Stuttgart New York, S 295
8. Melchior H (1977) Fehler und Gefahren bei Operationen am äußeren Genitale. In: Düben W, Kley W, Pfeifer G, Schmid E (Hrsg) Fehler und Gefahren in der plastischen Chirurgie. Beiträge zur rekonstruktiven Chirurgie verschiedener Körperregionen. Thieme, Stuttgart S 80–85

Indikationsabwägung bei der operativen Therapie benigner Hautveränderungen

E. Haneke

Zusammenfassung

Die Indikation zur Operation gutartiger Hautveränderungen muß sehr sorgfältig gestellt werden. Der Aufklärung des Patienten kommt dabei große Bedeutung zu. Es werden Operationsindikationen unterschiedlicher Dringlichkeit und mögliche Kontraindikationen anhand klinischer Beispiele erläutert.

Die Indikation zur operativen Behandlung gutartiger Hautveränderungen muß sehr differenziert gestellt werden. Es gibt dringende, quasi absolute Indikationen bis hin zu fast absoluten Kontraindikationen. Die Bewertung der Dringlichkeit einer aktiven chirurgischen Therapie ist schwierig und sehr subjektiv. Lokalisation und Ausdehnung ein und derselben Erkrankung, gegenwärtiges Alter des Patienten und Alter bei Auftreten der Hautveränderungen, organischer und psychischer Zustand, Begleitbefunde oder -erkrankungen, Verlauf früherer Operationen und deren Ergebnisse, Erwartung des Patienten und seiner Umgebung und viele andere Faktoren können die Indikation zur operativen Therapie so stark beeinflussen, daß sich nur vorsichtige Empfehlungen, keinesfalls jedoch feste und allgemein verbindliche Regeln aufstellen lassen.

Jeder Operation muß ein ausführliches Aufklärungsgespräch vorausgehen, in dem von seiten des Arztes die Notwendigkeit der Operation sowie ihre Vorteile und möglichen Risiken, das zu erwartende Operationsergebnis, die Durchführung, erwartete Heilung, voraussichtliche Arbeitsunfähigkeit, Probleme der Nachbehandlung und nicht zuletzt die Kosten in einer dem Patienten verständlichen Sprache erläutert werden (Tabelle 1). Allein die Aufklärung, daß nach einer einfachen Lokalanästhesie alle eine volle Aufmerksamkeit erfordernden Tätigkeiten, z. B. Autofahren, in den folgenden 2 h nicht durchgeführt werden dürfen, kann einen Einfluß auf das zu wählende Operationsverfahren oder überhaupt die Frage, ob dann noch eine Operation gewünscht wird, ausüben. Der Patient muß meistens auf-

Tabelle 1. Aufklärung des Patienten durch den Arzt

Aufklärungsgespräch vor operativer Therapie benigner Hautveränderungen sollte unbedingt klären:
Anästhesie- und Operationsrisiko
zu erwartendes Operationsergebnis
mögliche Diskrepanz zwischen Patientenerwartung und tatsächlichem Operationsergebnis
Folgen, wenn nicht oder zu spät operiert wird
Operation stationär oder ambulant
Heilungsdauer, Arbeitsunfähigkeit, Nachbehandlung wie und durch wen, Kostenübernahme

gefordert werden, seinerseits noch bestehende Fragen aufzuklären, was desto wichtiger ist, je weniger dringlich eine Operation ist. Zudem müssen oft übertriebene Erwartungen gedämpft werden. Außer medizinische Probleme muß der aufklärende Arzt auch zunehmend forensische Aspekte beachten, nicht zuletzt zu seinem eigenen Schutz.

Die medizinische Indikationsstellung kann eventuell durch das Aufklärungsgespräch modifiziert werden. Sie muß die Dringlichkeit eines operativen Eingriffes gegen Risiken der Operation und Anästhesie abwägen und individuelle Risikofaktoren des Patienten – Herz- und Kreislaufstörungen, Diabetes mellitus, Abwehrschwäche – berücksichtigen. Ängstliche Patienten müssen auf nachteilige Folgen einer Verweigerung der Operation oder ihrer zu späten Durchführung hingewiesen werden. Bei manchen korrektiven Eingriffen muß die Erwartung des Patienten bezüglich des postoperativen Aussehens mit dem voraussichtlich erreichbaren Operationsergebnis in Einklang gebracht werden. Ob ein Patient stationär oder ambulant operiert werden soll, hängt nicht nur von der Größe des Eingriffs, sondern auch von Alter, Familienverhältnissen, Entfernung zum Wohnort ab (Tabelle 2).

Ein wesentlicher Punkt ist die Auswahl der geeigneten plastisch-chirurgischen Operationsmethoden oder auch anderer aktiver Behandlungsverfahren wie Elektro-, Kryo- und Laserchirurgie. Kommt für eine Erkrankung praktisch nur ein Verfahren in Frage, wie z.B. Laserbehandlung beim Naevus flammeus, sollte an den verwiesen werden, der einen Laser zur Verfügung hat. Persönliche Erfahrung, Risiko und Belästigung durch die Operation, erreichbarer Erfolg und Nachbehandlung spielen eine große Rolle bei der Auswahl des Operationsverfahrens. Gelegentlich wird vom Patienten bewußt ein kosmetisch weniger befriedigendes Ergebnis in Kauf genommen, um sich aufwendige Verbände, Ruhigstellung und Arbeitsunfähigkeit zu ersparen, z.B. wenn er die Sekundärheilung eines elektrochirurgisch ge-

Tabelle 2. Ärztliche Indikationsabwägung

Indikationsabwägung muß beinhalten:
Dringlichkeit der Operationsindikation
Risiko der Operation und Anästhesie
Risikofaktoren beim Patienten
Auswahl verschiedener Operationsverfahren und -methoden
präoperatives /. vermutlich postoperatives Aussehen
forensische Aspekte

Tabelle 3. Auswahl verschiedener Operationsmöglichkeiten

Auswahl verschiedener Operationsverfahren und -methoden nach
technischen Möglichkeiten
persönlichen Erfahrungen
objektivem Befund
subjektiver Belästigung und Risiko
Erfordernis der Nachbehandlung
zu erwartendem Operationsergebnis

setzten Defektes einer aufwendigen Lappenplastik oder freien Transplantation vorzieht (Tabelle 3).

Anhand einiger Beispiele soll nun auf unterschiedlich dringliche Indikationen benigner Hautveränderungen eingegangen werden.

Eine der wenigen absoluten Indikationen für eine sofortige Operation ist die Entfernung traumatischer Tätowierungen [1], die meist durch mehr oder weniger selbstverschuldete Unfälle, aber auch Verbrechen bedingt sein können. Die fast narbenlose Entfernung von Pulverpartikeln gelingt nur so lange, wie der Schußkanal noch offen ist. Beim Ausbürsten müssen die Borsten eindringen können, um beim elastischen Herausschnellen die Schmutzpartikel herauszustoßen. Je länger der Wundkanal offen ist, desto später hat die Ausbürstung noch Erfolg; d.h. daß bei schwereren Verletzungen auch eine Behandlung noch nach über 48 h teilweise Erfolg haben kann [2].

Eine dringende Indikation zur Verhütung irreversibler Schäden stellt auch die chirurgische Behandlung akuter subungualer Panaritien dar. Bei Kindern kann bereits innerhalb von 48 h eine schwere Matrixschädigung mit permanenter Onychodystrophie als Folge auftreten [3].

Zur Erhaltung der Funktion eines Gelenkes ist die Beseitigung von Narbenkontrakturen unbedingt erforderlich. Hier muß den Patienten bzw. Eltern klar gemacht werden, daß diese Behandlung insbesondere bei ausgedehnten Verbrennungsnarben keine kosmetische Korrektur, sondern eine echte Funktionsverbesserung zum Ziel hat.

Bei schwerster kosmetischer Beeinträchtigung ist, wenn überhaupt möglich, die frühzeitige Operation indiziert. Selbst Teilexzisionen können bereits wirkliche kosmetische Erfolge darstellen, z. B. die Wammenreduktion bei der Neurofibromatose. Riesennävi, die nicht zu Unrecht auch Tierfellnävi genannt werden, sind entstellend. Deshalb und zur Melanomprophylaxe ist ihre operative Beseitigung anzustreben. Stößt sie auf ausdehnungsbedingte Grenzen, ist ihre konsequente Kontrolle erforderlich, da sie ein lebenslang bestehendes Melanomrisiko von ca. 6% haben [5], wenn auch Melanome auf Riesennävi wegen deren Seltenheit insgesamt sehr selten sind.

Auf Nävi sebacei entwickeln sich ab dem Alter von ca. 40 Jahren in bis zu einem Drittel der Fälle Basaliome. Die operative Entfernung stellt also sowohl eine Basaliomprophylaxe als auch eine kosmetische Korrektur dar.

Kleine angeborene Nävuszellnävi werden bei über einem Prozent der Säuglinge beobachtet [6]. Diese kleinen kongenitalen Nävi haben, auf die Hautoberfläche bezogen, ein 4000 bis 13000fach höheres Melanomrisiko als unauffällige Haut, und in einer Untersuchung von 234 Melanomen fanden sich in 8% histologische Zeichen kongenitaler Nävi [6].

Eine Indikation zur operativen Behandlung gutartiger Hautveränderungen besteht selbstverständlich auch dann, wenn es keine andere Therapiemöglichkeit gibt, wie z. B. bei störenden Epidermoid- und Trichilemmzysten oder dem stark schmerzhaften Glomustumor, oder wenn die konservative Behandlung erfolglos bleibt wie in vielen Fällen eines eingewachsenen Großzehennagels, der Pyodermia chronica sinificans oder mancher vulgärer Warzen.

Eine kosmetische Beeinträchtigung durch ein Rhinophym braucht vom Kranken nicht hingenommen zu werden. Ob man es mit der elektrischen Schlinge abschält, mit dem Skalpell oder Schick-Dermatom schichtweise abträgt oder mit der hochtourigen Fräse dermabradiert, bleibt an sich gleichgültig, da das kosmetische Ergebnis meines Erachtens von dem Können des Operateurs, weniger vom Verfahren abhängt.

Nävi flammei sind heutzutage eine Indikation zur Laserbehandlung. Allerdings kann der enorme zeitliche Aufwand für den Patienten eine solche Belastung darstellen, daß er eine andere Therapie wünscht [4, 7].

Das Lymphangioma circumscriptum wird oft durch rezidivierende Erysipele kompliziert. Da es im allgemeinen mit komplexen, weit über das klinisch sichtbare Gebiet hinausgehenden Mißbildungen des Lymphgefäßsystems assoziiert ist [9], ist eine radikalchirurgische Behandlung meist nicht möglich. Wir raten daher zur oberflächlichen Verschorfung der froschlaichartigen Veränderungen, weisen aber darauf hin, daß nach der relativ raschen Sekundärheilung und einem unterschiedlich langen Intervall sich wieder allmählich typische Hauterscheinungen entwickeln werden, die immer wieder auf dieselbe Art, elektrochirurgisch oder mit dem Laser, behandelt werden können.

Manche Tätowierungen sind so geschmacklos und provozierend, daß sie eine Reintegration in die Gesellschaft unmöglich machen. Im allgemeinen macht man jedoch die Erfahrung, daß der Wunsch zur Entfernung einer Tätowierung nur so lange besteht, wie der Tätowierte die Kosten für die Entfernung nicht selbst tragen muß. Aufgrund langjähriger Erfahrung bin ich zu der Auffassung gelangt, daß man sich *nicht* dazu hergeben soll, ein fragwürdiges Attest über die medizinisch-psychologische Indikation der operativen Detatauierung auszustellen, damit die Krankenkasse die Behandlungskosten übernimmt.

Eine relative Operationsindikation besteht, wenn die Operation eine langwierige konservative Therapie abkürzen kann, z. B. die zusätzliche Entfernung mykotischer Nägel mit Nagelbettoilette.

Bei der operativen Behandlung lediglich subjektiv störender Veränderungen wie Nävuszellnävi übernimmt der Arzt eine besonders große Verantwortung. Der Patient erwartet mit Recht, daß das postoperative Ergebnis kosmetisch weitaus besser ist als der präoperative Befund. Daraus ergibt sich, daß auch bei nicht sehr großen rundlichen Nävi ein zwei- oder mehrzeitiger Eingriff indiziert sein kann, wenn sich dadurch das Endergebnis verbessern läßt. Bei der Entfernung eines runden Herdes muß, will man eine Bürzelbildung verhindern, eine fusiforme Exzision vorgenommen werden, die bis zu doppelt so lang ist wie der Nävusdurchmesser. Eine mehrzeitige Operation, die aus dem rundlichen einen länglichen Herd macht, ist zwar aufwendiger, führt jedoch zu einem weitaus besseren kosmetischen Ergebnis (Abb. 1). Man muß jedoch darauf achten, daß eine Teilexzisionsnarbe nicht dehiszent wird, weil sich oft eine starke Pigmentierung in der Narbe entwickelt.

Relative Indikationen sind auch – zumindestens für den Dermatologen in Deutschland – die operative Therapie der männlichen Glatzenbildung oder die Korrektur mehr oder minder altersbedingter Veränderungen wie Runzeln oder Mammoptose.

Eine Kontraindikation zur Operation sehe ich bei den meisten Hämangiomen bei Säuglingen. Allerdings kann man bei großen kavernösen Hämangiomen ohne Rückbildungstendenz eine perkutane Transfixion versuchen.

Dringend abzuraten ist von der chirurgischen Lösung psychischer Konflikte

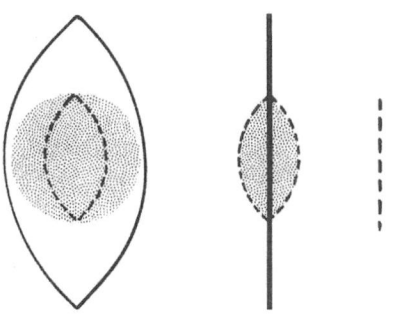

Abb. 1. Schematische Darstellung der Vorteile einer zweizeitigen Operation eines rundlichen Nävus

einzeitige Operation ———
zweizeitige Operation ------

Tabelle 4. Operationsindikation bei gutartigen Hautveränderungen

Operation dringend angezeigt

zur Verhütung dauerhafter Schäden
zur Erhaltung der Funktion
zur Verhütung schwerster kosmetischer Beeinträchtigung
zur Prophylaxe maligner Tumoren

Operation indiziert

wenn konservative Therapie erfolglos oder keine andere Therapie möglich ist
wenn eine kosmetische Beeinträchtigung vorliegt
wenn Gefahr rezidivierender Folgeerkrankungen besteht
wenn Hautveränderungen soziale Integration verhindern

Relative Operationsindikation

Abkürzung oder Beschleunigung einer konservativen Therapie
Entfernung subjektiv störender Veränderungen
Kaschierung der Alopecia androgenetica beim Mann
Korrektur nichtkrankhafter altersbedingter Veränderungen

Operation kontraindiziert

bei den meisten kavernösen Hämangiomen der Säuglinge
bei dem Versuch, mit einer „Schönheitsoperation" psychische Konflikte zu lösen
bei zu erwartendem Mißerfolg

durch eine sog. Schönheitsoperation [8]. Grundsätzlich wird vor kosmetischen Operationen bei Patienten mit Psychosen gewarnt, und man sollte – zu seinem eigenen Schutz – nicht aus falscher Rücksichtnahme versäumen, einen Patienten, der nicht nachvollziehbare Wünsche zur chirurgischen Veränderung seines Äußeren vorbringt, einem Psychiater vorzustellen (Tabelle 4).

Scheinbar überflüssig ist als Kontraindikation einer operativen Behandlung der zu erwartende Mißerfolg zu nennen. Leider zeigt die meines Erachtens stets erfolglose und zudem sehr schmerzhafte Nagelextraktion bei dem Versuch, einen Unguis incarnatus zu behandeln, daß es auch im Bereich der Dermatochirurgie Operationen mit vorprogrammiertem Mißerfolg gibt.

Literatur

1. Haneke E (1978) Die Sofortentfernung traumatischer Tätowierungen. Kopfklinik 2: 137–138
2. Haneke E (1981) The immediate removal of accidental tattoos. In: Bernstein L (ed.) Aesthetic Surgery, Vol 1, (3rd International Symposium of Plastic and Reconstructive Surgery of the Head and Neck, New Orleans 1979), Grune & Stratton, New York, pp 189–190
3. Haneke E, Baran R, Bureau H (1982) Chirurgie der Nagelregion. Z Hautkr 57: 1107–1116
4. Landthaler M, Haina D, Waidelich W, Braun-Falco O (1982) Die Behandlung von Naevi flammei mit dem Argonlaser. Dtsch Ärzteblatt 79/16: 29–31
5. Rhodes AR, Wood WC, Sober AJ, Mihm MC (1981) Nonepidermal origin of malignant melanoma associated with a giant congenital nevocellular nevus. Plast Reconstr Surg 67: 782–790
6. Rhodes AR, Sober AJ, Day CL, Melski JW, Harrist TJ, Mihm MC, Fitzpatrick TB (1982) The malignant potential of small congenital nevocellular nevi. J Amer Acad Dermatol 6: 230–241
7. Seipp W, Haina D, Justen V, Waidelich W (1978) Laserstrahlen in der Dermatologie. Dtsch Derm 26: 557–575
8. Stellmach R (1981) Gesichtsplastiken als Präventivmaßnahmen zur Verhütung psychischer Schäden. Münch med Wschr 123: 1073–1077
9. Whimster IW (1976) The pathology of lymphangioma circumscriptum. Br J Dermatol 94: 473–486

Narbenbildung nach Kürettage seborrhoischer Warzen

W. Schmeller

Zusammenfassung

Seborrhoische Warzen sind ein häufiger Befund bei älteren Patienten. Als Therapieverfahren sind Kürettage, Exzision, kaltkaustische Entfernung, Kryotherapie und Dermabrasion angegeben. Dabei ist die Entfernung durch Kürettage das am häufigsten angewandte Verfahren. Normalerweise kommt es nach der Behandlung zu einer narbenlosen Reepithelisierung mit guten kosmetischen Ergebnissen. Aufgrund einer eigenen Beobachtung wird darauf hingewiesen, daß nach Kürettage in seltenen Fällen auch unschöne Narben auftreten können.

Verrucae seborrhoicae sind ein häufiger Befund jenseits des 40. Lebensjahres. Multiples Auftreten – auch bei jüngeren Menschen – ist meist Ausdruck einer familiären Disposition, sehr selten Zeichen eines paraneoplastischen Syndroms (Léser-Trélat-Zeichen).

Indikationen zur operativen Entfernung seborrhoischer Warzen sind:
- mechanische Irritationen, z. B. mit Blutungen aus den erweiterten Kapillaren der Papillarkörper;
- rezidivierende Entzündungen und Superinfektionen, z. B. durch Bakterien oder – besonders intertriginös – durch saprophytäre Candidaarten;
- diagnostische Abklärung, z. B. gegenüber pigmentierten Basaliomen, Melanomen oder dem Morbus Bowen;
- kosmetische Gründe.

Als Therapieverfahren kommen in Frage: Kürettage, Exzision, elektrochirurgische Entfernung, Kryotherapie und Dermabrasion.

Da die seborrhoischen Warzen harmlose papillomatöse Proliferationen aus meist exophytisch aufsitzendem akanthotischem Epithel sind, kann die Entfernung mit dem scharfen Löffel oder der Kürette praktisch ohne bindegewebigen Verlust erfolgen. Das am häufigsten empfohlene und angewandte Verfahren der Kürettage führt daher im allgemeinen zu optimalen kosmetischen Ergebnissen [5]. Angaben über Narbenbildung oder Pigmentierungsstörungen sind ausgesprochen selten.

Bei einer 35jährigen Patientin waren in den letzten acht Jahren multiple Verrucae seborrhoicae am Rumpf aufgetreten. Nach histologischer Diagnosesicherung durch eine Probeexzision – mit nachfolgender unauffälliger Narbenbildung – erfolgte die Entfernung mit dem scharfen Löffel unter einer Prämedikation mit Dolantin/Atosil. Die Nachbehandlung erfolgte mit Tetrazyklin-Lanette-Emulsion und später mit Contractubex C Salbe.

Postoperativ kam es zu einer reparativen Wundheilung mit Narbenbildung und Hyperpigmentierung im Randbereich der kürettierten Areale (Abb. 1). Das rötliche Narbengewebe blaßte im Laufe der nächsten sechs Monate weitgehend ab; eine hypertrophe Narbe prästernal wurde flacher; die Hyperpigmentierung blieb allerdings weitgehend bestehen.

Die Patientin war mit dem Ergebnis der Operation zufrieden.

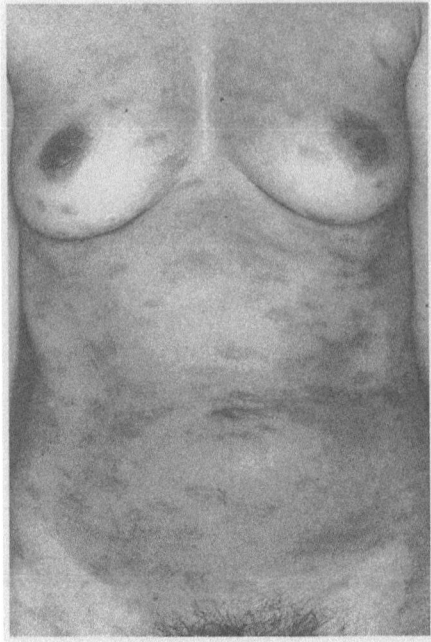

Abb. 1. Narbenbildung und Hyperpigmentierung 3 Wochen nach Kürettage

Während nur die Epidermis betreffende Substanzdefekte normalerweise narbenlos reepithelisieren, kann bei stark prädisponierten Personen eine Narbenbildung auftreten, die zur Hypertrophie und sogar zur Keloidbildung führen kann [7]. Dabei spielen sowohl konstitutionelle, hormonelle und altersbedingte Faktoren als auch lokale Besonderheiten unterschiedlicher Körperregionen eine Rolle [2].

Dies erklärt auch die Tatsache, daß die Narbenentwicklung im Einzelfall nicht vorhersehbar ist und das Aussehen einmal entstandener Narben sich durch externe Maßnahmen praktisch kaum beeinflussen läßt. Abwarten ist daher immer noch die „beste, billigste und angenehmste Medizin" [2].

Unser Beispiel zeigt, daß auch einfache und als harmlos geltende Methoden wie die Kürettage eine strenge Indikationsstellung erfordern, da sie bei prädisponierten Patienten zu therapeutisch unbefriedigenden Ergebnissen führen können. Berichte über ungünstige kosmetische Resultate nach Kürettagen sind in der Literatur relativ selten zu finden, wenngleich in Zusammenhang mit der Behandlung von Basaliomen auf Narbenbildung und Pigmentierungsstörungen hingewiesen wurde [4, 6].

Bei großflächigen Kürettagen aus kosmetischen Gründen sollte daher unter Umständen eine Probekürettage mit einer Verlaufsbeobachtung über einige Wochen durchgeführt werden.

Literatur

1. Braun-Falco O, Kint A (1963) Zur Histogenese der Verruca seborrhoica. Arch Klin exp Derm 216: 615–649

2. Crikelair GF, David MCJ, Bard C (1977) Scars and keloids. In: Converse JM (ed) Reconstructive plastic surgery, vol. I. WB Saunders Company, Philadelphia London Toronto, p 413
3. Grimmer H (1970) Histologischer Bildbericht 244, Krankheiten des äußeren weiblichen Genitale. 1) Verruca seborrhoica. Z Haut Geschl Kr 45: 151–160
4. Mc Daniel WE (1978) Surgical therapy for basal cell epitheliomas by curettage only. Arch Dermatol 114: 1491–1492
5. Petres J, Hundeiker M (1975) Korrektive Dermatologie. Springer, Berlin Heidelberg New York
6. Reymann F (1975) Multiple basal cell carcinomas of the skin: Treatment with curettage. Arch Dermatol 111: 877–879
7. Townsend EH (1961) Keloids from dermal testing in an allergic patient. Am J Dis Child 102: 101–105

Indikation und Risiko operativer Eingriffe beim Basaliom und spinozellulären Karzinom

J. Petres und R. P. A. Müller

Zusammenfassung

Die Indikation zur kurativen Therapie bei Basaliomen und spinozellulären Karzinomen ist bereits durch die klinische Diagnose und im Zweifelsfall durch deren histologische Bestätigung gesetzt. Dabei wird der chirurgischen Behandlung, besonders bei Rezidivtumoren, der Vorzug vor möglichen alternativen Therapieformen gegeben.
 Im Vordergrund der Therapie steht die Radikalität, wobei die chirurgische Behandlung dieser Forderung am ehesten entspricht. Dabei müssen tumorbedingte Schwierigkeiten und Probleme spezieller Lokalisationen gekannt und berücksichtigt werden. Der radikalen Tumorexzision muß eine ästhetisch und funktionell befriedigende Rekonstruktion folgen. Rezidive und mangelhafte Operationsergebnisse sind nicht selten Folgen von „ungeschulter Empirie" und erzwungenem primären Wundverschluß anstelle einer adäquaten Plastik. Die Behandlung endet nicht mit dem Befund „reizlose Narbenverhältnisse", sondern muß in eine mehrjährige Nachsorge übergehen. Nur dadurch können das Risiko „Rezidiv" minimiert und sowohl die Früherkennung als auch die daraus abgeleitete Frühtherapie verbessert werden.

Die Notwendigkeit zur kurativen Therapie bei Basaliomen und spinozellulären Karzinomen ist bereits durch die klinische Diagnose, bzw. durch deren mittels Probebiopsie erfolgter histologischer Bestätigung, gegeben. Im Vordergrund der Behandlung steht die Radikalität der Tumorausrottung, wobei der operative Eingriff dieser Forderung am ehesten entspricht [4].
 Mit Hilfe der feingeweblichen Aufarbeitung des Operationspräparates gelingt die dreidimensionale Sicherstellung, daß die Neubildung auch vollständig entfernt wurde. In diesem Zusammenhang muß auf das „Eisbergphänomen" bestimmter Basaliomformen hingewiesen werden [5], bei denen der makroskopisch erkennbare Tumorrand bei weitem nicht den tatsächlichen Tumorgrenzen entsprechen muß. Auch narbige Folgezustände von vorausgegangenen inadäquaten Behandlungsversuchen erschweren bei Rezidivtumoren zusätzlich die klinische Erkennung der wahren Tumorausdehnung [6].
 Da ungefähr 80% aller Basaliome und spinozellulären Karzinome im Kopf-Hals-Bereich lokalisiert sind [1, 3, 9], ist nach der Tumorentfernung auf eine ästhetisch befriedigende und funktionell hochwertige Rekonstruktion der exzidierten Strukturen zu achten. Dies gilt besonders für jene Neubildungen, die an Übergängen von Haut zu Schleimhaut lokalisiert sind (z.B. Lippen, Lider, Nase). Über das ästhetisch befriedigende Ergebnis hinaus beinhaltet dort die funktionelle Wiederherstellung auch die Möglichkeit zur völligen sozialen Rehabilitation und Reintegration des betreffenden Tumorkranken.

Operations-Techniken und deren Problematik

Zur plastischen Defektdeckung im Rahmen der Dermatochirurgie kommen regionale und lokale Lappenplastiken, sowie Freihauttransplantate als alternative Methoden in Frage [8]. Dabei müssen Vor- und Nachteile der beiden Techniken im Einzelfall gegeneinander abgewogen werden. Auch die manuelle und intellektuelle Beherrschung von adäquaten Operationstechniken schützen Arzt und Patienten nicht vor postoperativer Enttäuschung. Der voraussichtliche Operationsverlauf und das zu erwartende Operationsergebnis muß deshalb präoperativ zwischen Arzt und Patient intensiv besprochen werden. Nur die ärztliche Erfahrung und das plastisch-konstruktive Vorstellungsvermögen des Therapeuten entscheiden über den ästhetisch und funktionellen Erfolg des Eingriffs, der dann bei entsprechender Aufklärung des Patienten von diesem auch zumeist akzeptiert wird.

Basaliome und auch Stachelzellkarzinome an kritischen Lokalisationen, wie im Bereich des Lidinnenwinkels und der ala nasi mit Übergang auf die Nasolabialfalte sowie der Ohrregion, haben häufig über das horizontale Tumorwachstum hinausgehend, eine erhebliche Tiefenausdehnung, die vom Operateur ein großes Maß an chirurgischer Erfahrung und Kenntnis der jeweils optimalen rekonstruktiven Techniken voraussetzt. Bei zu knapper Exzision, verbunden mit einem erzwungenen primären Wundverschluß durch eine Dehnungsplastik oder eine einfache Lappenplastik, ist das Rezidiv vorprogrammiert.

Besonders problematisch sind die am unteren Absetzungsrand belassenen Tumorzellen. Von diesen ausgehend erfolgt dann die Involvierung der knöchernen oder knorpeligen Strukturen, bevor sich das Rezidiv auf der Oberfläche manifestiert. Nur durch die Beherrschung der diffizilen Techniken der plastischen Chirurgie, anstelle einer leider nicht selten geübten Empirie, kann dieser für den Patienten verhängnisvolle Verlauf vermieden werden. Voraussetzung hierfür ist eine exakte histologische Diagnostik. Diese ist aber leider immer noch nicht allgemein selbstverständlich. Über den gezielten Auftrag an den Dermatohistopathologen, den Tumor nicht nur zu klassifizieren, sondern auch dessen vollständige Entfernung zu attestieren, ist die Rückerinnerung an den Therapeuten möglich. Bei nicht vollständiger Exzision ist unbedingt nachzuexzidieren und dieses, wenn notwendig, wiederholt zu tun. Nur auf diesem Wege gelingt es, den Patienten tumorfrei zu machen.

Bei schwieriger Tumorabgrenzung ist es deshalb empfehlenswert, den definitiven Wundverschluß erst dann vorzunehmen, wenn vom Histologen mit Hilfe von Stufenschnitten die endgültige Bestätigung vorliegt, daß kein Tumorrest im Operationsgebiet ist [6]. Bei Problemtumoren kommt alternativ die Anwendung der mikroskopisch kontrollierten Chirurgie in Frage [2]. Dieses Verfahren ist aber in Deutschland auf einzelne dermatologische Kliniken beschränkt.

Bei tiefen, bis zur Muskelfaszie oder Periost reichenden Operationswunden ist es sicher nicht optimal, den Defekt mit einem freien Hauttransplantat in einer Sitzung zu decken. Selbst wenn das Transplantat reizlos einheilt, resultiert eine kosmetisch störende muldenförmige Narbe. Günstiger ist es, hier das Wundbett zu konditionieren, d.h. durch die ca. 2- bis 3wöchentliche Applikation von synthetischem Hautersatz, der alle 2–3 Tage gewechselt wird, eine Nivellierung des Wundgrundes mit festem Granulationsgewebe zu erzielen. Auf diesem vorbereiteten Granulationsgewebe läßt sich dann zumeist eine freie Transplantation erfolgreich durchfüh-

Indikation und Risiko operativer Eingriffe beim Basaliom und spinozellulären Karzinom 153

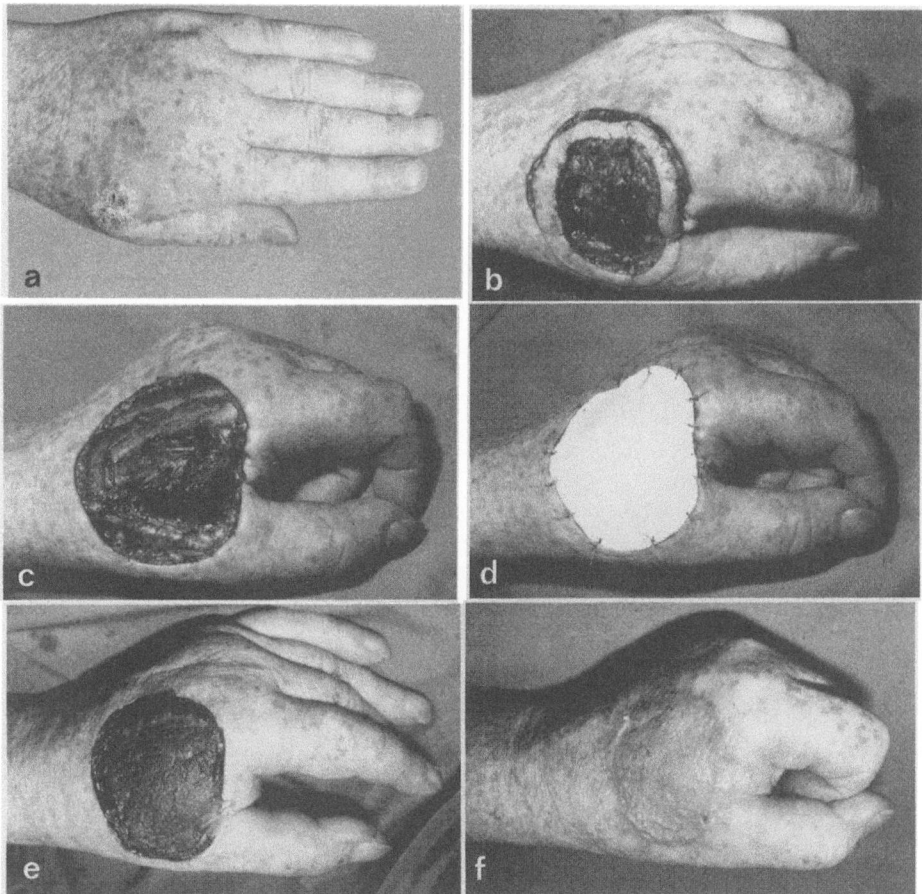

Abb. 1a–f. 68jähriger Mann. Rezidiv eines spinozellulären Karzinoms nach inkompletter Erstoperation vor 3 Jahren (damals keine histologische Befundung erfolgt!). **a** Präoperativer Befund; **b** Nachexzision wegen histologisch nicht vollständiger Entfernung; **c** Zustand nach vollständiger Tumorexzision; **d** Passagere Defektdeckung mit synthetischem Hautmaterial zur Wundgrundkonditionierung; **e** Wundgrundkonditionierung vor Freihauttransplantation; **f** Zustand 3 Wochen nach erfolgreicher Defektdeckung mit Freihauttransplantat

ren [7] (Abb. 1 a–f). Dieses Vorgehen beugt auch der Entstehung von bleibenden haemosiderinbedingten Einlagerungen vor, die durch die Resorption von Einblutungen in das Transplantatbett bei der Defektdeckung ohne vorherige Wundgrundkonditionierung bedingt sind.

Eine Vermeidung von unerwünschten Nebenwirkungen bei der Verwendung freier Transplantate durch den alternativen Einsatz von gestielten Lappenplastiken ist nicht immer möglich oder sinnvoll, wie auch unsere Erfahrungen zeigen. So verwenden wir bei unserem großen Patientengut nach Exzision maligner Hauttumoren, wenn eine primäre Wundnaht im Sinne einer Dehnungsplastik unmöglich ist, in ca. 35% freie Hauttransplantate und in ca. 65% Lappenplastiken, (Abb. 2 a–d).

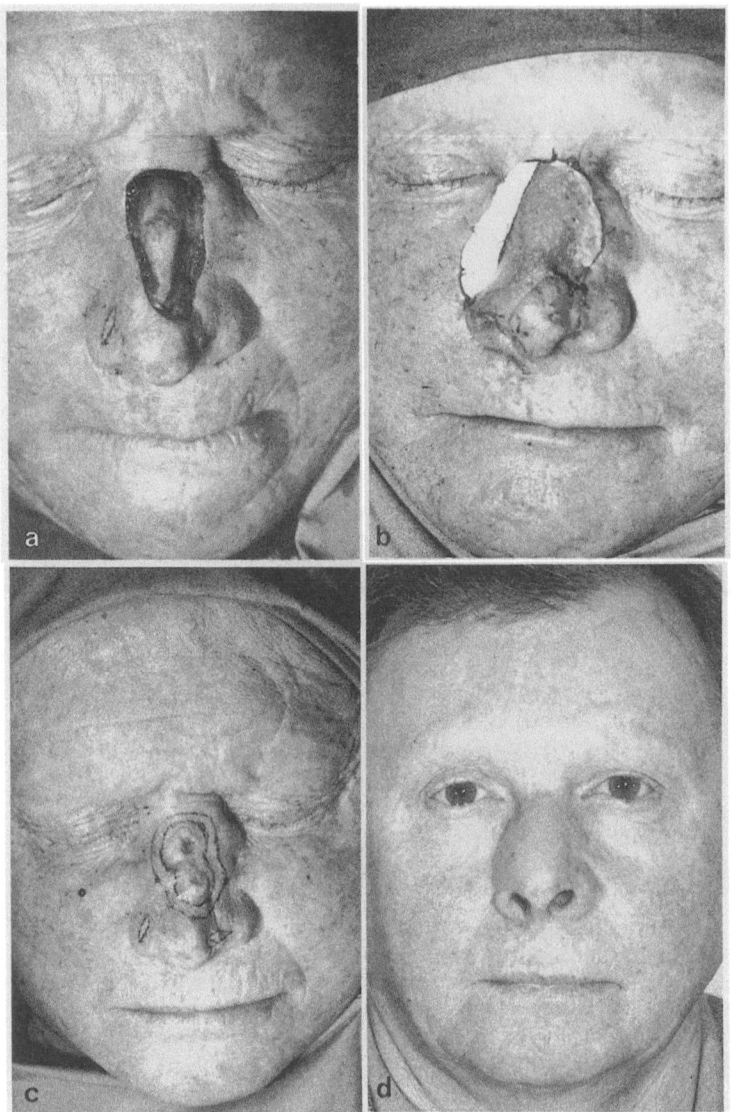

Abb. 2a–d. 57jähriger Mann. Multizentrisches Rezidiv eines Basalioms. Zustand nach 8 operativen Eingriffen und 3 Strahlenserien (insgesamt 12000 r) während der vergangenen 12 Jahre. **a** Exzision des klinisch suspekten Tumoranteils; **b** Zustand nach vollständiger Tumorentfernung bei passagerer Defektdeckung mit synthetischem Hautersatz; **c** Präoperativer Befund – verdächtige Regionen sind markiert; **d** Zustand 14 Monate nach Versorgung des ausgedehnten Operationsdefekts mittels medialem Stirnlappen. Entnahmestelle im Stirnbereich im Sinne einer VY-Plastik versorgt

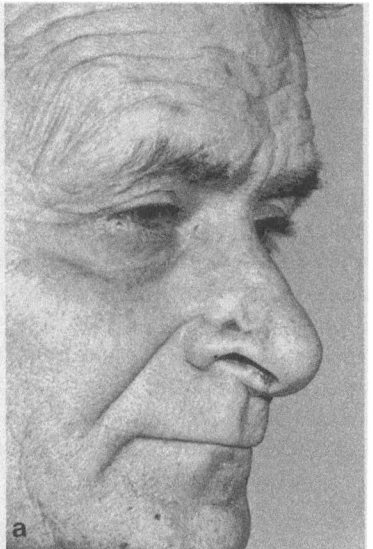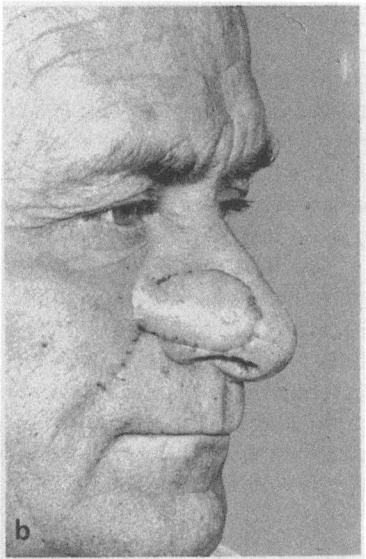

Abb. 3a, b. 53jähriger Mann. Rezidiv eines Basalioms nach Röntgentherapie vor 15 Jahren. **a** Präoperativer Befund; **b** Zustand 10 Tage nach Tumorexzision und Defektdeckung mittels Nasolabiallappen. – Lappen wurde zu wenig entfettet

Das Problem der gestielten Lappen liegt wiederum darin, daß nicht selten, auch als Folge ungeschulter Empirie des Operateurs, bei alternativen Möglichkeiten der Lappenbildung nicht die im Einzelfall jeweils optimale Technik benutzt wird. Solche Fehler können sowohl Ästhetik als auch Funktion beeinträchtigen. Aus Furcht vor einer Lappennekrose wird z. B. ein Schwenklappen zu wenig entfettet, so daß später eine störende Wulstbildung entsteht, (Abb. 3 a–b). Falsch geschnittene Rotationslappen zum partiellen Unterlidersatz können korrekturbedürftige Ektropien zur Folge haben und Unkenntnis über erhaltende Operationstechniken im Ohrmuschelbereich zur unnötigen Teilamputation oder vollständigen Ablatio dieses Organs führen.

Bei genauer Kenntnis der topographischen Anatomie im Operationsgebiet gelingt es häufig, Lappen zu präparieren, die im Lappenstiel eine Gefäßversorgung enthalten, wodurch wiederum der Lappenstiel im Verhältnis zur Lappenlänge extrem schmal gehalten werden kann. Auch die Mobilität des Lappens wird dadurch wesentlich gesteigert, ohne daß Nekrosen bei subtiler Operationstechnik befürchtet werden müssen. Beispiele hierfür sind vor allem die im Laufe der letzten Jahre vermehrt in die Behandlung eingeführten subkutan gestielten Lappen und Insellappenplastiken. Das Problem der Nekrosen von gestielten Lappen kann darüber hinaus durch den konsequenten Einsatz von Saugdrainagen, die intraoperativ in das Wundbett eingelegt werden, minimiert werden.

Folgerungen

Der Forderung nach weitestgehender Radikalität bei der Tumorentfernung und nach einer, von Patient zu Patient jeweils neu zu planenden, Operationstechnik mit dem Bestreben, eine funktionell und kosmetisch optimale Rekonstruktion der entfernten Strukturen zu erzielen, können wir als operative Dermatologen nur entsprechen, wenn wir unseren operativen Standard durch entsprechende Ausbildungsangebote und -anforderungen stets weiter zu entwickeln bereit sind.

Auch bei optimaler Therapie wird das Auftreten von Rezidiven, bzw. die Neuentstehung von Basaliomen oder spinozellulären Karzinomen im Operationsgebiet niemals ganz zu vermeiden sein. Deshalb darf die Therapie dieser Tumoren keinesfalls mit dem Befund „reizlose Narbenverhältnisse" enden; sie muß vielmehr in eine mehrjährige Nachsorge übergehen. Diese kann sowohl in Kliniken als auch von niedergelassenen Kollegen in enger Kooperation mit den Hausärzten wahrgenommen werden. Nur dadurch wird das Risiko „Rezidiv" verringert und die Früherkennung weiterer gleichartiger Tumoren verbessert.

Literatur

1. Burg G (1981) Spinozelluläre Karzinome der Haut. In: Korting GW (Hrsg): Dermatologie in Klinik und Praxis. Thieme, Stuttgart New York, Bd IV, 41.1–41.7
2. Hjorth N, Schmidt H (1983) Epitheliale Tumoren. In: Luger A, Gschnait F (Hrsg) Dermatologische Onkologie. Urban u. Schwarzenberg, Wien München Baltimore, S 101–113
3. Holubar K (1981) Basaliome. In: Korting GW (Hrsg): Dermatologie in Klinik und Praxis. Thieme, Stuttgart New York, Bd IV, 41.21–41.37
4. Hundeiker M (1977) Indikation zur chirurgischen Behandlung von Basaliomen und spinozellulären Karzinomen. In: Konz B, Burg G (Hrsg) Dermatochirurgie in Klinik und Praxis. Springer, Berlin Heidelberg New York, S 65–71
5. Konz B (1981) Die operative Therapie der Basaliome aus der Sicht des Dermatologen. In: Eichmann F, Schnyder UW (Hrsg) Das Basaliom, der häufigste Tumor der Haut. Springer, Berlin Heidelberg New York, S 73–85
6. Müller RPA (1981) Defektdeckung bei der operativen Therapie ausgedehnter Hauttumoren. Fortschr Med 99, 24: 929–933
7. Müller RPA, Petres J (1982) Die freien Hauttransplantate. Fortschr Med 100, 40: 1851–1860
8. Petres J, Hundeiker M (1975) Korrektive Dermatologie. Springer, Berlin Heidelberg New York
9. Rose I (1983) Computeranalyse maligner epithelialer Tumoren der Hautklinik Kassel 1979–1982. Inangural-Dissertation, im Druck

Vermeidung von funktionell und ästhetisch störenden Komplikationen bei dermatochirurgischen Eingriffen am Kopf

H. Schulz

Zusammenfassung

Kleinere epitheliale und kutane Tumore, besonders im zentrofazialen Bereich, sind für den dermatochirurgisch tätigen, niedergelassenen Hautarzt eine dankbare Aufgabe, die oft mit relativ geringem technischen Aufwand zu bewältigen ist. Da diese Veränderungen oft in funktionell wichtigen Arealen lokalisiert sind, muß jedoch bei unsachgemäßem Vorgehen mit erheblichen Komplikationen gerechnet werden.

Bei der Behandlung von epithelialen und kutanen Tumoren des Gesichtes können Wundheilungs- und Pigmentstörungen, Randrezidive, Hautatrophie und Nervenläsionen vermieden werden durch die Anwendung einfach durchzuführender dermatochirurgischer Techniken. Es wird über einige Fälle berichtet, die postoperativ über einen Zeitraum von 2 bis 6 Jahren nachbeobachtet wurden.

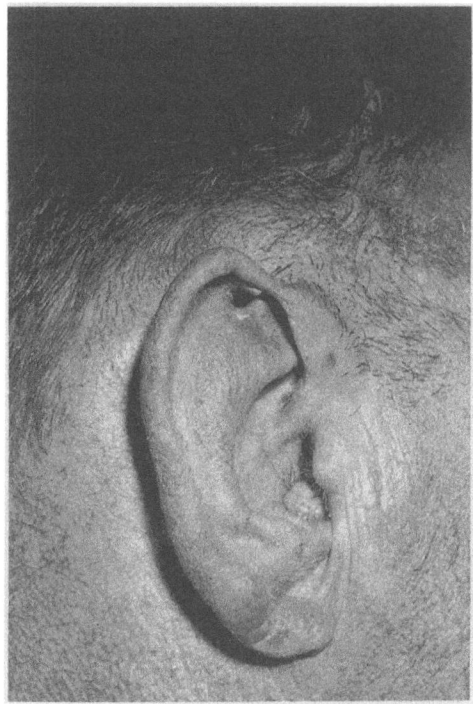

Abb. 1. Perforierende Wundheilungsstörung nach Chondrektomie in einem röntgenvorbestrahlten Bereich des oberen Helixrandes

Die dreifache keilförmige Chondrektomie eines vermeintlichen Tumorrezidivs am oberen Helixrand im röntgenbestrahlten Bereich führte zu einer perforierenden Wundheilungsstörung (Abb. 1). Vor der klinisch veranlaßten Röntgentherapie war fälschlich auf eine Probeexzision verzichtet worden. Fehlerhafte Schnittführung, z. B. Verzicht auf seitliche keilförmige Inzisionen, hinterließ einen in das Cavum conchae ragenden Knorpelsporn. Gute Operationsergebnisse zeitigte die dreifache keilförmige Chondrektomie an nicht vorbestrahltem Ohr oder eine Defektdeckung mit präaurikulärem Vollhauttransplantat.

Unpräzises Zusammenlegen von Gewebsschichten der Unterlippe hinterließ eine chronisch infizierte schrumpfende Narbe. Durch keilförmige Exzision des gesamten Narbengebietes konnte eine normale Funktion wiederhergestellt werden (Abb. 2a, b).

Am inneren Lidwinkel wirken zwei Muskelfunktionen aus verschiedenen Richtungen ein. Ellipsenförmige Tumorexzision in diesem Bereich ließ einen postoperativen Epikanthus entstehen. Zur Defektdeckung am inneren Lidwinkel eignete sich das präaurikuläre Vollhauttransplantat. Bei Tumoren am äußeren Lidwinkel und Unterlid führte die Kombination von Verschiebe-, Rotations- und Dehnungsplastik zu guten Ergebnissen (Abb. 3a, b, Abb. 4). Im Nasenbereich konnten die besten Resultate einer Defektdeckung durch präaurikuläre Vollhauttransplantate erzielt werden. Hauttransplantate entfernter Regionen, z. B. vom Oberarm oder Oberschenkel, störten im Gesicht durch Behaarung und Pigmentunterschied. Überbrückte ein Transplantat Bereiche stärkerer mimischer Beanspruchung und ein durch Mimik kaum aktiviertes Gebiet, bestand die Gefahr der Transplantatnekrose und Narbenschrumpfung, z. B. am Übergang seitliche Nase – Wange.

Im medialen Wangenbereich erfolgte die Defektdeckung mittels präaurikulärem Vollhauttransplantat und Verschiebeplastik von caudal. Defekte der seitlichen Wangenpartie wurden versorgt durch Verschiebe- und Dehnungsplastik von der Präaurikularregion.

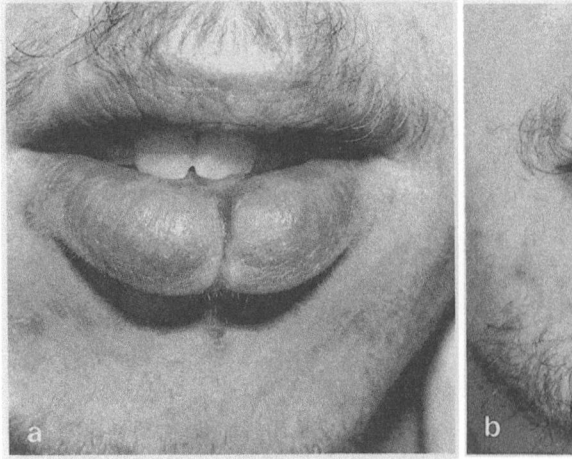
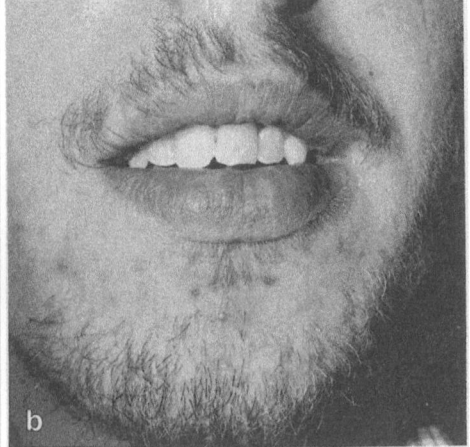

Abb. 2. a Chronisch infizierte schrumpfende Narbe der Unterlippe infolge unpräzisen Zusammenlegens der Gewebsschichten. **b** 6 Monate nach Keilexzision des Narbenreiches

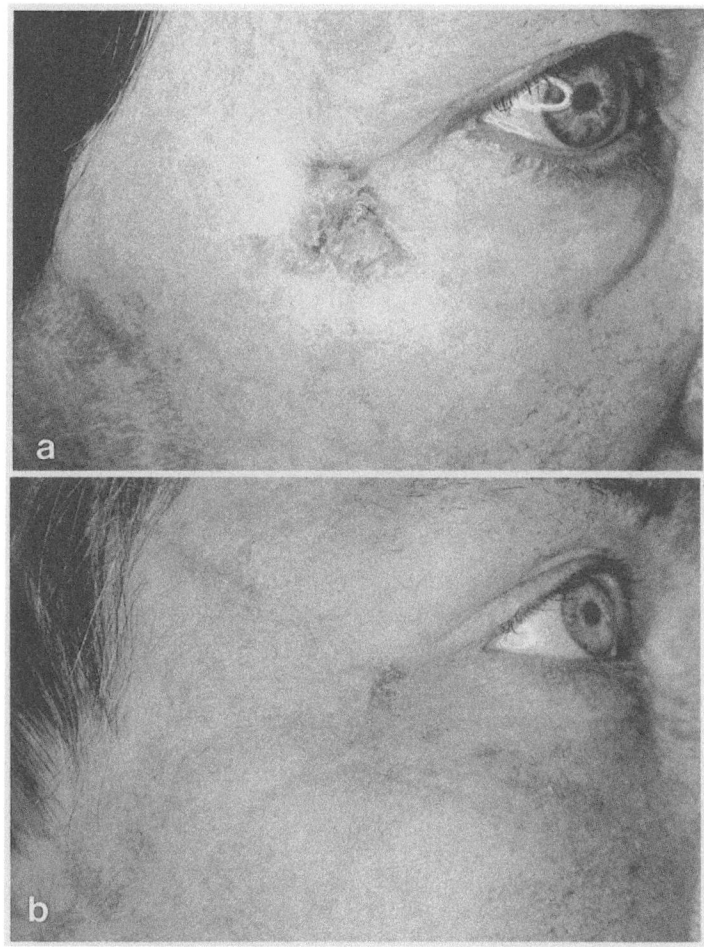

Abb. 3. a Basaliom im Bereich des äußeren Lidwinkels. **b** 2 Monate nach Defektdeckung durch Verschiebe-, Rotations- und Dehnungsplastik (siehe Abb. 4)

Narbenverlauf in Funktionsrichtung des M. zygomaticus major – also nicht senkrecht zur Hauptrichtung der Muskeltätigkeit – verursachte Narbenspannung, Verwachsungen und Läsion der Rr. zygomatici des N. facialis mit daraus resultierenden rhythmischen Muskelzuckungen. Durch drei Z-Plastiken in Abständen von 8 Monaten wurde die Narbe korrigiert und der „Tic" beseitigt.

Im Radiodermbereich eines röntgenbestrahlten Basalioms der Präaurikularregion entwickelte sich ein Rezidiv, das nach breiter Exzision mit Spalthaut vom Oberschenkel gedeckt wurde. Infolge Läsion der Rr. temporales kam es zur Stirn- und Oberlidptose. Viermalige breite Hautexzision innerhalb von 8 Monaten führte zu einem kosmetisch und funktionell befriedigenden Resultat (Abb. 5 a–c).

Röntgenbestrahlte Basaliome und mit Spalthaut vom Oberschenkel gedeckte Defekte nach Tumorexzision in der Schläfenregion wiesen Randrezidive und Pig-

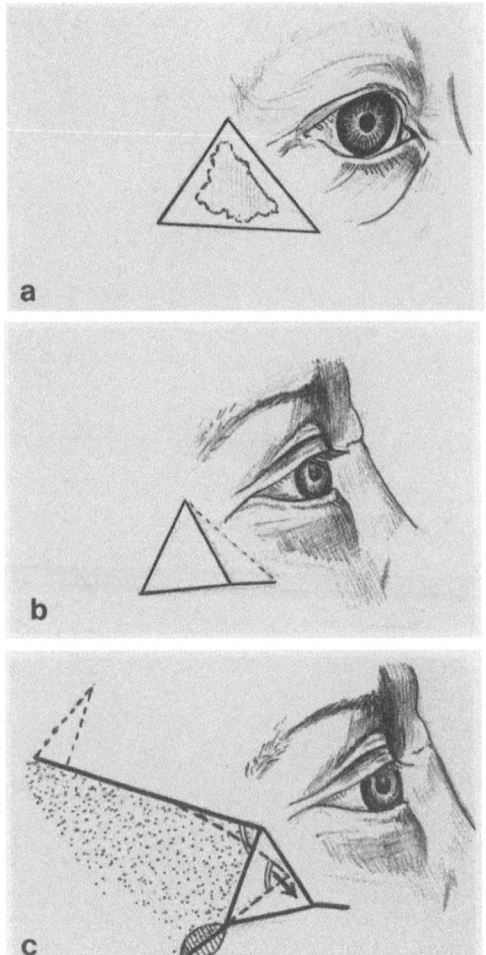

Abb. 4. a Defekt im Bereich des lateralen Lidwinkels. b Verkleinerung des Defektes durch Dehnungsplastik medial. c Verschiebung und Rotation der unterminierten temporalen Hautregion

mentunterschiede auf. Gute Resultate wies die Defektdeckung unter Umständen mit mehreren aneinandergesetzten prä- und retroaurikulären Vollhauttransplantaten auf.

Eine horizontale Schnittrichtung zur Tumorexzision in der Kinnregion hinterließ störende Bürzelbildungen, die auch durch vertikale Schnittführung bei der Entfernung eines Basaliomrezidivs in Narbenmitte nicht ausgeglichen werden konnten. Die von vornherein vertikal angelegte Exzisionsrichtung am Kinn hat sich bewährt.

Zusammenfassend sei betont, daß die gravierendsten Komplikationen durch vermeidbare Röntgentherapie verursacht wurden. Fehlerhaft ausgeführte Exzisions- und Nahttechnik oder die Defektdeckung mit Hauttransplantaten aus entfernten Regionen rief in anderen Fällen Komplikationen hervor.

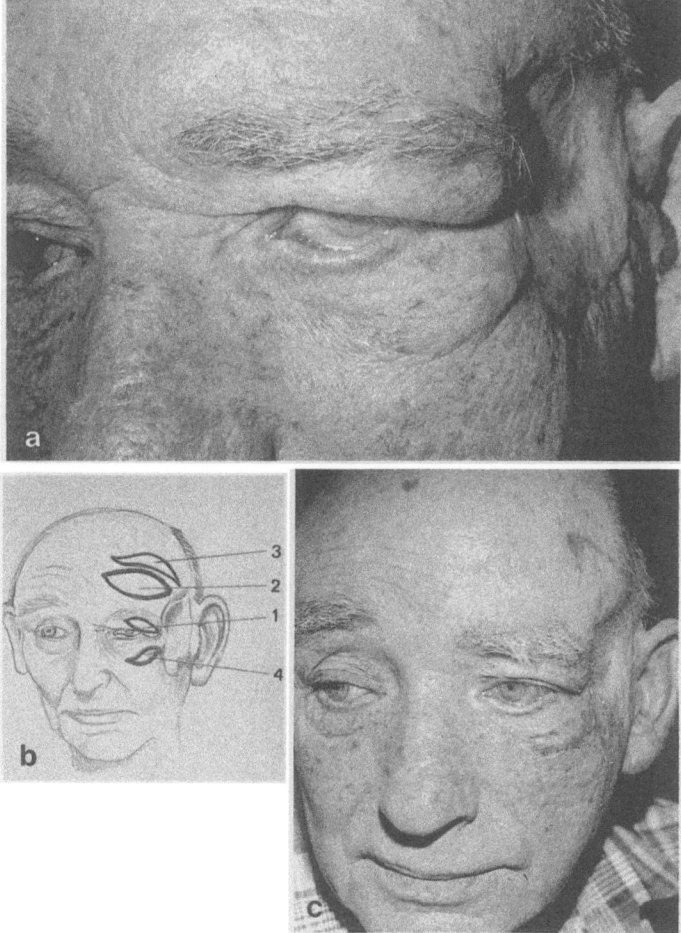

Abb. 5. a Zustand nach Spalthautdeckung eines präaurikulären Defektes, Laesion der Rr. temporales und Rr. zygomatici des N. Facialis. **b** 4 Excisionen zur Haufraffung. **c** Nach der letzten Excision

Literatur

Konz B, Burg G (1977) Dermatochirurgie in Klinik und Praxis. Vorträge des I. Symposiums für Dermatochirurgie in München. Springer, Berlin Heidelberg New York
Lewis JR (1973) Atlas of aesthetic plastic surgery. Little, Brown Boston
Petres J, Hundeiker M (1975) Korrektive Dermatologie. Springer, Berlin Heidelberg New York
Petres J, Hagedorn M (1976) Die Wangenrotation nach Imre. Akt, dermatol 2: 203–207
Welke S (1977) Das präaurikuläre Vollhaut-Transplantat zur Defektdeckung im Nasenbereich – eine Methode für die Praxis. Akt, dermatol 3: 105–113
Zoltán J (1977) Atlas der chirurgischen Schnitt- und Nahttechnik. Karger, Basel München Paris London New York Sydney

Indikation und Risiko bei der operativen Behandlung maligner Melanome

H. Tritsch

Zusammenfassung

Indikation und Risiko bei der operativen Behandlung maligner Melanome sind zwei eng miteinander verbundene Begriffe. Aus der Indikation zur Behandlung ergibt sich nach deren Durchführung das Risiko. Letzteres läßt sich aufgliedern in ein Überlebenszeitrisiko, das in gewissem Maße durch klinische und histologische Parameter vorausbestimmt werden kann, und ein Operationsrisiko, das wiederum abhängig von der sich aus den Parametern herleitenden Operationsstrategie ist. Im Stadium I der Melanomkrankheit ist das Operationsrisiko insgesamt als klein einzuschätzen. Die Hauptgefahr liegt in einer unzureichenden Einschätzung der Melanomkrankheit infolge einer Vielzahl zu berücksichtigender Faktoren, aus der eine Unter- oder auch Überbehandlung resultieren kann.

Nach derzeitigem Wissensstand gilt die operative Behandlung der Melanomkrankheit als die allen anderen Behandlungsverfahren überlegene Methode. Die Indikation zum operativen Vorgehen muß stadiengerecht erfolgen und basiert im wesentlichen:

Klinischer Diagnostik und histopathologischer Absicherung.

Alle in diesem Zusammenhang gebräuchlichen Untersuchungsverfahren sind mit dem Risiko einer möglichen Fehlbeurteilung der Aussage einzelner Methoden oder deren Synopse belastet.

Im Stadtium I des malignen Melanoms der Haut steht die Erkennung des Tumors im Vordergrund. Seine gesicherte Diagnose resultiert aus:

Klinischer Verdachtsdiagnose und Histopathologischer Bestätigung.

Für die klinische Verdachtsdiagnose ergeben sich zahlreiche Differentialdiagnostische Möglichkeiten. Sie umspannen einen weiten Bogen mit Hautveränderungen, die von den Varianten des Nävuszellnävus über die seborrhoische Warze bis hin zum Hämangiom oder auch zur Hämorrhagie reichen. In diesem Zusammenhang hat Gartmann [4, 5] ca. 70 Hautveränderungen zusammengestellt, die Anlaß zur Verwechslung mit malignen Melanomen sein können.

Nach unseren Erfahrungen liegt die Treffsicherheit der klinischen Diagnose zwischen 60% und 70% und die der histologischen Beurteilung über 90%. Letztere Aussage bedarf insofern einer Differenzierung, als daß sie sich auf am Paraffinschnitt erhobene Befunde bezieht. Für im Schnellschnittverfahren hergestellte Untersuchungspräparate liegt die Beurteilungsmöglichkeit bei 70–80%. Um in Zweifelsfällen das Risiko der eventuell nicht erforderlichen Melanom-adäquaten Behandlung aufgrund einer Fehlinterpretation möglichst klein zu halten, sollte dann die endgültige, am Paraffinschnitt erhobene Diagnostik abgewartet werden.

Um die endgültige, am Paraffinschnitt erstellte Diagnose verwerten zu können, kann eine derartige Situation nach kleiner Exzision des Hauttumors zur histologischen Schnellschnittuntersuchung die Beendigung der Operationsbereitschaft für den nach klinischen Kriterien geplanten Eingriff bedeuten.

Operatives Vorgehen

Wie stellt sich nun die Situation für den in der Praxis operativ tätigen Dermatologen unter Berücksichtigung der fallweise sehr schwierigen differentialdiagnostischen Überlegungen dar?

Verdacht auf Vorliegen eines malignen Melanoms rechtfertigt in jedem Fall die Überweisung des Patienten an eine Fachklinik. Effloreszenzen, bei denen differentialdiagnostisch das mögliche Vorliegen eines malignen Melanoms nicht ausgeschlossen werden kann, sollten mit einem ausreichenden Sicherheitsabstand, der von Körperregion zu Körperregion unterschiedlich weit zu bemessen ist und von 2 mm bis zu 2 cm reichen kann, unter Einschluß von reichlich Subcutis exzidiert werden. Tumorgröße und Exzisionsweiten sind in der Krankenkartei zu verzeichnen. Durch die Ausschneidung muß in jedem Fall die totale Entfernung der Veränderung gewährleistet sein. Da nur wenige Erkenntnisse über das Metastasierungsverhalten maligner Melanome unter oder nach operativen Manipulationen vorliegen, erscheint in diesen Fällen die totale Exzision ohne Wundverschluß als das am wenigsten traumatisierende Vorgehen.

Das Operationspräparat ist schnellstmöglichst der histopathologischen Untersuchung zuzuführen, damit bei Vorliegen eines malignen Melanoms höheren Malignitätsgrades zwischen Exzision und endgültiger Versorgung in einer Fachklinik nicht mehr als 10 bis 14 Tage vergehen. Nach diesen Kriterien vorbehandelt, wurde uns etwa ein Fünftel unserer Melanomkranken überwiesen, wobei wir keine nachteiligen Einflüsse auf den Krankheitsverlauf feststellen konnten, eine Erfahrung, die sich auch mit Literaturangaben deckt. Probeentnahmen oder sogenannte shave-biopsies aus Melanom-verdächtigen Effloreszenzen lehnen wir wegen des möglichen Risikos der Propagierung von Streuherden ab.

Histopathologie

Die moderne histopathologische Diagnostik differenziert die malignen Melanome. Sie umfaßt als wesentliche Merkmale
 – Tumortyp,
 – vertikale Tumordicke in Millimetern und
 – Eindringtiefe.
wozu neuerdings auch der an der Münchener Universitäts-Hautklinik erarbeitete mitotische Index kommt [6].

Diese Parameter ergeben den histopathologischen Malignitätsgrad des malignen Melanoms, der für die weitere operative Strategie von wesentlicher Bedeutung ist.

Das Risiko einer histologischen Fehlbeurteilung maligner Melanome schätzt Gartmann, ein international anerkannter, hervorragender Kenner der Materie, an

Hand seiner Erfahrungen mit Nachuntersuchungspräparaten auf 6% bis 7%, wobei hauptsächlich der Spitz-Tumor Anlaß zu Verwechslungen ist.

Am Beispiel einer histologischen Fehlinterpretation der Hautgeschwulst eines 59jährigen Mannes sollen nachfolgend die möglichen, wenn auch seltenen Komplikationen und deren Folgen einer Malignitätsgradgerechten Melanomoperation aufgezeigt werden.

Der 59jährige Patient litt im Bereich der Wadenhaut seit 3 Monaten an einer spontan aufgetretenen, langsam wachsenden, etwa bohnengroßen, rötlichen Geschwulst. Diese wurde in einem auswärtigen Krankenhaus ambulant exzidiert und auch außerhalb histologisch untersucht. Die histologische Diagnose lautete: „Malignes Melanom, Level V". Nach anästheologischer Voruntersuchung wurde der Kranke bei uns in Intubationsnarkose operiert, wobei die Exzisionsstelle weitgreifend ausgeschnitten, mit Vollhaut gedeckt und die regionalen Leistenlymphknoten exstirpiert wurden. Der Eingriff, bei dem der Patient jeweils die Hälfte der Operationszeit teils auf dem Bauch, teils auf dem Rücken gelagert war, dauerte 115 min. Im Anschluß an den Eingriff entwickelte sich eine autoptisch bestätigte hämorrhagisch-nekrotisierende Pankreatitis, der der Patient trotz aller Intensivmaßnahmen, einschließlich chirurgischer Intervention, nach 14 Tagen erlag. Die Nachkontrolle des ursprünglich als malignes Melanom außerhalb diagnostizierten Tumors ergab ein Lymphom von hohem Malignitätsgrad. Seit dieser Erfahrung führen wir vor Melanomoperationen prinzipiell eine nochmalige Durchmusterung der Geschwulstpräparate durch, um die Risiken, die mit operativen Eingriffen verbunden sind, noch weiter zu mindern.

Regionale Lymphknoten

Wegen der zunächst überwiegend lymphogen einsetzenden Streuung der malignen Melanome ist die Befundung der regionalen Lymphknotengruppen für die Beurteilung des Krankheitsstadiums und der sich daraus ergebenden therapeutischen Konsequenzen von Bedeutung. Die klinische Beurteilungsmöglichkeit liegt bei 60% bis 70% und läßt sich durch weitere technische Untersuchungsverfahren nicht wesentlich erhöhen. In diesem Zusammenhang wurden Befunde von 500 an der Universitäts-Hautklinik Köln operativ behandelten Kranken mit malignen Melanomen, Stadium I, ausgewertet, bei 153 Kranken war neben der lokalen, weitgreifenden Ausschneidung des Tumors zusätzlich die regionale Lymphadenektomie als adjuvante Maßnahme erfolgt.

Die histologische Untersuchung der en bloc exstirpierten Lymphknotengruppen brachte folgende Ergebnisse:

Tumordicke		Metastasen in Lymphknoten
>0,75 MM	=	0%
0,75–1,5 MM	=	6%
1,5 –3,0 MM	=	21%
3,0–14,0 MM	=	34%

Die Ergebnisse, die auch mit anderen, in der Literatur mitgeteilten weitgehend übereinstimmen, zeigen, daß mit zunehmender Tumordicke trotz klinisch nicht faßbarer Metastasierung in den regionalen Lymphknotengruppen mit Absiedlungen – teils im Mikro-, teils im noch nicht nachweisbaren Makrobereich – zu rechnen ist. Ihre Frequenz korreliert mit der Tumordicke [2].

Allein diese Erkenntnisse, abgesehen von zusätzlichen bekannten Faktoren wie bestimmte anatomische Lokalisationen und ein bestimmter Tumortyp, die ein erhöhtes Risiko zur Metastasierung beinhalten, rechtfertigen unter den entsprechenden Gegebenheiten die Indikation zur adjuvanten, prophylaktischen regionalen Lymphadenektomie.

Die prophylaktische Lymphadenektomie bei malignen Melanomen mit erhöhtem Metastasierungsrisiko, klinisches Stadium I, ist allerdings mit dem Nachteil belastet, daß ein gewisser Prozentsatz der Kranken möglicherweise einer Überbehandlung unterzogen wird. Hierbei ist jedoch zu berücksichtigen, daß der histologische Metastasennachweis in den regionalen Lymphknoten aus Gründen des Arbeitsaufwandes nur relativ grob erfolgen kann, und die wirkliche Zahl von Metastasenträgern noch weit höher liegen dürfte. Dafür sprechen auch die von Balch [1] vorgelegten 8jährigen Überlebensdaten bei vergleichenden Untersuchungen an Patienten mit und ohne Lymphadenektomie. Am meisten profitiert von dieser Maßnahme die Patientengruppe mit einer Tumordicke zwischen 1,5 und 3,0 mm, worauf bereits Breslow [2] hingewiesen hat.

Das mit der Lymphadenektomie verbundene Operationsrisiko ist jedoch, soweit es sich auf die mehr oberflächlich gelegenen Lymphknotengruppen bezieht, hinsichtlich der Mortalität als gering einzuschätzen. Nach größeren Statistiken beträgt es weniger als 0,2%. Die postoperative Früh- und Spätmorbidität läßt sich durch die den Gegebenheiten einzelner Körperregionen angepaßten Hautschnittführungen wesentlich reduzieren, die darüber hinaus bessere Einsicht in das Operationsgebiet bieten, was die Radikalität der Eingriffe verbessern kann [7, 9].

Bei 67 kontinuierlich durchgeführten Lymphadenektomien im Bereich der Leisten und Achselhöhlen kam es postoperativ zu keinen nennenswerten Komplikationen.

Um auch latente Intransit-Metastasen oder ektope Lymphknotenmetastasen neben den möglicherweise metastatisch befallenen regionalen Lymphknotengruppen zu beseitigen, führen wir bei malignen Melanomen mit höherem Malignitätsgrad und geeigneter anatomischer Lokalisation die Kontinuitätsdissektion durch [7]. Sie umfaßt die weitgreifende Exzision des Primärtumors in Kontinuität mit ableitenden Lymphbahnen en bloc (Abb. 1 a–d). Das postoperative Risiko für Komplikationen ist bei diesen zeitaufwendigeren und ausgedehnteren Eingriffen größer als bei dem diskontinuierlichen Verfahren. Bei über 100 Kontinuitätsdissektionen kam es zu:

Unterschenkelthrombose	2 Fälle
Lungenembolie	2 Fälle
Ileus	1 Fall
Divertikulitis	1 Fall
Wundheilungsstörung	6 Fälle
Chronisches Beinödem	3 Fälle
Lokale Rezidive	2 Fälle

Todesfälle waren nicht zu beklagen.

Indikation und Risiko bei der operativen Behandlung maligner Melanome

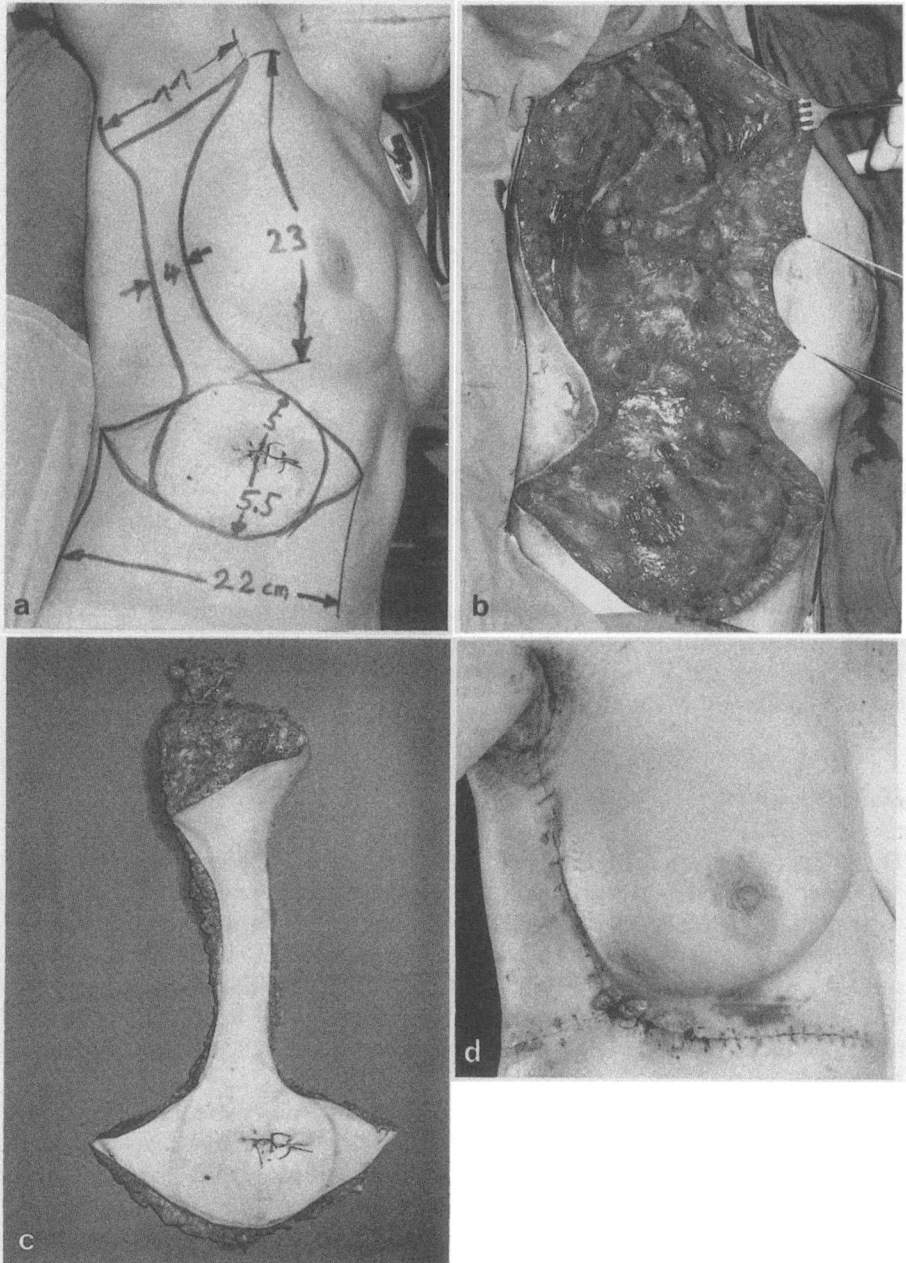

Abb. 1 a–d. Kontinuitätsdissektion wegen Malignem Melanom der Haut, Typ SSM, Level IV, Dikke 1,89 mm. **a** Zustand nach Exzision des Tumors zur Untersuchung im Schnellschnittverfahren. Operationsskizze mit Maßen in Zentimetern. **b** Operationssitus. Zustand nach Exzision des Hauttumorgebiets und der ableitenden Lymphbahnregion sowie Ausräumung der Achselhöhle. **c** Operationspräparat: Tumorgebiet, Lymphbahnregion, regionale Lymphknoten en bloc. **d** Zustand postoperativ, nach 14 Tagen

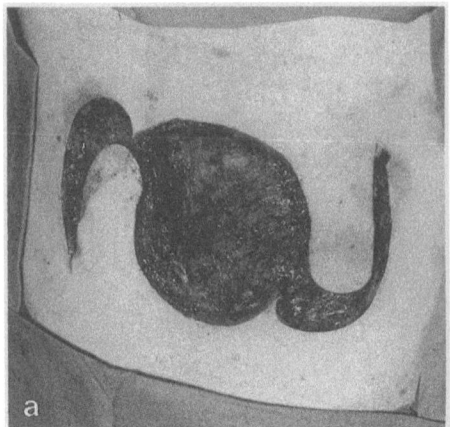 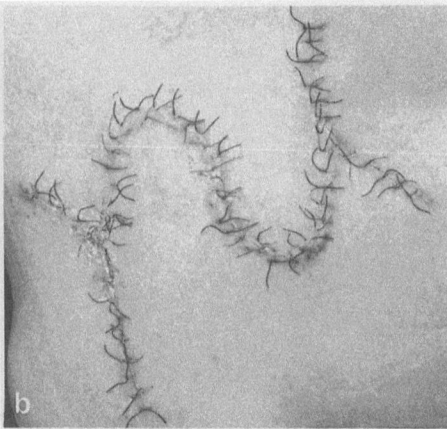

Abb. 2 a, b. Doppelte Verschiebeschwenkplastik. **a** Zustand nach weitgreifender Ausschneidung der Tumorregion. Bildung von 2 versetzten, gestielten Schwenklappen. **b** Der weite Exzisionsdefekt ist durch Hautverschiebung und Schwenkung von 2 zungenförmigen Lappen verschlossen.

Bei grober pathologisch-anatomischer Aufarbeitung fanden sich bei 6 Fällen in den Kontinuitätsbrücken Intransit- oder ektope Lymphknotenmetastasen. Wir erhoffen uns von der Kontinuitätsoperation eine weitere Verbesserung der Überlebenszeiten unserer Melanomkranken.

Defektverschluß

Die lokalen operativen Maßnahmen beim malignen Melanom der Haut ergeben bei Beherrschung der Techniken keine wesentlichen Probleme [10]. Für die Defektversorgung im Bereich der Rückenhaut wird immer wieder die primäre oder sekundäre Spalthauttransplantation empfohlen. Wir verwenden hierfür die doppelte Verschiebeschwenkplastik, eine Methode, die mit zwei gestielten Nahlappen arbeitet, und vermeiden damit das Risiko des Nichtanwachsens der Spalthaut in einem nicht ruhigstellbaren Körperbereich und somit auch die verlängerte Mordbidität (Abb. 2 a–b).

Die bislang übliche, dogmatische Exzisionsweite mit einem Tumorrandabstand von möglichst 5 cm unterliegt in letzter Zeit zunehmender Kritik. Day [3] sehen keinen wesentlichen Zusammenhang zwischen Exzisionsweite und Überlebenszeit. Sie treten für Randabstände von 1,5 cm bei malignen Melanomen mit einer Tumordicke <0,85 mm und einer solchen von 0,85–1,69 bei Nicht-BANS-Lokalisationen (BANS: B = Schulterblattregion; A = Oberarm, proximales Drittel, lateral; N = Nacken; S = Hinterhaupt) ein. Bei allen anderen malignen Melanomen reiche ein 3 cm breiter Tumorrandabstand aus. Inwieweit sich dieser Standpunkt durchsetzen wird, bleibt abzuwarten.

Metastasiertes MM

Im Stadium II der Melanomkrankheit kommt der Dicke der Primärgeschwulst angeblich keine prognostische Bedeutung mehr zu. Hier korrelieren Zahl der befallenen Lymphknoten, chronologischer Befall der Lymphknotengruppen (synchron, metachron), anatomische Geschwulstlokalisation und Ulzeration des Primärtumors mit den Überlebenszeiten nach durchgeführter operativer Behandlung [1].

Literatur

1. Balch ChM (1980) Surgical Management of Regional Lymph Nodes in Cutaneous Melanoma. J Am Acad Dermatol 3: 511–524
2. Breslow A (1975) Tumor Thickness, Level of Invasion and Node Dissection in Stage I Cutaneous Melanoma. Ann Surg 182: 572–575
3. Day CL, Mihm MC, Sober AJ, Fitzpatrick ThB, Malt RA (1982) Narrower Margins for Clinical Stage I Malignant Melanoma. New Engl J Med 306: 479–482
4. Gartmann H (1981) Pigmentzellengeschwülste der Haut. In: Korting GW (Hrsg) Dermatologie in Praxis und Klinik. Georg Thieme Verlag Stuttgart New York, pp 41.174–41.209
5. Gartmann H (1981) Formen und Frühformen des malignen Melanoms. Hautarzt 33, Suppl. V, 5–7
6. Schmoeckel C, Braun-Falco O (1978) Prognostic Index in Malignant Melanoma. Arch Dermatol 114: 871–873
7. Tritsch H (1978) Hautschnittführung zur Ektomie der Leistenlymphknoten. Hautarzt 29: 531–535
8. Tritsch H (1981) Die Kontinuitätsdissektion beim malignen Melanom der Haut. Hautarzt 32: 84–90
9. Tritsch H (1981) Hautschnittführung zur Ektomie der Achsellymphknoten. Hautarzt 32: 139–140
10. Tritsch H, Pullmann H (1977) Die doppelte Verschiebeschwenkplastik. Hautarzt 28: 653–657

Die Rolle der intraoperativen Kryostatschnittdiagnostik bei klinischem Verdacht auf malignes Melanom unter besonderer Berücksichtigung bestimmter feingeweblicher Kriterien für die Differentialdiagnose

H. Ch. Korting und B. Konz

Zusammenfassung

Das maligne Melanom der Haut wird immer häufiger. Deshalb bedarf es heute oft der präoperativen Unterscheidung dieser bösartigen Erkrankungen von anderen klinisch ähnlichen Hautläsionen. Die Kryostatschnittdiagnostik kann dabei helfen, dieses Problem zu überwinden; dieser an sich leistungsstarken Methode wohnt jedoch auch eine große Schwierigkeit inne: die auch feingewebliche Ähnlichkeit von malignen Melanomen und bestimmten Nävuszellnävi. Deshalb wird der potentielle Wert denkbarer differentialdiagnostischer Kriterien untersucht. Sechs Kriterien schälen sich als Hauptkriterien heraus. Ihre Verknüpfung zu einem einfachen Score-System erlaubt die Unterscheidung von malignem Melanom und Nävuszellnävus in fast allen untersuchten Fällen.

Maligne Melanome der Haut treten in den letzten Jahren weltweit immer häufiger auf. Obwohl das Ausmaß der Zunahme zu schwanken scheint, trifft diese Beobachtung ebenso auf die USA wie auf die Bundesrepublik Deutschland zu. So stieg die Inzidenz in Arizona in der letzten Dekade von 6,5 auf 28,6 Patienten je 100 000 Einwohner [14]. In Deutschland wurde die Inzidenz in den 60er Jahren mit 1,8 Patienten auf 100 000 Einwohner beziffert [10]; in den 70er Jahren hingegen betrug die Inzidenz – legt man die verfügbaren Daten aus dem Bundesland Baden-Württemberg zu Grunde – 4,2 männliche bzw. 4,9 weibliche Patienten je 100 000 Einwohner [15]. Damit gilt es auch immer häufiger bei Patienten die Diagnose malignes Melanom zu stellen oder auszuschließen.

Gerade dies aber bereitet in vielen Fällen klinisch große Schwierigkeiten. So fanden Kopf et al. 1975 [9] in einer Serie von 99 histologisch als malignes Melanom erkannten Hautläsionen nur 64,4% damit übereinstimmende klinische Angaben. Dies kann nicht verwundern, wenn man bedenkt, daß allein die Zahl der möglichen Differentialdiagnosen auf etwa 70 beziffert wird [6]. Bei der Frage eines malignen Melanoms hängt aber für den Patienten besonders viel von der Richtigkeit der Diagnose ab, stellt die Therapie der Wahl im Stadium I doch die ästhetisch eingreifende Exzision weit im Gesunden mit mehreren cm Sicherheitsabstand dar [5, 8]. So bedarf denn zweifelsfrei in vielen klinisch auch vom Erfahrenen nicht hinreichend sicher einzuordnenden Fällen der Dermatochirurg vor der definitiven Versorgung einer zusätzlichen Absicherung.

Prinzipiell könnte er sich wie bei anderen Hautläsionen auch auf das Ergebnis einer vorausgehenden Exzisions- oder gar Inzisionsbiopsie stützen, wie dies – etwa in den USA – an manchen Kliniken auch geschieht [7, 9]. Gegen ein solches Vorgehen, insonderheit gegen die Inzisionsbiopsie, müssen aber erhebliche Bedenken geltend gemacht werden. So zeigte sich bei den 2000 vom Schwerpunktprogramm Melanom der DFG erfaßten Patienten ein prognostisch ungünstiger Einfluß „einmaliger oder wiederholter Traumatisierung" [3]. Darüberhinaus ergab eine Multivarianzanalyse bei einem niederländischen Kollektiv, bei dem z. T. Inzisionsbiopsien vorgenommen worden waren, eine damit einhergehende Verringerung der Lebenserwartung [13]. Obwohl dem die gleiche Prognose der kurz vor der definitiven chirurgischen Versorgung einer Probebiopsie unterworfenen bzw. sogleich definitiv operierten Patienten im Material von Epstein und Linden [4] immer wieder entgegengehalten wird, hat sich dennoch zumindest in Deutschland die Auffassung von Braun-Falco [1] durchgesetzt, von einer Inzisionsbiopsie in jedem Falle abzusehen und in Vollnarkose (um eine mögliche Tumorzellverschleppung zu vermeiden) eine Exzisionsbiopsie mit 2 cm Sicherheitsabstand vorzunehmen. Um dem Patienten mit malignem Melanom dann aber nicht einen zweiten Eingriff in Vollnarkose zumuten zu müssen, gilt es auf die Möglichkeit der intraoperativen Schnellschnittuntersuchung zurückzugreifen, wie sie zunächst vor allem von Little und Davis [11] in Australien propagiert wurde, nachdem Kryostatschnitte möglich geworden waren.

In der Tat lassen sich auch in Deutschland mit der Kryostatschnittechnik in den meisten klinisch unklaren Fällen intraoperativ definitive Entscheidungen treffen, wie Braun-Falco und Konz 1980 [2] zeigen konnten. Tabelle 1 gibt die relativ hohe Zuverlässigkeit des Verfahrens wieder; in einem großen Kollektiv ergeben sich nur 0,9% falsch positive und 4,3% falsch negative Resultate; als nicht entscheidbar erweisen sich 4,6% der Fälle. Ähnliche Zahlen legten wenig später auch Steigleder und Plümmer vor [16].

Das Hauptproblem für den Histopathologen, der die Schnellschnitte beurteilen muß, stellt die Unterscheidung von Nävuszellnävi und malignen Melanomen dar [2]. Gerade dieses auch von Paraffinschnitten her wohlvertraute Problem [12] macht aber einen Großteil aller Fälle aus, in denen eine Kryostatschnittdiagnostik nottut. Feingeweblich, aber nicht immer klinisch leicht vom malignen Melanom zu unterscheidende Veränderungen wie seborrhoische Warze, thrombosiertes Angiom oder pigmentiertes Basaliom stehen demgegenüber zahlenmäßig zurück, wie die Tabelle 2 ausweist, die die 171 nicht als malignes Melanom diagnostizierten Verdachtsfälle aus der Studie von Braun-Falco und Konz [2] zusammenfaßt.

Tabelle 1. Treffsicherheit der Kryostatschnittdiagnostik nach Braun-Falco und Konz [2]

	Im HE-Schnitt Malignes Melanom	Im HE-Schnitt KEIN Malignes Melanom	Total
Im Kryostatschnitt Malignes Melanom	Richtig ⊕ 101 A	Falsch ⊕ 3 B	104 A+B
Im Kryostatschnitt KEIN Malignes Melanom	Falsch ⊖ 13 C	Richtig ⊖ 171 D	184 C+D
	114 A+C	174 B+D	288

$$DG = \frac{\text{Anzahl der richtig} \oplus \text{Diagnosen}}{\text{Summe der richtig} \oplus, \text{falsch} \oplus \text{ und falsch} \ominus \text{Diagnosen}}$$

Tabelle 2. Häufigkeit der Differentialdiagnosen bei am Kryostatschnitt nicht als Melanom bestätigten klinischen Verdachtsfällen

	Zahl	%
1. Junktional aktiver Naevuszellnaevus	40	23,4
2. Pigmentierte seborrhoische Warze	29	17,0
3. Naevuszellnaevus von Compund-Typ	24	14,0
4. Naevus coeruleus	20	11,7
5. Thrombosiertes Angiom	17	10,0
6. Pigmentiertes Basaliom	12	7,0
7. Pigmentiertes Histiozytom	8	4,7
8. Pigmentiertes cystisches Basaliom	6	3,5
9. Granuloma pyogenicum	5	2,9
10. Lentigo	4	2,3
11. Gemischter Naevus (Naevus coeruleus, Naevuszellnaevus)	4	2,3
12. M. Bowen	2	1,2
	171	

Der nächste Schritt auf dem Wege zu einer weiteren Verbesserung und Vereinfachung der Kryostatschnittdiagnostik des malignen Melanoms mußte folgerichtig diesem Thema gelten. Alle verfügbaren Kryostatschnitte von malignen Melanomen (MM) und Nävuszellnävi (NZN) der Münchner Klinik aus zwei konsekutiven Jahren wurden deshalb retrospektiv ohne Kenntnis der definitiven histologischen Diagnose wie der früheren Kryostatschnittdiagnose nochmals durchgemustert. Untersucht wurde das Vorliegen bzw. Nichtvorliegen von etwa 20 histologischen und zytologischen Merkmalen, die nach den bisherigen Erfahrungen einen Beitrag zur differentialdiagnostischen Abtrennung erwarten ließen. Der Wert der einzelnen Merkmale wurde daran gemessen, wie sehr sie sich – wenn überhaupt vorhanden – einer der beiden Diagnosen zahlenmäßig zuordnen ließen. Wenn überhaupt, dann zu 90% und mehr bei malignen Melanomen gefundene Kriterien erhielten das Prädikat Hauptkriterien, zu 80 bis 90% bei malignen Melanomen gefundene Kriterien das Prädikat Nebenkriterien, die übrigen nannten wir wenig aussagekräftige Kriterien. Sie alle werden in den Tabellen 3, 4 und 5 wiedergegeben. Ihre Kenntnis er-

Tabelle 3. Hauptkriterien für die Diagnose eines malignen Melanoms am Kryostatschnitt

Ulzeration/Erosion
Adnexielle Zellausbreitung
Infiltrative Zellausbreitung
Nachweis von Mitosen
Pleomorphismus
Pagetoide Zellen

Tabelle 4. Nebenkriterien für die Diagnose eines malignen Melanoms am Kryostatschnitt

Transepidermale Elimination von Zellen
Akanthose im Randbereich
Atrophie der Epidermis
Epidermale Ausbreitung von Melano- / Nävozyten
Multiformes Zellbild (Mehrere Zellkone)
Stromareaktion: vorhanden
Stromareaktion: lateral
Stromareaktion: zentral

Tabelle 5. Unzulängliche Kriterien für die Diagnose eines malignen Melanoms am Kryostatschnitt

Transepidermale Elimination von Pigment
Akanthose im Gesamtbereich
Junktionale Ausbreitung von Melano- / Nävozyten
Koriale Ausbreitung von Melano- / Nävozyten
Uniformes Zellbild
Fehlen von Mitosen

Tabelle 6. Anzahl erfüllter Hauptkriterien bei malignen Melanomen und Nävuszellnävi

Anzahl erfüllter Kriterien	Anzahl von MM	Anzahl von NZN
5	5	0
4	20	0
3	38	0
2	15	1
1	1	10
0	2	22

möglicht es nach unserer Auffassung sicherer als bisher, am Kryostatschnitt zwischen malignen Melanomen und Nävuszellnävi zu unterscheiden, wobei man zwei Wege beschreiten kann.

Zum einen kann man sich eines Score-Systems bedienen, und dies empfiehlt sich besonders für den Histopathologen, der noch immer relativ selten mit entsprechenden Schnellschnitten konfrontiert wird. Diese Möglichkeit beruht auf der geringen Überlappung der Verteilungskurven der malignen Melanome und Nävuszellnävi in Bezug auf die Anzahl erfüllter Hauptkriterien (Abb. 1). Die genauen Zahlen gibt Tabelle 6 wieder. Geht man fußend auf diesen Daten dazu über, in all den Fällen, in denen sich 2 oder mehr Hauptkriterien als erfüllt erweisen, ein malignes Melanom, in all jenen, in den 0 oder 1 Hauptkriterium erfüllt sind, einen Nävuszellnävus zu diagnostizieren, trifft man dem vorliegenden Material nach 96,5% richtige Entscheidungen. Falsch positiv werden nur 0,9% aller Fälle beurteilt, die gleiche Zahl, die auch früher ohne das Score-System gefunden wurde [2].

Die Rolle der intraoperativen Kryostatschnittdiagnostik bei malignem Melanom 175

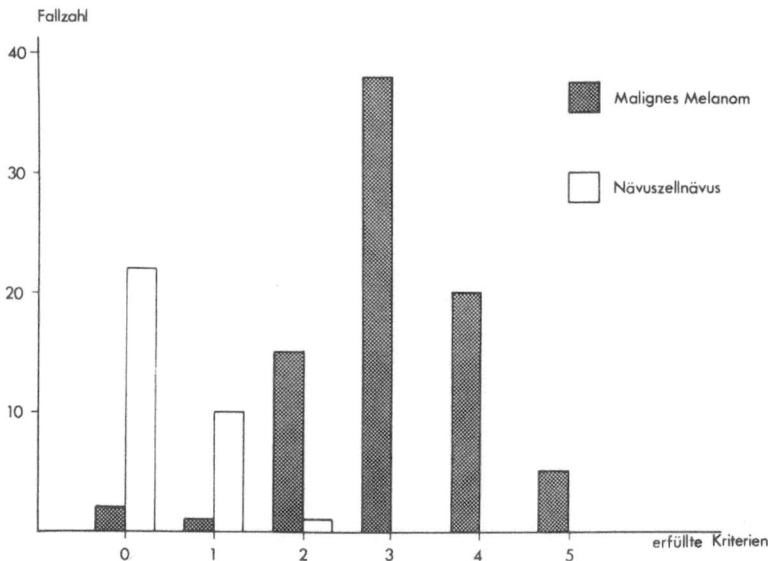

Abb. 1. Verteilung von malignen Melanomen und Nävuszellnävi in Bezug auf die Anzahl erfüllter Hauptkriterien

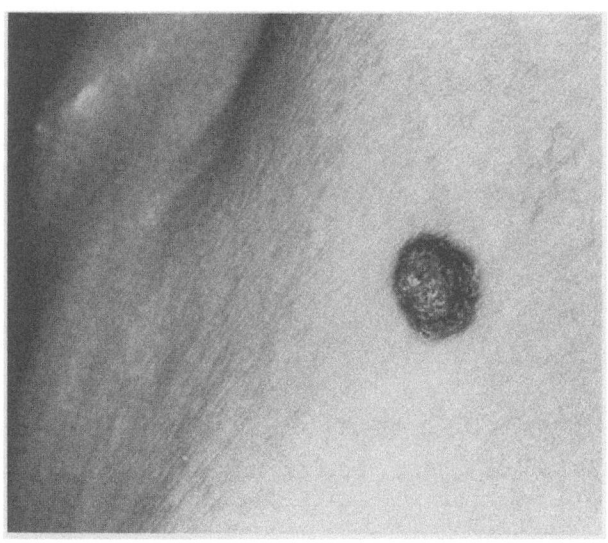

Abb. 2. Malignes Melanom. Klinisches Bild. Primär knotiges malignes Melanom am rechten Oberschenkel

Zum anderen dürfte es aber auch dem in der Kryostatschnittdiagnostik des malignen Melanoms erfahrenen Histopathologen zusätzliche Sicherheit geben, die in seine Entscheidung eingehenden, im Einzelfall erfüllten Kriterien nicht nur auf Grund seiner eigenen Empirie, sondern auch auf Grund ihrer statistisch gefundenen Bedeutung gewichten zu können. Wie dies in der Praxis aussehen kann, sei an zwei Beispielen kurz belegt.

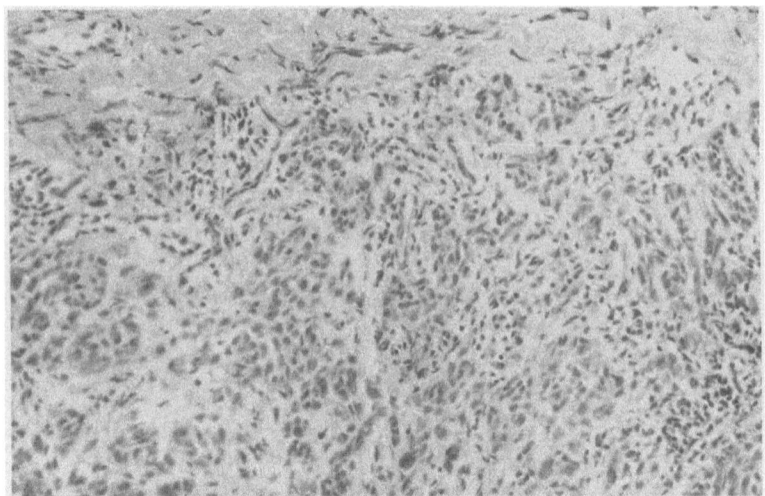

Abb. 3. Malignes Melanom. Kryostatschnitt. Infiltratives Wachstum

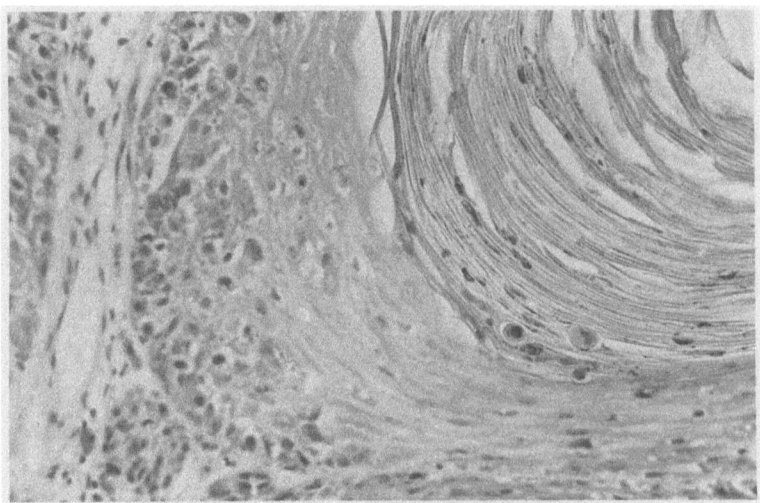

Abb. 4. Malignes Melanom. Kryostatschnitt. Pleomorphismus; Adnexbeteiligung

Im ersten Falle bestand klinisch bei einer 33jährigen Patientin ein Herd, der sowohl an ein malignes Melanom, als auch an eine seborrhoische Warze denken ließ (Abb. 2). Am Schnellschnitt ergab sich sofort die Differentialdiagnose einer melanozytischen oder nävozytischen Bildung. Schon nach 4facher Vergrößerung fiel das Hauptkriterium infiltratives Wachstum auf (Abb. 3); bei 10facher Vergrößerung zeigten sich zusätzlich Adnexbeteiligung und Pleomorphismus (Abb. 4); bei 40facher Vergrößerung ließen sich Mitosen nachweisen (Abb. 5). Damit konnte schon vom Score her kein Zweifel am Vorliegen eines malignen Melanoms bestehen; über

Die Rolle der intraoperativen Kryostatschnittdiagnostik bei malignem Melanom

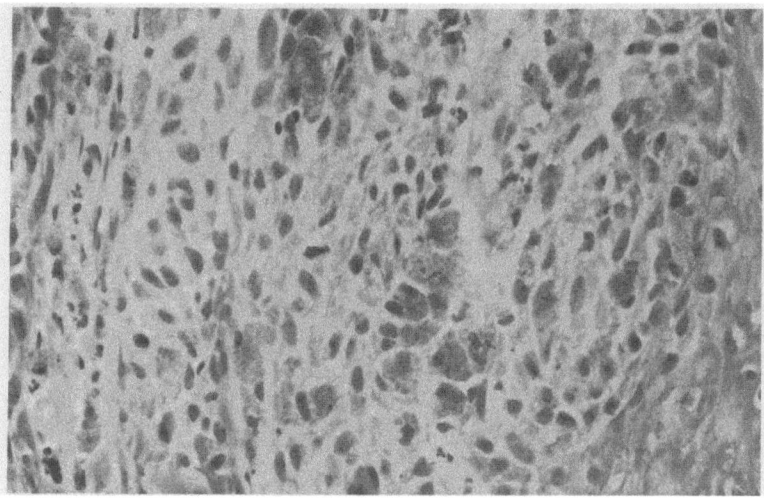

Abb. 5. Malignes Melanom. Kryostatschnitt. Mitose

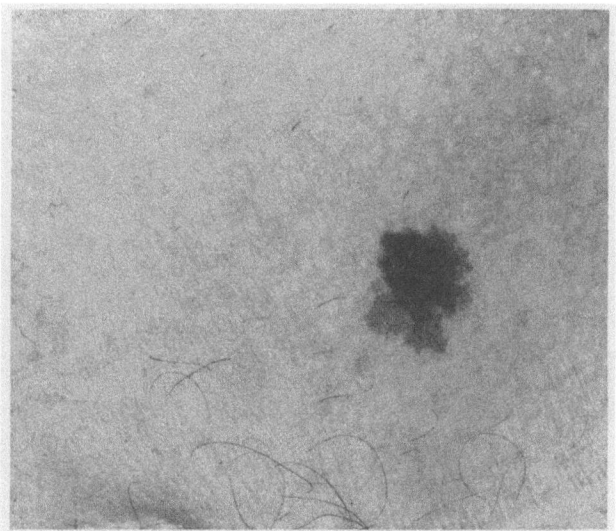

Abb. 6. Nävuszellnävus. Klinisches Bild. Nävuszellnävus an der rechten Halsseite

die genannten Hauptkriterien hinaus fielen aber zusätzlich auch Nebenkriterien ins Auge wie etwa die epidermale Ausschleusung von Nävo/Melanozyten.

Im zweiten Falle bestand ein klinisch sowohl an ein malignes Melanom als auch an einen Nävuszellnävus erinnernder Herd bei einem 43jährigen Patienten (Abb. 6). Am Kryostatschnitt fiel bei 10facher Vergrößerung vor allem die transepidermale Elimination von Zellen und Pigment auf, also ein Neben- und ein unzulängliches Kriterium (Abb. 7). Bei 25facher Vergrößerung ließ sich zudem eine Adnexbeteiligung erkennen (Abb. 8). Damit ergab sich eindeutig dieDiagnose Nävuszellnävus.

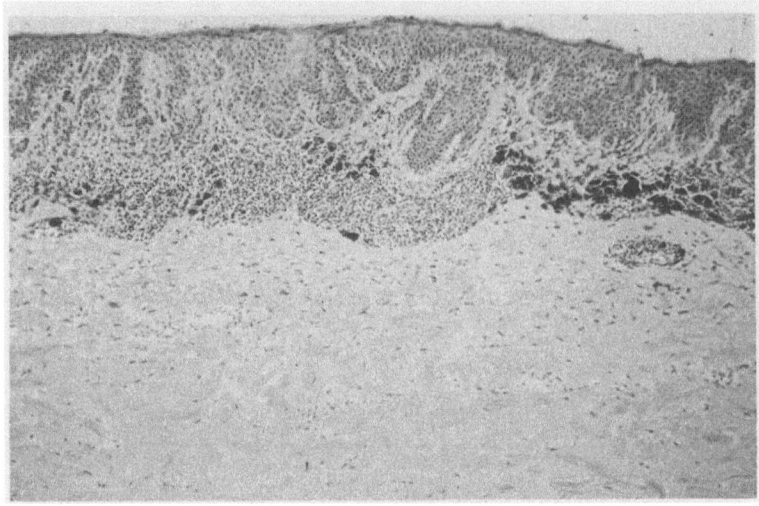

Abb. 7. Nävuszellnävus. Kryostatschnitt. Transepidermale Elimination von Zellen und Pigment

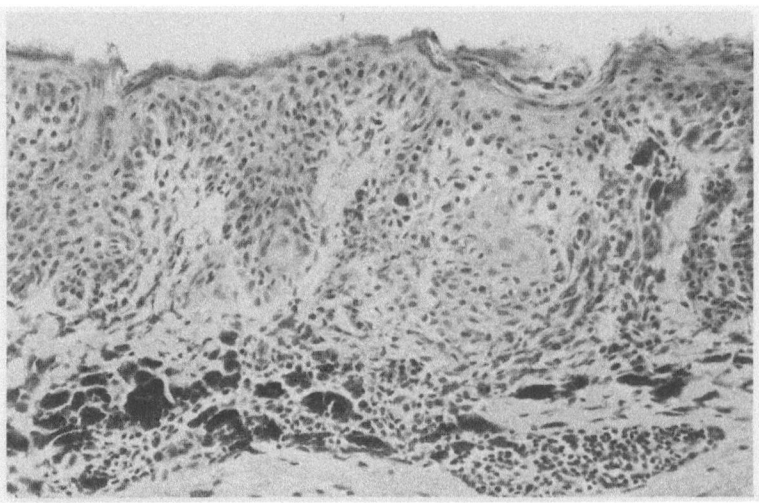

Abb. 8. Nävuszellnävus. Kryostatschnitt. Adnexbeteiligung

Wenn sich die genannten Kriterien, insonderheit die Hauptkriterien, auch im Krankengut der Zukunft bewähren – und eine kurz vor dem Abschluß stehende prospektive Studie deutet darauf hin –, stellen sie eine Entscheidungshilfe dar, die gerade die Abgrenzung von malignen Melanomen und Nävuszellnävi am Kryostatschnitt leichter und sicherer macht. Damit wird die intraoperative Kryostatschnittdiagnostik insgesamt zu einer noch zuverlässigeren Methode, um Patient und Arzt bei klinisch nicht weiter abzuklärenden Melanomverdachtsfällen vor unnötig eingreifenden Operationen zu bewahren, ohne das heute noch nicht wägbare Risiko einer Biopsie in örtlicher Betäubung eingehen zu müssen.

Literatur

1. Braun-Falco O (1975) Probeexcision bei melanomverdächtiger Neubildung? Hautarzt 26: 390–391
2. Braun-Falco O, Konz B (1980) Intraoperative Kryostatschnittdiagnostik bei Verdacht auf malignes Melanom. Münch Med Wochenschr 122: 193–196
3. Christophers E (1973) Vortrag vor der Kieler Medizinischen Gesellschaft, zit. nach: Braun-Falco O (1975) Probeexcision bei melanomverdächtiger Neubildung? Hautarzt 26: 390–391
4. Epstein E, Linden G (1969) Biopsy and Prognosis of Malignant Melanoma. J Amer Med Ass 208: 1319–1324
5. Gall FP, Tonak J (1981) Die chirurgische Therapie des malignen Melanoms. In: Weidner F, Tonak J (Hrsg) Das maligne Melanom der Haut, perimed, Erlangen, S 103–113
6. Gartmann H (1964) Welche Hautveränderungen sind als verdächtig auf ein Melanom anzusehen? Paediatr Prax 3: 265–269
7. Harris MN, Gumport SL (1975) Biopsy Technique for Malignant Melanoma. J Dermatol Surg Oncol 1: 24–27
8. Konz B (1981) Operative Behandlung maligner Melanome. Münch Med Wochenschr 123: 1918–1922
9. Kopf AW, Mintzis M, Bart RS (1975) Diagnostic Accuracy in Malignant Melanoma. Arch Dermatol 111: 1291–1292
10. Korting GW (1966) Therapie des Melanoms. Dtsch Med Wochenschr 91: 501–505
11. Little JH, Davis NC (1974) Frozen section diagnosis of suspected malignant melanoma of the skin. Cancer 34: 1163–1172
12. Meister P (1981) Histo-pathologische Differentialdiagnose der malignen Melanome. Münch Med Wochenschr 123: 1933–1936
13. Rampen FHJ, van Houten WA, Hop WCJ (1980) Incisional procedures and prognosis in malignant melanoma. Clin Exper Dermatol 5: 313–320
14. Schreiber MM, Bozzo PD, Moon TE (1981) Malignant Melanoma in Southern Arizona. Arch Dermatol 117: 6–11
15. Schwartz FW (1980) Maßnahmen zur Früherkennung von Hautkrebs in der Bundesrepublik Deutschland. Deutsch Ärztebl 77: 123–127
16. Steigleder GK, Plümmer F (1980) Kryostat-Schnellschnittuntersuchungen (KSU) am malignen Melanom. Zeitschr Hautkr 55: 702–708

Kritische Bewertung der mikroskopisch kontrollierten Chirurgie

G. Burg, C. Perwein und B. Konz

Zusammenfassung

Die mikroskopisch kontrollierte („histographische") Chirurgie (MKC) nach Mohs stellt ein Verfahren dar, das in einer Topographie-gerechten, durch histologische Horizontalschnitte dreidimensional nach allen Seiten hin mikroskopisch kontrollierten Exzision das Tumorgewebe bei optimaler Schonung nicht befallenen Gewebes vollständig erfaßt. Nach 10jähriger Erfahrung mit der mikroskopisch kontrollierten Chirurgie wird der Stellenwert dieser Methode neben anderen Möglichkeiten zur Behandlung von Basaliomen überdacht.

In Stufenschnitt-Untersuchungen konnte gezeigt werden, daß die einfache histologische Untersuchung des eingebetteten Materials in einigen Fällen die wirkliche Ausdehnung des Basalioms nicht erfaßt, so daß eine „in toto"-Exzision vorgetäuscht wird.

Bei den sog. „High-Risk"-Basaliomen stellt die mikroskopisch kontrollierte Chirurgie die Methode der Wahl dar und rechtfertigt den erforderlichen technischen und personellen Aufwand. Die im Vergleich zu den amerikanischen Mitteilungen relativ hohen Rezidiv-Raten (8,7%) sind durch die enge Indikationsstellung und die dadurch bewirkte Negativ-Auslese der mikroskopisch kontrolliert behandelten Patienten bedingt.

Zehn Jahre Durchführung der mikroskopisch kontrollierten („histographischen") Chirurgie (MKC) in München sind Anlaß zu einer kritischen Stellungnahme und zu einer Beurteilung des Stellenwertes dieser Methode neben anderen Möglichkeiten zur Behandlung von Basaliomen.

Das von Mohs in den 30er Jahren entwickelte Behandlungsprinzip der MKC [7] besteht in der vollständigen histologischen Kontrolle des exzidierten Gewebes, wodurch eine sichere Entfernung des Tumorgewebes bei optimaler Schonung nichtbefallener Areale gewährleistet ist. Die ursprünglich von Mohs angegebene „Chemochirurgie" hat mit dem gleichnamigen Verfahren von Schreus [13] lediglich die Verwendung von Zinkchlorid gemeinsam. Bei dem Mohs'schen Verfahren wird eine in-situ-Fixierung des Gewebes durch eine 40%ige Zinkchloridpaste vorgenommen. Nach bis 4stündiger Einwirkungszeit kann dann das fixierte Gewebe exzidiert werden. Dieses Verfahren ist heute weltweit aus folgenden Gründen von der sogenannten „Frischgewebstechnik" abgelöst worden:
1. Starke Schmerzhaftigkeit durch Ätzung mit Dichloressigsäure und Koagolationsnekrose durch Zinkchlorid,
2. Schlechte Steuerbarkeit der Penetrationstiefe von Zinkchlorid,
3. Neigung zur Keloidbildung,
4. Zeitverlust durch Sequesterbildung
5. Systemische Nebenwirkungen (Fieber, Leukozytose)

Seit den ersten Ausführungen über Chemosurgery durch Mohs (1936) ist dieses oder ähnliche Verfahren unter verschiedenen Bezeichnungen angegeben worden (Tabelle 1). Wir bevorzugen die Bezeichnung „mikroskopisch kontrollierte (histographische) Chirurgie" (MKC) [1].

Tabelle 1. Zusammenstellung der verschiedenen vorgeschlagenen Bezeichnungen

F. E. Mohs	1936	Chemosurgery
F. E. Mohs	1956	Surgical Excision with Microscopic Control
H. Drepper	1963	Systematische histologische Kontrolle des Tumorbettes
P. Robins	1970	Chemosurgery
T. Tromowitch	1970	Microscopically Controlled Surgical Ablation
American College of Chemosurgery	1973	Chemosurgery – Fresh Tissue Technique – Fixed Tissue Technique

Basaliomrezidive

Die Angaben zur Häufigkeit von Basaliomrezidiven sind je nach Behandlungsart und Mitteilung unterschiedlich. Dennoch kann davon ausgegangen werden, daß bei korrekter Handhabung und richtiger Indikationsstellung unabhängig von dem angewendeten Behandlungsverfahren eine Heilungsrate von 95% bei den primären Basaliomen erzielt werden kann [2]. Die verbleibenden 5% stellen eine negative Auslese dar; die Rezidivhäufigkeit bei der Wiederholungsbehandlung mit dem gleichen Behandlungsverfahren steigt um den Faktor 5–10.

Fragt man nach den *Ursachen* des Auftretens von Basaliomrezidiven nach Behandlung, so ergeben sich hierfür zwei Möglichkeiten:
1. Bei einem Teil der Basaliome zeigt der Anschnitt des Präparates in der üblichen histologischen Routinetechnik nicht die wirkliche Ausdehnung des Präparates an. Erst die vollständige Aufarbeitung des Paraffinblockes in Stufenschnitten läßt erkennen, daß das Basaliom nicht in toto exzidiert ist.

So konnten Waldmann und Wätzig (1979) bei einer Gesamtzahl von über 500 exzidierten Basaliomen in einem Zeitraum von 5 Jahren unter 36 Basaliomrezidiven, die nach der ursprünglichen histologischen Beurteilung als „in toto" exzidiert galten, in Stufenschnitten an 7 Präparaten nachweisen, daß das Basaliom an einzelnen Stellen die Schnittränder überschritt.

In ähnlichen Untersuchungen, die wir an Untersuchungsmaterial von über 4000 Patienten der Dermatologischen Universitätsklinik in München in den Jahren 1967–1980 durchführten [9] fanden sich 19 Patienten, bei denen es trotz einer ursprünglich histologisch „in toto" beurteilten Exzision zu einem Basaliomrezidiv gekommen war; bei der stufenweisen Aufarbeitung des Paraffinblockes überschritt das Basaliom in 15 von 19 Fällen die seitlichen Schnittränder.

Hieraus geht hervor, daß die histologische Untersuchung des entnommenen Materiales in der üblichen Routinetechnik nicht immer ein repräsentatives Bild für die wirkliche Ausdehnung des exzidierten Tumors bietet und daß es in einem geringen, unter 1% liegendem Teil der Basaliome aus diesem Grund zu einer fehlerhaften Einschätzung der Tumorausdehnung und damit zum Auftreten eines Basaliomrezidivs kommt.

Interessant erscheint in diesem Zusammenhang auch die Beobachtung, daß in dem Untersuchungsgut von Waldmann und Wätzig (1979) 37 von histologisch „nicht in toto" exzidierten Basaliomen nach 4–5 Jahren ohne Rezidiv blieben. Eine entsprechende Beobachtung machten wir bei 9 Patienten, die trotz histologisch „nicht in toto" exzidierten Befunden nach 6–7 Jahren noch ohne Rezidiv sind.

2. Ein weiterer wesentlicher Grund für das Auftreten von Basaliomrezidiven ist in dem subklinischen, d.h. über die klinisch erkennbaren Grenzen hinausreichenden Wachstum der Basaliome zu suchen. Das Ausmaß des subklinischen Wachstums wird von einzelnen Autoren unterschiedlich bewertet. So weist Epstein (1973) darauf hin, daß bei Wahl eines 2 mm breiten Sicherheitsabstandes 77% der insgesamt 101 exzidierten Basaliome in toto entfernt waren. Wir errechneten bei 72 Basaliomen einen mittleren erforderlichen Sicherheitsabstand von über 7 mm [1]. Hiermit decken sich auch neuere Befunde von Salasche und Amonette (1981) an 51 untersuchten Basaliomen.

Die Tatsache, daß sich die Basaliomstränge subklinisch exzentrisch ausdehnen können, bringt einen weiteren Unsicherheitsfaktor, so daß durch die Wahl eines zirkulären Sicherheitsabstandes die Rezidivrate durch unvollständige Exzision wohl vermindert jedoch nicht vollständig aufgehoben werden kann.

In dieser Situation können Rezidive nur durch ein Verfahren verhindert werden, das durch systemische mikroskopische Kontrolle eine vollständige Erfassung der Tumorausdehnung gewährleistet. Ein solches Verfahren stellt die mikroskopisch kontrollierte Chirurgie nach Mohs dar.

Kritische Bewertung der mikroskopisch kontrollierten Chirurgie (MKC)

Eine kritische Bewertung der mikroskopisch kontrollierten Chirurgie muß sich an den Therapieerfolgen bzw. den Rezidivraten im Vergleich mit anderen Behandlungsmethoden orientieren.

Betrachtet man die Rezidivraten bei der Behandlung von Basaliomen nach der Mohs-Technik, so wie sie von verschiedenen Autoren angegeben wird, so ergeben sich hier auffallende Unterschiede (Tabelle 2):

Tabelle 2. Rezidivraten bei der Behandlung von Basaliomen nach der Mohs-Technik

	n	gesamt	Primäre Basaliome	Basaliom-Rezidive
Mohs (1982)	>9000	0,7%	?	?
Robins (1981)	3000	2,6%	1,8	3,4
Weissmann et al. (1981)	> 400	8,7%	3,6%	15,5%

Mohs [8] erwähnt eine Rezidivrate von 0,7% bei über 9000 Basaliomen. Dabei wird keine Differenzierung in primäre Basaliome und Basaliomrezidive vorgenommen.

Robins [11] gibt eine Rezidivrate von 2,6% bei 3000 behandelten Basaliomen an. Dabei fallen 1,8% auf primäre Basaliome und 3,4% auf Basaliomrezidive.

Tabelle 3. Vergleich zweier Patienten-Kollektive bei der MKC

	Primäre Basaliome	Rezidivbasaliome			Sklerodermif. Basaliome
		gesamt	einfach	mehrfach	
Robins (1981)	50%	50%	?	?	?
Weissmann et al (1981)	57%	43%	23%	20%	50%

Tabelle 4. Rezidiv-Häufigkeit von MKC-behandelten Basaliomen (n = 405) (Weissmann et al. [15])

Primäre Basaliome	3,6%
Einfach-Rezidive	7,2%
Mehrfach-Rezidive	25%

Tabelle 5. Prognostische Rezidiv-Parameter bei MKC-behandelten im Vergleich zu konservativ (Operation, Röntgenbestrahlung) behandelten Basaliomen (☐ Konvent. (Chir., Rö.); ▨ MKC)

	„Low Risk"		„High Risk"	
Anamnese	< 1 Jahr		> 1 Jahr	
	57		43	
	32		68	
Basaliom-Typ	nicht sklerodermiform		sklerodermiform	
	95		5	
	49		51	
Größe (klin.)	< 2 cm ⌀		> 2 cm ⌀	
	90		10	
	70		30	
Vorbehandlung	keine: Primäre Basaliome		Basaliom-Rezidive	
	90		10	
	60		40	
Basaliom-Rezidiv	Einfach-Rezidive		Mehrfach-Rezidive	
	82		18	
	66		34	
	100% 50%	0	50% 100%	

Weissmann et al. [15] haben in dem Patientengut der Münchner Dermatologischen Universitätsklinik bei über 400 MKC-behandelten Patienten eine Gesamtrezidivrate von 8,7% errechnet, wobei 3,6% auf primäre und 15,5% auf Rezidiv-Basaliome fielen.

Setzt man voraus, daß nach langjähriger Erfahrung die Technik der mikroskopisch kontrollierten Chirurgie bei allen Untersuchergruppen in gleicher Weise optimal beherrscht wird, so muß man nach Ursachen für die auffallende Differenz in den Behandlungserfolgen bzw. Rezidivraten suchen (Tabelle 3). In diesem Sinne ist ein Vergleich zwischen den Patientenkollektiven wegen zum Teil unvollständiger Gruppenanalyse nur in ungenügender Weise möglich. Der Prozentsatz von Basaliomrezidiven unter den Patienten von Robins [11] und Weissmann et al. [15] ist mit 50 bzw. 42% nahezu gleich. Bei dem Kollektiv von Weissmann et al. [15] findet sich zudem die Angabe, daß es sich bei den Basaliomrezidiven bei etwa der Hälfte der Patienten um mehrfach Rezidive handelte. Weiterhin zeigen 50% der behandelten Basaliome und Basaliomrezidive histologisch ein sklerodermiformes Bild; dieser Prozentsatz liegt etwa fünf Mal höher als normalerweise zu erwarten ist [5].

Die Gesamtrezidivrate von 8,7% ergibt sich durch 3,6% Rezidive primärer Basaliome, 7,2% Rezidive von einmal vorbehandelten Basaliomen und 25% Rezidive von mehrfach vorbehandelten Basaliomen (Tabelle 4).

Hieraus ist ersichtlich, daß auch bei der mikroskopisch kontrollierten Chirurgie die Heilungschancen mit der Zahl der Vorbehandlungen deutlich abnimmt.

Die unterschiedlichen Rezidivraten der amerikanischen Autoren und des eigenen Patientengutes ist Ausdruck einer engeren Indikationsstellung zur Anwendung der mikroskopisch kontrollierten Chirurgie bei den eigenen Patienten, die eine Negativauslese aller Basaliompatienten darstellt.

Dies zeigt sich auch im Vergleich der Häufigkeitverteilung prognostischer Parameter der Patienten, die mikroskopisch kontrolliert und derjenigen, die konventionell durch Operation und Röntgenbestrahlung behandelt wurden (Tabelle 5). Folgende Parameter beinhalten ein höheres Rezidivrisiko („High-Risk-Parameter"):
1. Anamnese länger als 1 Jahr
2. Histologisch sklerodermiformes Wachstum
3. Basaliomdurchmesser größer als 2 cm
4. Vorbehandlung (Basaliomrezidiv), insbesondere mehrfache Vorbehandlung
Vergleicht man die Häufigkeiten dieser prognostischen Parameter bei den Basaliompatienten der Münchner Dermatologischen Universitätsklinik in der mikroskopisch kontrolliert behandelten Gruppe mit denen der konventionell operativ oder röntgenbestrahlten Gruppe, so läßt sich erkennen, daß in der Gruppe der mikroskopisch kontrolliert behandelten Patienten die „High Risk"-Parameter bei weitem überwiegen (Tabelle 5).

Indikationen zur mikroskopisch kontrollierten Chirurgie

Auf der Grundlage der in Tabelle 5 aufgezeigten Risikogruppierung lassen sich die Indikationen zur Anwendung der mikroskopisch kontrollierten Chirurgie in der folgenden Weise darstellen (Tabelle 6):

Tabelle 6. Indikationen zur mikroskopisch kontrollierten Chirurgie. n = 331 Basaliome (1972–1978)

Primäre Basaliome	55% (181)
Morphea-Typ	46%
Sonstige	54%
Basaliom-Rezidive	43% (141)
Einfach-Rezidive	52%
Mehrfach-Rezidive	48%
Basaliom-Palliativ-Behandlung	2% (9)
10% Einfach-Rezidive	
90% Mehrfach-Rezidive	

1. *Basaliomrezidive* (bei wiederholter Rückfälligkeit, langer Anamnesedauer, unsicherer klinischer Abgrenzbarkeit, besonders wenn der Durchmesser mehr als 2 cm beträgt sowie bei histologisch sklerodermiformem Wachstum.
2. *Primäre Basaliome* sollten besonders dann mikroskopisch kontrolliert entfernt werden, wenn die klinische Abgrenzbarkeit Schwierigkeiten bereitet.
3. Eine *Palliativbehandlung* von Basaliomen mit der mikroskopisch kontrollierten Chirurgie kann in einzelnen Fällen erwogen werden.

Zusammenfassend kann festgehalten werden, daß die mikroskopisch kontrollierte Chirurgie durch die vollständige histologische Untersuchung des gesamten entnommenen Gewebes bei den sogen. „High Risk"-Basaliomen die Methode der Wahl darstellt und den erforderlichen technischen und personellen Aufwand rechtfertigt. Die im Vergleich zu den amerikanischen Mitteilungen relativ hohen Rezidivraten sind auf die enge Indikationsstellung und die dadurch bewirkte Negativauslese des mikroskopisch kontrolliert behandelten Patientengutes zurückzuführen.

Literatur

1. Burg G, Hirsch R, Konz B, Braun-Falco O (1975) Histographic surgery: Accuracy of visual assessment of the margins of basal-cell-epithelioma. J Derm Surg 1: 21–24
2. Burg G, Hirsch RD (1977) Verbesserte Prognose maligner Hauttumoren durch mikroskopisch kontrollierte Chirurgie. Therapiewoche 27: 7364–7376
3. Drepper H (1963) Die systematische histologische Kontrolle des Tumorbettes als Fortschritt bei der operativen Entfernung des tiefgreifenden Gesichtskrebses der Haut. Hautarzt 14: 420–423
4. Epstein E (1973) How accurate is the visual assessment of basal carcinoma margins? Brit J Derm 89: 37–43
5. Hirsch RD (1978) Das Basaliom. Minerva-Publikation, München
6. Mohs FE (1956) Chemosurgery in Cancer, Gangrene and Infections. Thomas, Springfield, Ill.
7. Mohs FE (1976) Chemosurgery for skin cancer. Arch Dermatol 112: 211–215
8. Mohs FE (1982) Chemosurgical techniques. Otolaryngologic Clinics of North America 15: 209–224
9. Perwein C, Zur Problematik der Basaliomrezidive. Inauguraldissertation, München (in Bearbeitung)
10. Robins P, Menn H (1970) Chemosurgery in the treatment of skin cancer. Hospital Practice 5: 40–50
11. Robins P. (1981) Chemosurgery: My 15 years experience. J Dermatol Surg Oncol 7: 779–789

12. Salasche SJ, Amonette RA (1981) Morpheaform basal-cellepithelioma. A study of subclinical extensions in a series of 51 cases. J Dermatol Surg Oncol 7: 398–394
13. Schreus HT (1951) Chlorzinkschnellätzung des Epithelioms. Hautarzt 2: 317–319
14. Waldmann U, Wätzig V (1979) Zur Problematik der Basaliomrezidive nach chirurgischer Therapie. Dermatol Monatsschr 165: 531–535
15. Weissmann I, Konz B, Burg G, Bönniger-Beckers F (1981) Mikroskopisch kontrollierte (histographische) Chirurgie der Basaliome: Operatives Vorgehen und Behandlungsergebnisse. In: Eichmann F, Schnyder UW (Hrsg): Das Basaliom. Springer, Berlin Heidelberg New York, S 121–128

Standardisierte Exzision von Basaliomen mit errechnetem Sicherheitsabstand und routinemäßiger histologischer Randkontrolle

H. Breuninger

Zusammenfassung

350 Basaliome wurden mit einem errechneten Sicherheitsabstand (in Abhängigkeit vom Tumordurchmesser) exzidiert. Die histologische Untersuchung der Exzisate erfolgte zunächst durch einen üblichen vertikalen Querschnitt. Darüber hinaus wurde routinemäßig die Gesamtaußenzirkumferenz der Exzisate histologisch dargestellt. Über die Ezisionsgrenze hinausreichende horizontale Tumorausläufer konnten so lokalisiert und einer nochmaligen Exzision zugänglich gemacht werden. Für die nicht im Gesunden exzidierten Basaliome werden Korrelationen zwischen Tumordurchmesser und Sicherheitsabstand sowie für verschiedene histologische Basaliomtypen dargestellt.

Unter den malignen Hauttumoren nimmt das Basaliom eine Sonderstellung ein. Wegen des praktisch fehlenden Metastasierungsrisikos bedeutet die radikale lokale Exzision eine Dauerheilung. Dies zu erreichen ist jedoch wegen des teilweise ausgeprägten subklinischen Wachstums nicht immer einfach.

Die Bemühungen um eine radikale Entfernung konzentrieren sich zum Einen auf die Wahl des richtigen Sicherheitsabstandes, zum Anderen auf eine histologische Kontrolle des exzidierten Materials.

Wir haben an der Universitäts-Hautklinik in Tübingen ein kombiniertes Therapiekonzept entwickelt, das beiden Forderungen gerecht wird. Bei der Wahl des Sicherheitsabstandes gehen wir nicht von festen Abständen aus, sondern passen sie der Tumorgröße an. Grundlage dieser Überlegungen waren die Angaben von Hirsch [2], der anhand von 72 mikroskopisch untersuchten Basaliomexzisaten eine lineare Korrelation zwischen klinischer Tumorgröße und subklinischem Wachstum feststellte.

Methodik

Wir bildeten zwei Kollektive mit unterschiedlichen Relationen von klinischer Tumorfläche und einem angenommenem subklinischen Wachstum, bzw. der sich daraus ergebenden Fläche des Exzisates.

In einem ersten Kollektiv wurde eine Relation von 1:5 gewählt. Nach den Angaben von Hirsch [2] müßte diese eine fast 100%ige Entfernung aller Basaliome im Gesunden ermöglichen.

In einem zweiten Kollektiv wurde eine Relation von 1:2 gewählt, was der Steigung der von Hirsch [2] dargestellten Geraden entspricht und auch operationstechnisch leichter zu handhaben ist.

Aus praktischen Gründen rechneten wir die Flächenrelationen in Angaben des Tumordurchmessers und des dazugehörenden Sicherheitsabstandes um (Tabelle 1

Tabelle 1. Die Exzisatfläche entspricht dem 5fachen der klinischen Tumorfläche

Klinisch sichtbarer Durchmesser des Basalioms in mm	Sicherheitsabstand in mm
2	2
4	3
6	4
8	5
10	6
12	8
14	9
16	10
18	11
20	13

Tabelle 2. Die Exzisatfläche entspricht dem 2fachen der klinischen Tumorfläche

Klinisch sichtbarer Durchmesser des Basalioms	Exzisionsabstand
8 mm	2 mm
12 mm	3 mm
16 mm	4 mm
20 mm	5 mm
24 mm	6 mm

und 2). Die Sicherheitsabstände wurden unabhängig von der Lokalisation eingehalten.

Alle Exzisate wurden an ihre gesamte Außenzirkumferenz histologisch untersucht und in einigen Fällen auch an ihrer Basalseite.

Die Überlegungen zu diesem stark vereinfachten Verfahren der histologischen Kontrolle gingen davon aus, daß es unnötig ist, das gesamte Exzisat histologisch in horizontalen Schnitten aufzuarbeiten, wie es in den bisher geübten Verfahren der mikroskopisch kontrollierten Chirurgie geschieht [1].

Die vereinfachte Methode basiert auf der Tatsache, daß Basaliome in aller Regel lange Zeit horizontal intradermal wachsen. Es genügt also in aller Regel nur den äußersten Vertikalschnittrand in seiner Gesamtheit darzustellen um zu erkennen, ob das subklinische Wachstum des Tumors über diese hinaus gereicht hat oder nicht. Basaliomanteile im Randschnitt bedeuten eine nicht radikale Entfernung des Tumors.

Technisch wird so vorgegangen, daß am Formalin-fixierten Exzisat, das en bloc mit Subcutis und evtl. darunterliegenden Strukturen mit senkrecht geschnittenen Rändern vorliegt, zunächst ein Mittelstück und dann im Uhrzeigersinn von der angebrachten Fadenmarkierung an, in der Regel 2–4 schmale Außenrandabschnitte entfernt werden. Diese Abschnitte, die lückenlos die gesamte Zirkumferenz repräsentieren werden nummeriert in einer Skizze festgehalten und anschließend paraffinisiert mit ihrer Außenseite nach oben eingebettet und routinemäßig weiter verarbeitet (Abb. 1).

Falls Tumoranteile im vertikalen Randschnitt histologisch erkennbar sind, kann anhand der Skizze die Lokalisation festgestellt und entsprechend nachoperiert werden. Vom Nachexzisat erfolgt wiederum nur die histologische Randkontrolle (Abb. 1).

Eine Nachoperation in der Tiefe erfolgt dann, wenn der Tumor im Querschnittspräparat bis an den unteren Abtragungsrand reichte oder in den nachträglich angefertigten basalen Horizontalschnitten Basaliomanteile gefunden wurde. Diese basa-

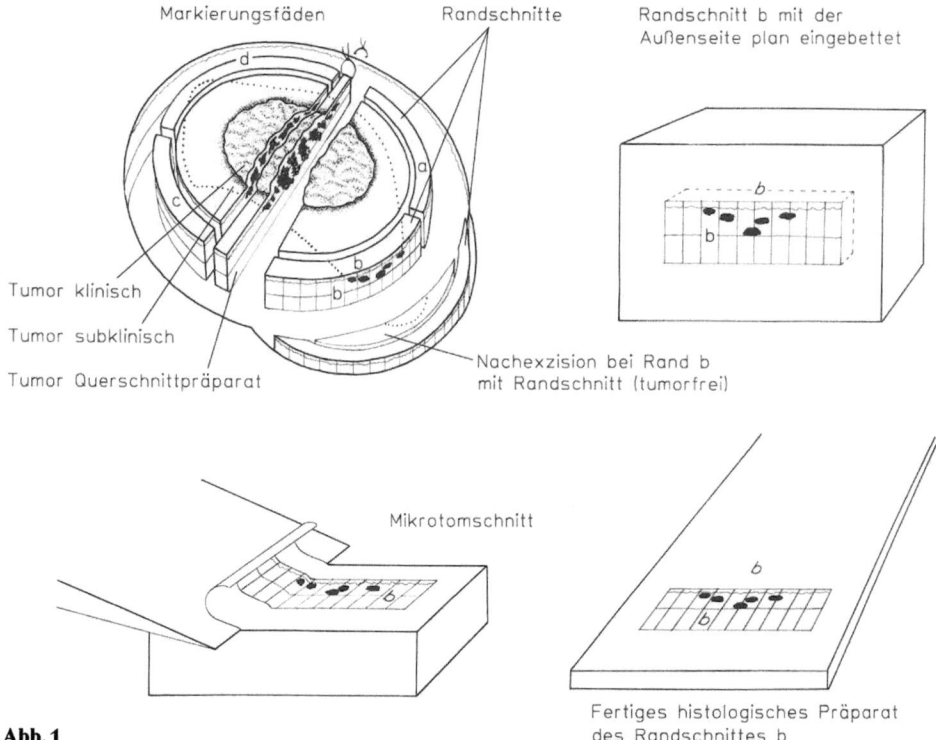

Abb. 1

len Horizontalschnitte wurden dann angefertigt, wenn das Basaliom im histologischen Querschnitt weniger als 0,3 mm an den unteren Abtragungsrand heranreichte.

Ergebnisse und Diskussion

Mit dieser kombinierten Methode von berechnetem Sicherheitsabstand und der histologischen Exzisataußenrandkontrolle sind an der Universitäts Hautklinik Tübingen bisher 264 Patienten mit 355 Basaliomen behandelt worden. Dabei handelte es sich um 303 Primärbasaliome und 52 Rezidivbasaliome, die mit anderen Methoden vorbehandelt waren.

Zur weiteren Differenzierung wurden die Basaliome in histologische Typen aufgegliedert und zwar in solide, zystische, superfizielle, szirrhöse und verwilderte. Die Einteilung erfolgte nach den morphologisch vorherrschenden Typ am Tumorquerschnittspräparat.

Durch die 2 unterschiedlich großen Relationen von Tumordurchmesser und Sicherheitsabstand ergaben sich 2 Kollektive:
Das erste mit den großen Sicherheitsabständen (Tabelle 1) umfaßte 216 Basaliome, davon 191 primär und 25 Rezidivbasaliome. Es konnte bei den Primärbasaliomen

in 89% und bei den Rezidivbasaliomen in 84% eine Exzision im Gesunden festgestellt werden. Im Kollektiv der nicht im Gesunden exzidierten Basaliome waren alle histologischen Typen vertreten mit leichter Betonung der szirrhösen.

Das zweite Kollektiv mit den kleineren Sicherheitsabständen (Tabelle 2) umfaßte 139 Basaliome, davon 112 Primär und 27 Rezidivbasaliome. Eine Exzision im Gesunden konnte bei den Primärbasaliomen nur noch in 65% erreicht werden, bei den Rezidivbasaliomen sogar nur in 17%. In der Gruppe der nicht im Gesunden exzidierten Basaliome waren wieder die szirrhösen mit 51%, aber auch die soliden mit 33% sehr häufig vertreten.

Interessanterweise lag bei 64% aller nicht im Gesunden exzidierten Basaliome der üblicherweise zur Beurteilung herangezogene Tumorquerschnitt weit im Gesunden vor.

Zur Tiefe hin waren lediglich 6% aller Basaliome nicht im Gesunden exstirpiert. Nachexzisionen erfolgten wenn immer möglich bis zum Nachweis der Tumorfreiheit. Lediglich bei 15 Patienten wurden aus besonderen Gründen Tumorreste belassen.

Während der jetzt 2jährigen Nachkontrolle konnten 97% aller Patienten erfaßt werden. Bisher kam es in 4 Fällen zu einem Rezidiv und zwar bei den Patienten, bei denen Tumorreste belassen wurden. Bisher ist noch kein Rezidiv dort aufgetreten, wo die Tumorfreiheit histologisch nachgewiesen war.

Zusammenfassend kann man sagen, daß die dargestellte Methode der histologischen Kontrolle eine wesentliche Vereinfachung der bisher angegebenen Verfahren darstellt, bei praktisch gleicher Sicherheit der Aussage. Sie kann routinemäßig an jeder Basaliomexzision durchgeführt werden. Sie ist auch geeignet zur histologisch kontrollierten Exzision von sehr großen Basaliomrezidiven in mehreren Abschnitten, wobei der Zeit- und Materialmehraufwand gering ist. Weiterhin ist festzustellen, daß auch sehr große Sicherheitsabstände auch bei soliden Basaliomen eine Exzision im Gesunden nicht garantieren. Damit liegt der Schwerpunkt auf der histologischen Kontrolle auch bei kleinen primären Basaliomen. Sie kann in der von uns entwickelten Form routinemäßig angewandt werden.

Literatur

1. Burg G (1977) Mikroskopisch kontrollierte (histographische) Chirurgie. In: Konz B, Burg G (Hrsg.) Dermatochirurgie in Klinik und Praxis. Springer, Berlin Heidelberg New York, S 72–82
2. Hirsch RD (1978) Das Basaliom. Minerva, München

Laser-Therapie: Pro und Contra

Grundlagen zur Laseranwendung in der Dermatologie

D. Haina, M. Landthaler, W. Waidelich und O. Braun-Falco

Zusammenfassung

Ein Laser ist ein Gerät, in dem unter gewissen physikalischen Voraussetzungen Licht verstärkt wird. Er besteht im Prinzip aus drei Elementen, dem aktiven Medium als laserfähigem Material, der Pumpquelle als Energiezufuhr und dem optischen Resonator.

Laserlicht unterscheidet sich von Licht thermischer Lichtquellen dadurch, daß die von ihm emittierten Lichtwellen gleiche Länge (Farbe) haben und alle im gleichen Takt schwingen. Daher kann man es sehr gut bündeln und auf diese Weise extrem hohe Leistungsdichten erzeugen.

Im Bereich der Humanmedizin wird der Laser hauptsächlich zum Koagulieren und Schneiden bzw. zum Verdampfen von Gewebe eingesetzt, also die Wärmewirkung seiner Strahlung ausgenutzt. Außer von Bestrahlungsparametern hängt diese von den thermischen und optischen Eigenschaften des Gewebes ab. Für letztere ist maßgebend die Absorbtion des Laserlichts in Wasser und in Blut, sowie die Streuung des Lichts im Gewebe.

Auf Grund der unterschiedlichen Lichtwellenlängen unterscheiden sich die drei gebräuchlichsten Lasertypen, der CO_2-Laser ($\lambda = 10,6$ μm), der Neodym-YAG-Laser ($\lambda = 1,06$ μm) und der Argonlaser ($\lambda = 0,5$ μm) in der Wirkung ihrer Strahlung auf Gewebe wesentlich. Der CO_2-Laser eignet sich sehr gut zum Schneiden und Verdampfen, während der Neodym-YAG-Laser besser zum Koagulieren geeignet ist. Der Argonlaser nimmt eine Mittelstellung ein.

In der Dermatologie werden der CO_2-Laser und der Neodym-YAG-Laser vorwiegend als „Lichtskalpell" bei chirurgischen Eingriffen eingesetzt. Die Vor- und Nachteile des „Laserskalpells" werden diskutiert. Wegen der hohen Absorption des blauen und grünen Lichtes im Hämoglobin wird der Argonlaser zur Behandlung von vaskulären Gefäßmiß- und Neubildungen sowie von anderen gutartigen Hautläsionen eingesetzt. Rotes Laserlicht niedriger Leistungsdichte kann einen stimulierenden Effekt haben.

Der Effekt der stimulierten Emission wurde bereits im Jahre 1917 von Einstein vorausgesagt. Nachdem die theoretischen und physikalischen Grundlagen von Schawlow und Townes, sowie von Prokhorov und Basov geschaffen waren, gelang es Maiman 1960 erstmals einen Laser, einen Rubin-Impuls-Laser, in Betrieb zu nehmen. Die Entwicklung auf dem Gebiet der Laserforschung verlief recht stürmisch.

Man kennt heute die verschiedenartigsten Lasertypen, Festkörper-, Gas- und Flüssigkeitslaser. Auf Grund der besonderen Eigenschaften des von einem Laser emittierten Lichtes ergab sich eine kaum noch überschaubare Fülle von Anwendungsmöglichkeiten in Wissenschaft und Technik.

Physikalische Grundlagen

Das Wort Laser ist die Abkürzung für Light-Amplification by Stimulated Emission of Radiation. Sie beschreibt das Laserprinzip: Durch stimulierte Emission von Strahlung findet eine Lichtverstärkung statt. Ein Laser besteht im Prinzip aus drei Grundkomponenten (Abb. 1), dem aktiven Medium als laserfähigem Material, der

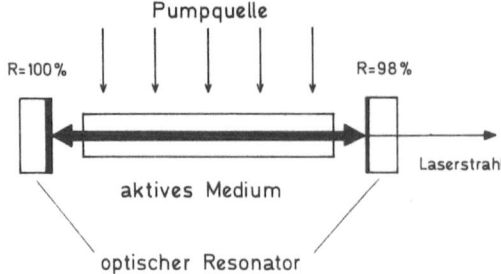

Abb. 1. Ein Laser besteht aus drei Grundelementen, dem aktiven Medium, der Pumpquelle und dem Resonator. *R* Reflexionsvermögen der Resonatorspiegel

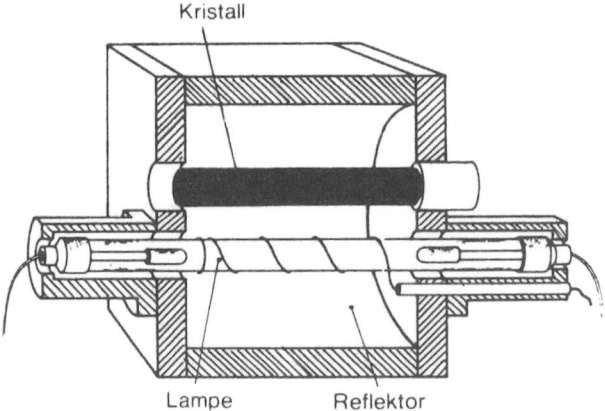

Abb. 2. Ausführungsbeispiel für einen Rubin-Impulslaser

Pumpquelle als Energiezufuhr und dem optischen Resonator. In manchen Substanzen, die allerdings bestimmte physikalische Voraussetzungen erfüllen müssen, kann man durch besondere Vorkehrungen erreichen, daß beim Durchlauf eines Lichtquants durch diese Substanz die Emission eines weiteren Lichtquants derselben Wellenlänge erzwungen (stimuliert oder induziert) wird. Dieser Vorgang entspricht einem Verstärkungsprozeß. Aus solch einer Substanz besteht das aktive Medium eines jeden Lasers. Es kann ein Festkörper (Rubinkristall, neodymdotierter Yttriumaluminiumgranat, Halbleiterkristall), ein Gas (Argon, Krypton, Neon, CO_2, N_2) oder eine Flüssigkeit (Farbstofflösung z. B.: Rhodamin 6G) sein. Die Pumpquelle führt dem aktiven Medium die für den Laserbetrieb erforderliche Energie zu. Das geschieht entweder durch Einstrahlen von Licht einer Blitzlampe, wie beim Rubin-Impuls-Laser, durch Betreiben einer elektrischen Gasentladung, wie beispielsweise beim Argonlaser, durch elektrische Ströme, durch Freisetzung chemischer Reaktionsenergie oder Elektronenbeschuß. Zwei Spiegel mit hohem Reflexionsvermögen bilden den optischen Resonator. Sie zwingen die Lichtquanten mehrmals durch das aktive Medium zu laufen und so den Verstärkungsprozeß einzuleiten und in Gang zu halten. Einer der beiden Spiegel läßt einen Teil des Lichtes als gebündelten Laserstrahl entweichen. In Abb. 2 ist ein einfacher technischer Aufbau eines Rubin-Impuls-Lasers wiedergegeben. Das aktive Medium besteht aus einem aus der

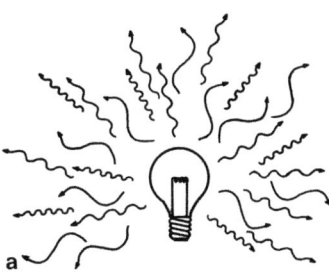

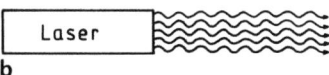

Abb. 3a. b. Emissionsverhalten (a) einer thermischen Lichtquelle (unterschiedliche Wellenlänge, ungleiche Phasenlage, verschiedene Richtung der Lichtwellen und (b) eines Lasers (nahezu gleiche Wellenlänge, Phasenlage und Richtung der Lichtwellen)

Schmelze gezogenen stabförmigen Rubinkristall. Als Pumpquelle wird eine ebenfalls stabförmige Xenonblitzlampe verwendet, die von einer Kondensatorbatterie elektrisch gespeist wird. Rubinkristall und Xenonlampe befinden sich in den Brennlinien eines elliptischen Reflektors, der dafür sorgt, daß alles Licht der Blitzlampe in den Rubinstab reflektiert wird. Die Spiegel, die den optischen Resonator bilden, sind direkt auf die Enden des Rubinstabes aufgedampft.

Eigenschaften von Laserlicht

Thermische Lichtquellen, die meist durch elektrische Ströme aufgeheizt werden, wie die Metallwendel einer Glühlampe (Abb. 3a), emittieren Lichtquanten verschiedener Wellenlänge (Farben) in alle Raumrichtungen, wobei zwischen den Quanten keinerlei Korrelation besteht. Dieses Licht läßt sich nicht beliebig gut bündeln. Durch fokussieren mit einer Linse kann man keine höhere Temperatur erzeugen als sie die Lichtquelle selbst hat.

Laserlicht dagegen (Abb. 3b) ist auf Grund der für die stimulierte Emission erforderlichen Voraussetzungen streng monochromatisch (zeitliche Kohärenz). Die emittierten Lichtquanten schwingen alle im gleichen Takt (Korrelation) und laufen nahezu parallel (räumliche Kohärenz). Ein Laser sendet also einen kontinuierlichen, monochromatischen Wellenzug aus. Diese Eigenschaften sind Voraussetzungen für die gute Bündelbarkeit des Laserlichts. Im Idealfall läßt sich Laserlicht mit geeigneten Linsen auf Fokusdurchmesser in der Größenordnung der halben Lichtwellenlänge bündeln. Entsprechend hoch sind dann die erzielbaren Leistungsdichten und die damit erreichbaren Temperaturen. Mit einem 50 W CO_2-Laser gelingt es beispielsweise im Fokus einer Linse sogar Granit zu verdampfen.

Wirkung von Laserlicht auf Gewebe

In biologischem Gewebe beruht die Wirkung von Licht vornehmlich auf der Absorption einzelner Lichtquanten in den Molekülen. Über mehrere mögliche Zwischenprozesse wird letztendlich die gesamte Lichtenergie in thermische Energie umgewandelt. Erst bei extrem hohen Leistungsdichten über 10^{11} W/cm² können unerwünschte Effekte wie zwei-Photonenabsorption oder Auslösung einer Ultraschall-Schockwelle auftreten.

Im Bereich der Humanmedizin wird der Laser hauptsächlich zum Koagulieren und Schneiden bzw. Verdampfen von Gewebe eingesetzt, also die reine Wärmewirkung der Laserstrahlung ausgenutzt.

Die thermische Wirkung von Laserstrahlung im Gewebe hängt ab von den Bestrahlungsparametern (Laserleistung, Strahldurchmesser und Bestrahlungszeit), den thermischen Eigenschaften des Gewebes (spezifische Wärme, Wärmeleitung und Durchblutungsgrad), sowie den optischen Parametern (Absorption und Streuung). Dabei ist zu beachten, daß die optischen Parameter zusätzlich noch von der verwendeten Lichtwellenlänge abhängen.

Die Absorption von Strahlung in organischem Gewebe kann man sich näherungsweise aus der Absorption in Wasser und der in Blut zusammengesetzt denken. In Abb. 4 gibt die ausgezogene Kurve die Wellenlängenabhängigkeit der Absorption in einer 1 mm dicken Wasserschicht an. Die Strahlung des CO_2-Lasers, die mit 10,6 μm weit im infraroten Spektralbereich liegt, wird praktisch völlig absorbiert, während das sichtbare Licht des Argonlasers (um 0,5 μm) ungeschwächt bleibt. Die Strahlung des Neodym-YAG-Lasers, mit 1,06 μm im nahen Infrarotbereich liegend, wird zu etwa 3% absorbiert. In Tabelle 1 sind für die drei für medizinische Anwendungen wichtigsten Lasertypen die mittleren Weglängen in Wasser und in Blut angegeben. Die mittlere Weglänge bedeutet die Schichtdicke, nach der die in ein Medium eindringende Strahlung in ihrer Leistung auf 37% abgesunken ist. Beim

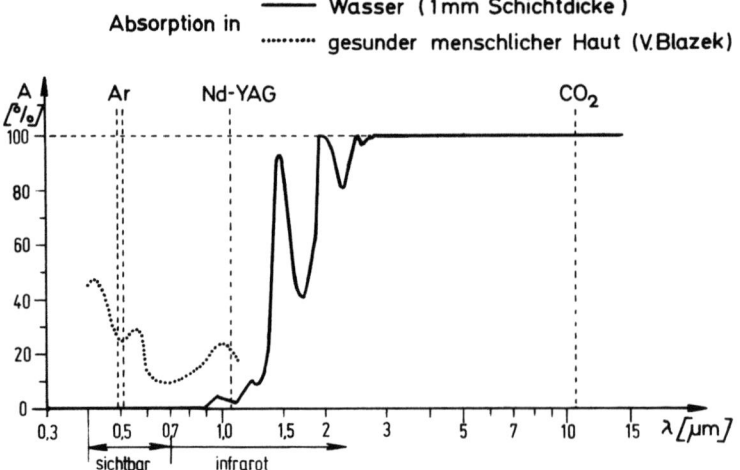

Abb. 4. Absorption in Wasser (1 mm Schichtdicke) und in gesunder Haut

CO_2-Laser ist die mittlere Weglänge sowohl in Wasser als auch in Blut mit 0,01 mm sehr klein, d. h. die Absorption sehr hoch, dagegen ist die Weglänge beim Neodym-YAG-Laser, sowohl in Wasser als auch in Blut, relativ groß. Seine Strahlung wird also im Gewebe weniger stark absorbiert. Beim Argonlaser findet die Absorption nicht im Wasser, sondern vornehmlich im Blut statt, weil das Hämoglobin das blaue und das grüne Licht des Argonlasers stark absorbiert.

Die Streuung des Lichtes hängt von der Lichtwellenlänge ab und natürlich auch von den spezifischen Streueigenschaften des Gewebes. Sie tritt am augenfälligsten in Fällen schwacher Absorption zu Tage. Im Falle starker Absorption kann man die Streuung vernachlässigen.

Wegen der Wellenlängenabhängigkeit der optischen Parameter wird der in einem bestimmten Gewebe erzielte Effekt je nach verwendetem Lasertyp unterschiedlich sein. Die Strahlung des CO_2-Lasers wird wegen der hohen Absorption im Wasser praktisch an der Gewebeoberfläche völlig absorbiert, was zum sofortigen Verdampfen führt. Die Eindringtiefe der Strahlung des Neodym-YAG-Lasers ist wegen geringer Absorption relativ groß, der Strahl wird durch Streuung aufgeweitet. Bevor die Verdampfungstemperatur am Bestrahlungsort erreicht ist, wird ein größeres Volumen nekrotisiert (Abb. 5). Beim Schneiden von Gewebe mit dem CO_2-

Tabelle 1. Mittlere Weglängen von Licht in Wasser und in Blut

Lasertyp	Wellenlänge	Mittlere Weglänge	
		Wasser	Blut
CO_2-Laser	10,6 µm	0,01 mm	0,01 mm
Nd-YAG-Laser	1,06 µm	100 mm	2,5 mm
Argonlaser	500 nm	100 m	0,03 mm

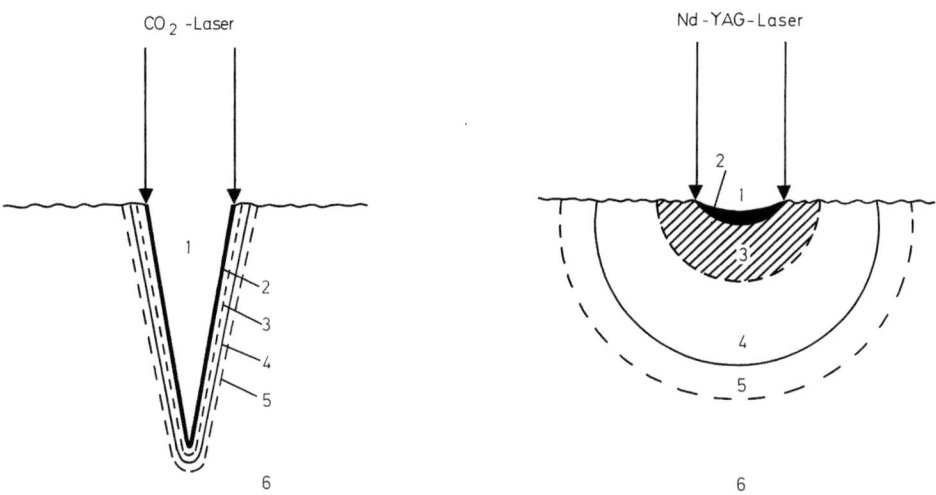

Abb. 5. Wirkung von Laserstrahlung in Gewebe. *1* Verdampftes Gewebe. *2* Karbonisierungszone. *3* Zone teilweiser Karbonisierung. *4* Koagulationszone. *5* Zone leichter thermischer Schäden. *6* ungeschädigtes Gewebe

Tabelle 2. Hauptanwendungsbereich für verschiedene Lasertypen

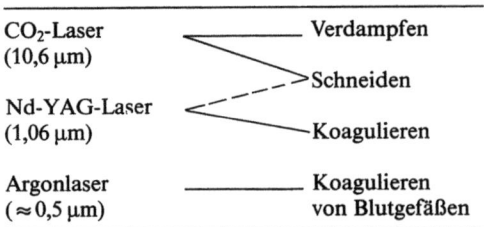

CO_2-Laser (10,6 µm)	——— Verdampfen
	Schneiden
Nd-YAG-Laser (1,06 µm)	Koagulieren
Argonlaser ($\approx$ 0,5 µm)	——— Koagulieren von Blutgefäßen

Laser entsteht eine nur etwa 0,5 mm breite Nekrosezone, während diese beim Neodym-YAG-Laser mit 5 mm angegeben wird. Der Argonlaser nimmt in Bezug auf seine Schneidewirkung eine Mittelstellung ein. Er wird vorzugsweise dort eingesetzt, wo besonders eine Koagulation von Blutgefäßen erwünscht ist. In Tabelle 2 sind die Hauptanwendungsbereiche der drei Lasertypen dargestellt. Der CO_2-Laser eignet sich hervorragend zum Verdampfen und Schneiden von Gewebe. Die Stärke des Neodym-YAG-Lasers liegt im Koagulieren. Er wird aber auch zum Schneiden eingesetzt, nämlich dann, wenn zusätzlich eine breite Nekrosezone erwünscht wird. Andere Kombinationen als die hier dargestellten sind natürlich möglich und können auch sinnvoll sein.

So wird man beispielsweise am besten einen Argonlaser verwenden, wenn ein Schnitt mit zusätzlicher Nekrosezone von etwa 1–2 mm erwünscht ist.

Dermatologische Anwendungsbereiche der verschiedenen Lasertypen

CO_2- und Neodym-YAG-Laser können bei Anwendung hoher Leistungsdichten um 10000 W/cm^2 als Lichtskalpell bei chirurgischen Eingriffen eingesetzt werden. Die Verwendung des Laserskalpells bietet mehrere Vorteile: Der Schnitt wird berührungslos ausgeführt. Die durchtrennten Blutgefäße werden durch Koagulation weitgehend verschlossen. Daher verlaufen mit dem Laser durchgeführte Operationen ohne größere Blutverluste, der Operateur ist in seiner Sicht nicht durch Blutungen behindert und möglicherweise verhindert der Verschluß der Blutgefäße die intraoperative Aussaat von Tumorzellen. Außerdem sollen die postoperativen Schmerzen geringer sein. Die Nachteile liegen sowohl im hohen technischen Aufwand als auch in der ungünstigeren Handhabbarkeit. Der Laserstrahl muß über flexible Lichtleiter oder gar ein Gelenksystem mit Umlenkspiegeln, einem bleistiftartigen Endstück zugeführt werden. Von dort aus wird der Laserstrahl durch eine Linse auf die Haut fokussiert. Der entstehende Dampf und Rauch muß abgesaugt werden. Für Patienten und Operationspersonal sind Schutzbrillen unbedingt erforderlich (Einhaltung der Strahlenschutzbestimmungen!). Der Heilungsprozeß ist gegenüber einem Skalpellschnitt etwas verlangsamt. Die Anschaffungskosten für einen Laser liegen zwischen etwa DM 50000 und DM 120000,–.

Bei Anwendung mittlerer Leistungsdichten um 100 W/cm^2 wird der Argonlaser wegen der hohen Absorption seiner Strahlung im Hämoglobin hauptsächlich zur

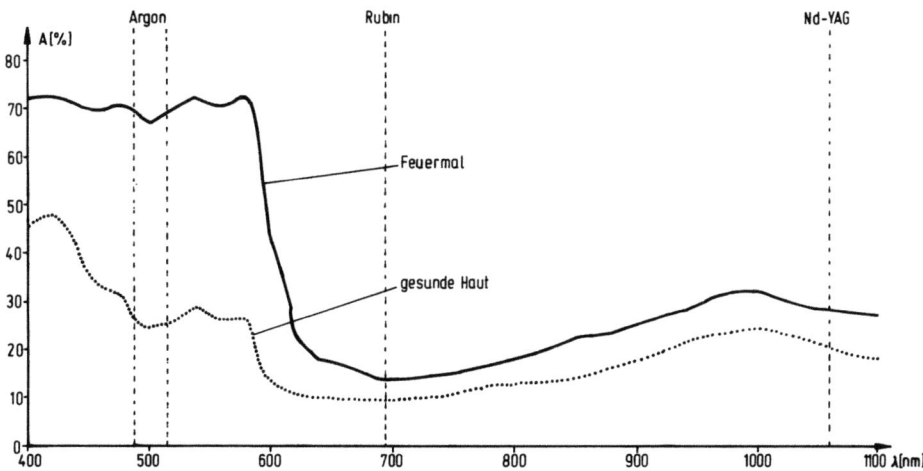

Abb. 6. Absorption eines Naevus flammeus und in gesunder Haut

Behandlung vaskulärer Gefäßmiß- und Neubildungen sowie anderer gutartiger Hautläsionen eingesetzt. Die Absorption in einem Naevus flammeus ist gegenüber gesunder Haut knapp dreimal so stark (Abb. 6). Durch kurzzeitige Lichtimpulse wird die Haut bis zur Denaturierung aufgeheizt und dabei werden die Epidermis und die obere Dermis koaguliert.

Rotes Laserlicht niedriger Leistungsdichte um etwa 50 mW/cm^2 kann auch einen stimulierenden Effekt haben. Helium-Neon- und Kryptonlaser können zur Behandlung von Beinulcera, Herpes simplex und postzosterischen Neuralgien eingesetzt werden. Über den Wirkungsmechanismus dieser schwachen Laserbestrahlung besteht noch weitgehend Unklarheit, eine rein thermische Wirkung kann jedoch ausgeschlossen werden.

Literatur

Haina D, Landthaler M, Waidelich W (1981) Physikalische und biologische Grundlagen der Laseranwendung in der Dermatologie. Hautarzt, 32: 397–401
Röss D (1966) Laser, Lichtverstärker und Oszillatoren. Akademische Verlagsgesellschaft, Frankfurt
Thomas JB (1968) Einführung in die Photobiologie. Thieme, Stuttgart
Tradowsky K (1968) Laser, kurz und bündig. Vogel, Würzburg
Wolbarsht ML (1977) Laser applications in medicine and biology. Plenum Press, New York – London

Der Argonlaser in der Dermatologie

M. Landthaler, D. Haina, W. Waidelich und O. Braun-Falco

Zusammenfassung

Zur Behandlung krankhafter Hautveränderungen werden vor allem Argon-, Neodym-YAG-, Rubin- und CO_2-Laser verwendet. Besonders die therapeutischen Möglichkeiten von vaskulären Fehl- und Neubildungen werden durch die Laser bereichert. Zu nennen sind Naevi flammei, Teleangiektasien, senile Lippenangiome, eruptive Angiome und Angiofibrome. Am häufigsten findet derzeit der Argonlaser Anwendung, da sein blau-grünes Licht stark vom Hämoglobin absorbiert wird.
 Komplikationen der Laserbehandlung sind Narbenbildungen und Hyperpigmentierungen. Die Behandlung von Kindern ist problematisch. Bei ausgedehnten Naevi flammei ist meist keine gleichmäßige Aufhellung möglich, da die verschiedenen Hautregionen unterschiedlich auf die Behandlung ansprechen.
 Die Entfernung von Tätowierungen mit Laser ist möglich, aber es kommt auch hier zu Narbenbildungen.
 Condylomata acuminata und Verrucae vulgares sprechen ebenfalls gut auf die Laserbehandlung an. Wegen der breiten Anwendungsmöglichkeiten stellen Laser eine Bereicherung der Dermatotherapie dar. Es ist zu beachten, daß die einzelnen Lasertypen unterschiedliche Indikationen für ihren Einsatz haben.

Bereits 7 Jahre nach dem Bau des ersten Lasers durch den amerikanischen Physiker Maiman erschien das Buch „Biomedical Aspects of the Laser" von Leon Goldman, in dem die ersten medizinischen Anwendungsmöglichkeiten von Lasern dargestellt wurden [5].
 Es finden sich darin auch dermatologische Anwendungsmöglichkeiten, denn Prof. Goldman, der Pionier der medizinischen Laseranwendungen, ist Dermatologe, und die Haut bot sich für erste Anwendungen geradezu an, da sich die Wirkungen und Nebenwirkungen der Laserstrahlen an diesem Organ ohne Schwierigkeiten beobachten und dokumentieren ließen.
 So finden sich bereits in diesem Buch Hinweise auf die Behandlung von Naevi flammei mit Lasern, da die bisherigen Behandlungsmöglichkeiten wie Kryotherapie, ionisierende Strahlen, plastisch-operative Verfahren und auch das Abdecken mit geeigneten Kosmetika nicht voll befriedigten, bzw. wegen der Nebenwirkungen nicht mehr zur Anwendung kommen.
 Haben nun die Laser die anfänglich sehr hochgesteckten Erwartungen erfüllen können? Ziel der folgenden Ausführungen soll es sein, an Hand eigener Erfahrungen die Möglichkeiten, aber auch die Grenzen einer Anwendung des Argonlasers in der Dermatotherapie darzustellen.
 Wohl am bekanntesten und mit den größten Hoffnungen verbunden ist der Einsatz von Lasern zur Behandlung von *kongenitalen angiektatischen Nävi*. Hierzu wird weltweit der Argonlaser am häufigsten verwendet, da sein blau-grünes Licht stark vom Hämoglobin absorbiert wird [1–4, 6, 9–11]. In der Regel behandeln wir Naevi flammei mit einem Strahldurchmesser von 2 mm, einer Leistung von 1,8 bis 2,7 Watt

und einer Impulsdauer von 0,3 Sekunden. Die Zeit zwischen den einzelnen Impulsen beträgt 0,3 Sekunden, so daß pro Minute etwa 100 Impulse appliziert werden können (Tabelle 1).

Unmittelbar nach der Behandlung sind die Stellen an einer punktförmigen grau-weißen Verfärbung erkennbar. Binnen drei bis vier Tagen kommt es zur Ausbildung kleiner Krusten, die nach 10 bis 14 Tagen abfallen. Erst im Laufe von Wochen kommt es nach Abblassen der Wundrötung zur Aufhellung der behandelten Stellen.

Die Behandlung größerer Flächen wird erst vorgenommen, wenn es in einem etwa einen Quadratzentimeter großen Testareal nach 8 bis 10 Wochen ohne Narbenbildung zu einer deutlichen Aufhellung gekommen ist.

Tabelle 1. Bestrahlungsparameter bei Anwendung des Argonlasers

Indikation	Strahldurchmesser (mm)	Leistung (Watt)	Impulsdauer (s)
Naevi flammei	2,0	1,9 bis 2,6	0,3
Teleangiektasien	1,0	1,4	0,3
Senile Lippenangiome	2,0	2,6	0,3
Angiofibrome	1,0 bis 2,0	1,4 bis 2,6	0,3
Lymphangiome	2,0	bis 4,0	bis 0,5
Tätowierungen	0,5	bis 4,0	0,3

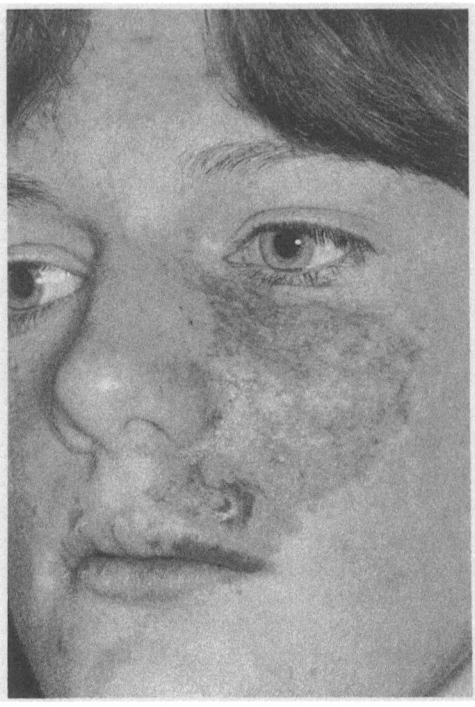

Abb. 1. 17jährige Patientin, bei der es im Rahmen der Laserbehandlung eines Naevus flammeus zu einer hypertrophen Narbe an der Oberlippe kam. Nur unbefriedigende Aufhellung des Feuermals

Unsere bisherigen Erfahrungen, die gut mit denen anderer Autoren [1–4, 9–11] übereinstimmen, zeigen:
1. Eine Behandlung von *Kindern und Jugendlichen* ist nicht angezeigt, da sich histologisch frühestens ab dem 10. Lebensjahr ektatische Gefäße finden. Das Ansprechen auf die Lasertherapie ist deshalb schlechter als bei Erwachsenen und es kommt außerdem leichter zu Narben (Abb. 1).
2. Bei etwa 70 Prozent der *erwachsenen Patienten* mit Naevi flammei sind dagegen gute bis sehr gute Ergebnisse zu erzielen (Abb. 2 a und b).
3. Flächenmäßig *ausgedehnte Feuermale* lassen sich oft nicht gleichmäßig aufhellen. An Wangen, Schläfen, Hals und Nacken ist das Resultat meist gut. Eine Behandlung an Kinn, Oberlippe und Extremitäten ist weniger erfolgversprechend.
4. *Hyperpigmentierungen* können das Behandlungsresultat beeinträchtigen. Sonnenexposition ist deshalb während der Therapie zu meiden.

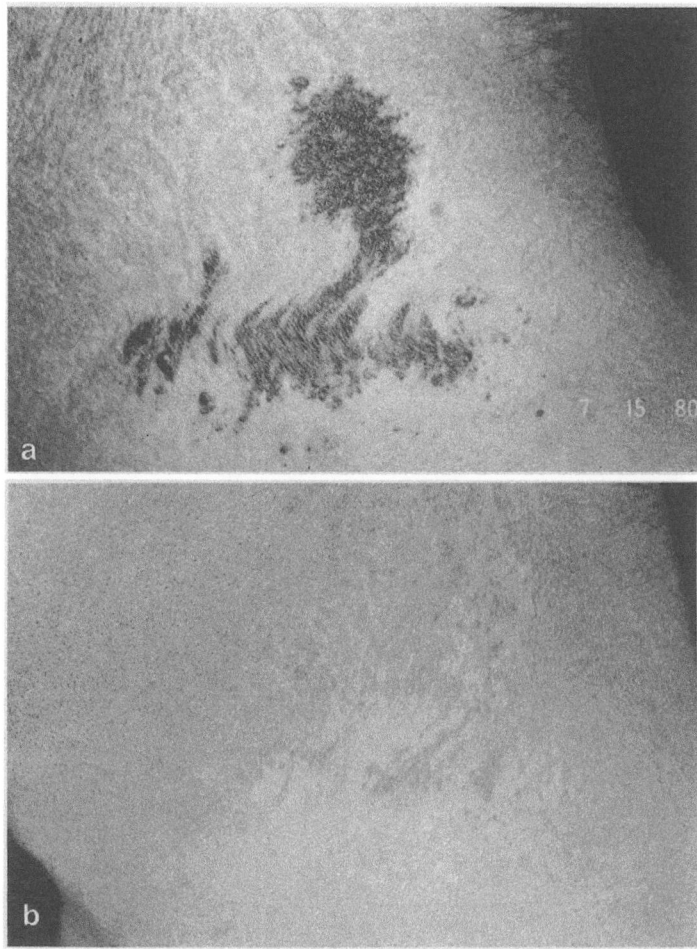

Abb. 2. a Naevus flammeus am Hals eines 44jährigen Patienten vor der Laserbehandlung. **b** Fast vollständige Aufhellung nach 6 Sitzungen mit insgesamt 782 einzelnen Impulsen

5. *Plano-tuberöse Angiome,* die sich im Erwachsenenalter häufig auf Naevi flammei entwickeln, werden durch wiederholte Behandlungen mit dem Argonlaser glatt und wesentlich heller (Abb. 3 a, b). Durch Nachbehandlungen in mehrmonatigen Abständen können die Behandlungsergebnisse gehalten werden.

Aufgrund seiner starken Absorption im Hämoglobin bietet sich der Argonlaser auch zur Behandlung weiterer „erythrozytenreicher" Veränderungen an.

Teleangiektasien lassen sich nahezu mühelos entfernen. Durch Variation von Strahldurchmesser und Leistung lassen sich für alle Gefäßkaliber geeignete Bestrahlungsbedingungen wählen. Gegenüber der Elektrokoagulation bietet der Argonlaser zwei wesentliche Vorteile:

1. Da es möglich ist pro Minute 100 und mehr Impulse zu applizieren ist die Behandlung selbst ausgedehnter Teleangiektasien in einer nur mehrere Minuten dauernden Sitzung möglich.
2. Die Laserbehandlung erfolgt berührungslos. Eine mechanische Schädigung des Gewebes, wie sie mit der Koagulations-Nadel unvermeidlich ist, entfällt. Narbenbildung ist somit weniger wahrscheinlich.

Auch die Behandlung der sog. *senilen Lippenangiome* (Venous lake) ist mit dem Argonlaser problemlos. Um eine vollständige Rückbildung zu erzielen, sind in der Regel nur wenige Sitzungen in zwei wöchigen Abständen nötig.

Die Behandlung von *Angiofibromen* mit dem Argonlaser bietet gegenüber der Dermabrasion folgende Vorteile:

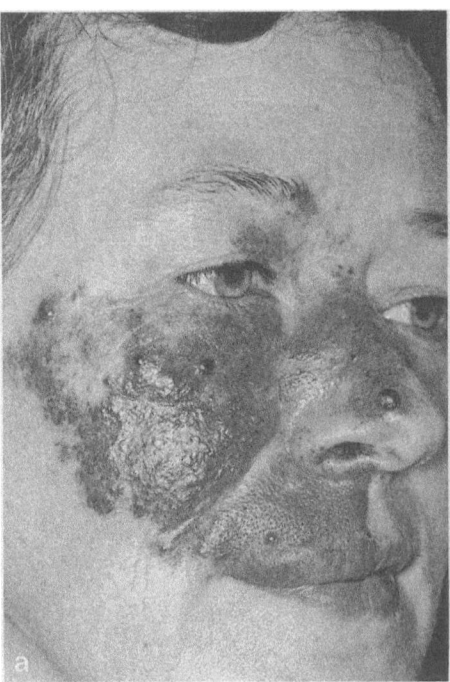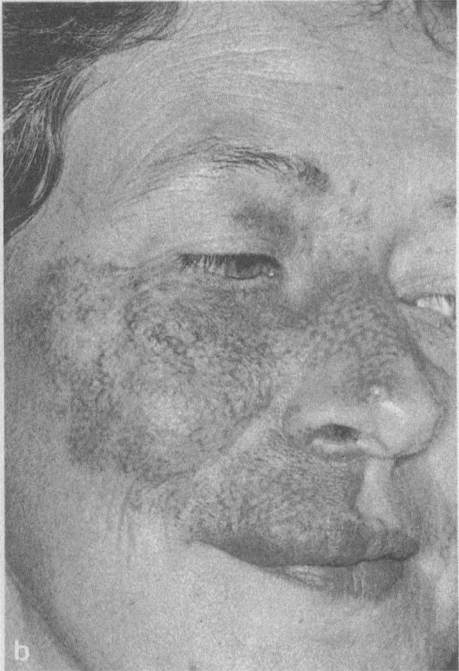

Abb. 3. a Plano-tuberöses Angiom bei einer 45jährigen Patientin, das sich kaum mehr überschminken ließ. **b** Deutliche Aufhellung und Rückbildung aller angiomatösen Knötchen nach 4 Behandlungen

Der Argonlaser in der Dermatologie

1. Die Laserbehandlung ist auch ambulant möglich und jederzeit wiederholbar.
2. Allgemeinnarkose ist nicht notwendig
3. Aufwendige Verbandswechsel entfallen und die Patienten sind nachfolgend voll arbeitsfähig.
4. Die normale, unveränderte Haut bleibt vollkommen verschont und die Behandlung ist an sonst schwer zugänglichen Regionen möglich.

Nachteile der Laserbehandlung sind:
Es muß eher mit Rezidiven gerechnet werden, da initiale Angiofibrome zwar mit der Dermabrasion, nicht aber mit dem Laser entfernt werden. Weiterhin eignen sich dicht aggregierte Angiofibrome nicht für die Lasertherapie. Aussichtsreich ist es jedoch nach der Dermabrasion das Ergebnis durch ambulante Lasertherapie zu verbessern. [7]

Näviforme zirkumskripte Lymphangiome bilden sich unter einer Lasertherapie wesentlich zurück. Eine definitve Heilung ist aber nicht zu erreichen, da die Lymphgefäße ihren Ursprung in subkutanen Zysten haben, die durch die oberflächliche Lasertherapie nicht erreicht werden. Wegen der Narbenbildung ist eine Laserbehandlung aus kosmetischen Gründen abzulehnen. Wir führen die Behandlung nur durch, wenn Komplikationen wie Blutungen, Lymphorrhoe oder Entzündungen eine Behandlung erforderlich machen [8].

Der Argonlaser wurde vor allem als Wunderwaffe gegen *Tätowierungen* geprie-

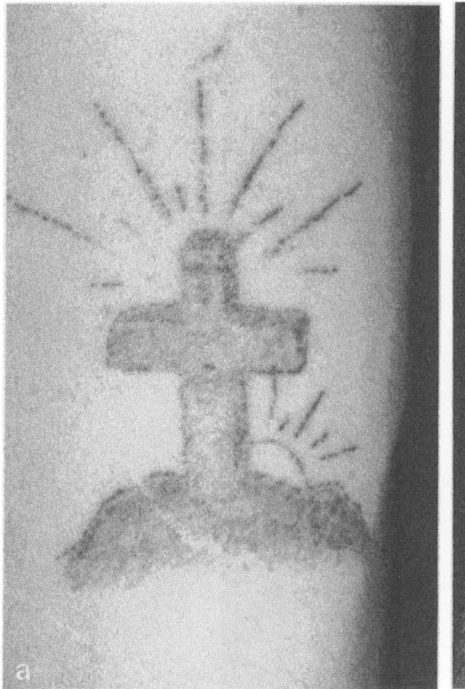 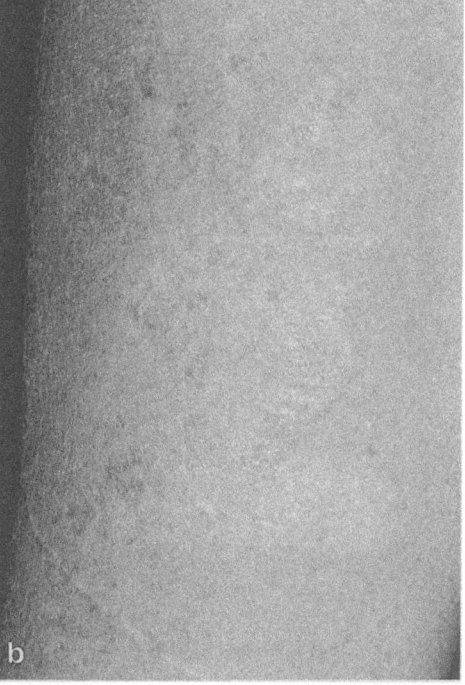

Abb. 4. a Laientätowierung am Unterarm eines 25jährigen Patienten. **b** Fast vollständige Entfernung des Pigmentes durch die Laserbehandlung. Kontur der ursprünglichen Tätowierung deutlich erkennbar

sen und viele Patienten kommen in der Erwartung, daß die sie störenden Male narbenlos entfernt werden können.

Wir behandeln Tätowierungen mit einem auf 0,5 mm gebündelten Strahl, einer Ausgangsleistung von 4 Watt und einer Impulsdauer von 0,3 s (Tabelle 1). Die enorme Leistungsdichte von etwa 2000 Watt pro cm^2 führt zu Hautdefekten, an deren Grund das Pigment freiliegt. Ein Teil des oberflächlich liegenden Pigmentes wird sicher verdampft, ein Teil durch die nachfolgende Wundsekretion nach außen befördert.

Auf diese Weise läßt sich das Tätowierungspigment meist entfernen. Die Konturen der Tätowierung bleiben aber häufig erkennbar (Abb. 4a, b), sogar hypertrophe Narbenbildung ist möglich (Abb. 5a, b). Auch der direkte Vergleich von Lasertherapie und Dermabrasion zeigt, daß mit der Dermabrasion bessere Ergebnisse zu erreichen sind (Abb. 6a, b).

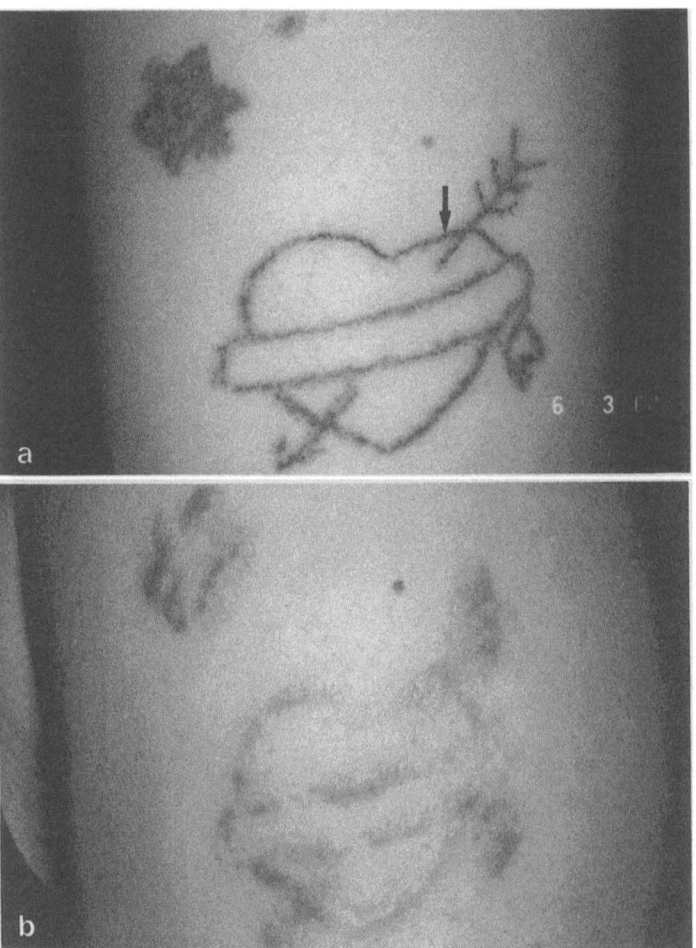

Abb. 5. a Laientätowierung am Oberarm einer 19jährigen Patientin. Kleine Hautdefekte (↑) unmittelbar nach dem Laserimpuls. **b** Hypertrophe Narben nach mehrmaliger Laserbehandlung

Nach unseren Erfahrungen bleibt die Dermabrasion Methode der Wahl zur Entfernung flächiger Tätowierungen. Dies nicht nur wegen der Laser-Narben, die, wie schon erwähnt, die Kontur der Tätowierung erkennen lassen, sondern auch wegen des notwendigen Zeitaufwandes für die Lasertherapie. In der Regel muß eine Tätowierung mehrmals behandelt werden, so daß sich unter Berücksichtigung mehrwöchiger, der Wundheilung dienender Behandlungspausen, die Dauer der Behandlung auf ein halbes Jahr und mehr erstrecken kann.

Zu Gunsten der Lasertherapie kann angeführt werden, daß der Eingriff ambulant, meist sogar ohne Lokalanästhesie durchgeführt werden kann. Die Patienten sind anschließend voll arbeitsfähig und Verbandswechsel entfallen [12, 13]. Auch kann die Lasertherapie an allen Körperstellen durchgeführt werden, auch an Stellen, an denen die Dermabrasion schwer möglich ist. Zu nennen sind z. B. Hand- und Fingerrücken und die Brust. Besonders linienförmige, nicht zu tief und nicht zu dicht gestochene Tätowierungen eignen sich am besten zur Entfernung mit dem Argonlaser [12]. Möglicherweise bringt die kombinierte Anwendung von Dermabrasion und Laserbehandlung weitere Vorteile [4, 12].

Wenn sich auch nicht all die hochgesteckten Erwartungen erfüllt haben, so stellt der Argonlaser doch eine Bereicherung der Dermatotherapie dar. Bei richtiger Auswahl der Patienten lassen sich gerade bei bisher schwer behandelbaren Hautveränderungen sehr gute Ergebnisse erzielen.

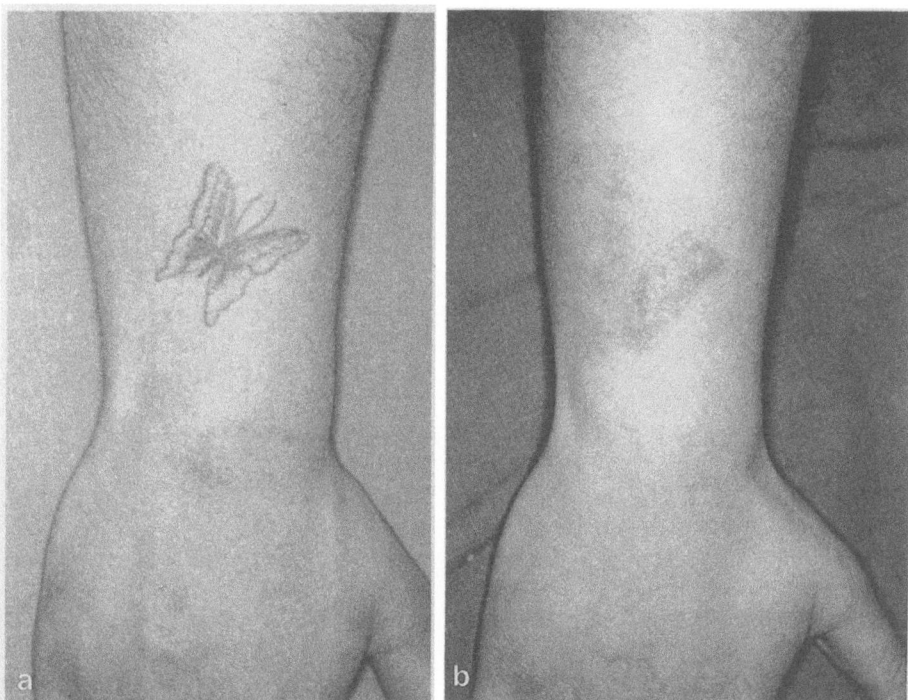

Abb. 6. a Professionelle Tätowierung am Unterarm eines 24jährigen Patienten. **b** Direkter Vergleich von Dermabrasion und Lasertherapie. Die obere Hälfte des Schmetterlings wurde hochtourig geschliffen. (Für die Durchführung der Dermabrasion danken wir Herrn Dr. A. Grösser)

Literatur

1. Apfelberg DB, Maser MR, Lash H, Rivers J (1981) The Argon laser for cutaneous lesions. J Am Med Assoc 245: 2073–2075
2. Arndt K, Noe JM (1982) Lasers in Dermatology. Arch Dermatol 118: 293–295
3. Cosman B (1980) Experience in the Argon laser therapy of port wine stains. Plast Reconstr Surg 65: 119–129
4. Ginsbach G (1982) The use of argon laser for treatment in dermal lesions. In: Waidelich W (ed) Optoelectronics in medicine. Springer, Berlin Heidelberg New York, 51–62
5. Goldman L (1967) Biomedical aspects of the laser. Springer, Berlin Heidelberg New York
6. Landthaler M, Haina D, Waidelich W, Braun-Falco O (1982) Die Behandlung von Naevi flammei mit dem Argonlaser. Möglichkeiten und Grenzen – eine kritische Stellungnahme. Dtsch Ärztebl 79: 29–31
7. Landthaler M, Haina D, Waidelich W (1982) Argonlasertherapie des Adenoma sebaceum. Hautarzt 33: 340–342
8. Landthaler M, Haina D, Waidelich W, Braun-Falco O (1982) Behandlung zirkumskripter Lymphangiome mit dem Argonlaser. Hautarzt 33: 266–270
9. Noe JM, Barsky SH, Geer DE, Rosen S (1980) Port wine stains and the response to Argon laser therapy: Successful treatment and the predicitive role of color, age, and biopsy. Plast Reconstr Surg 65: 130–136
10. Oshiro T (1980) Laser treatment for nevi. MEL, Tokyo
11. Seipp W, Haina D, Justen V, Waidelich W (1981) Erfahrungen mit dem Argonlaser. Akt Dermatol 7: 106–114
12. Seipp W, Landthaler M, Haina D, Justen V, Waidelich W (1981) Die Entfernung von Tätowierungen mit dem Argonlaser. Dtsch Ärztebl 78: 1809–1811
13. Strempel H (1982) Über die Entfernung von Tätowierungen mit dem Argonlaser. Z Hautkr 57: 335–341

Was kann der Argonlaser?

W. Seipp, D. Haina, V. Justen und W. Waidelich

Zusammenfassung

Es wird über die Erfolge der Argonlaser-Therapie bei ca. 750 Patienten berichtet. Die Hauptindikation stellen Gefäßmäler dar, wie Spider naevi, Teleangiektasien, Angiokeratome, Lippenangiome oder großflächige Feuermäler. Hier werden gegenüber früheren Behandlungsmethoden überlegene Ergebnisse erzielt. Der Argonlaser kann auch zur Entfernung von Tätowierungen eingesetzt werden, doch müssen hier Narbenbildungen in Kauf genommen werden. Die Kombination der Argonlaser-Bestrahlung mit operativen Nachkorrekturen ist möglich. Bei Keloiden kann der Argonlaser versuchsweise eingesetzt werden, doch sind die Resultate nicht einheitlich. Gute Ergebnisse sind bei plantar- und periungualen Warzen sowie bei Gingivahyperplasie nach langfristiger Hydantoin-Medikation zu erzielen. Weitere Indikationen sind der Morbus Osler-Rendu, Hämatolymphangiome und probeweise die Behandlung kleiner grübchenförmiger Narben.

Im Jahr 1976 fanden sich in Darmstadt zwei Dermatologen und zwei Physiker zu einer Arbeitsgruppe zusammen. Sie stellten sich die Aufgabe, die Anwendungsmöglichkeiten von Laserstrahlen in der Dermatologie zu überprüfen. Neben bestimmten Studien mit dem Helium-Neonlaser wurde überwiegend mit dem Argonlaser gearbeitet. Das Darmstädter Team überblickt inzwischen ca. 800 Patienten.

Es ist darauf hinzuweisen, daß die Zahl der dermatologischen Indikationen, für die eine Behandlung mit dem Argonlaser in Betracht kommt, nicht groß ist. Die Argonlasertherapie sollte dort unterlassen werden, wo andere Methoden ebensogut oder besser sind. Streng genommen gibt es nur eine einzige argonlaser-spezifische Indikation in der Dermatologie: die flächenhaften Gefäßmäler. Die Wirkung beruht auf physikalischen Faktoren. Das blaugrüne Argonlaserlicht (Wellenlänge 488 und 514 nm) wird in hohem Maße selektiv im roten Blutfarbstoff absorbiert. Der Absorptionsvorgang ist mit der Umwandlung von Lichtenergie in Wärme-Energie verbunden. Letztere bewirkt Koagulation der blutreichen Gefäße, aus denen sich z. B. ein Feuermal zusammensetzt. Die Zerstörung der kleinen Gefäße führt zu Abblassung des Gefäßmals und damit zu dem therapeutischen Effekt, der erreicht werden soll. Die Strahlenwirkung des Argonlasers ist aus drei Gründen besonders schongsvoll und deshalb den bisherigen Behandlungsmethoden überlegen: 1) der wesentliche thermische Effekt vollzieht sich infolge der Energie-Umwandlung im Hämoglobin in den Gefäßräumen selbst; 2) an der darüber liegenden Epidermis entsteht nur ein geringer Wärmeschaden, der in seinem Schädigungsausmaß nicht über eine zweitgradige Verbrennung hinausgeht und daher narbenlos abheilt; 3) die Eindringtiefe des Argonlasers beträgt max. 1 mm; die Wirkung kommt also genau in der Hautschicht zustande, in der sie bei Gefäßmälern benötigt wird. Tiefer liegende Hautschichten werden nicht erreicht und können daher auch nicht geschädigt werden. Der Bartwuchs wird beispielsweise durch Argonlaserstrahlen nicht beeinflußt.

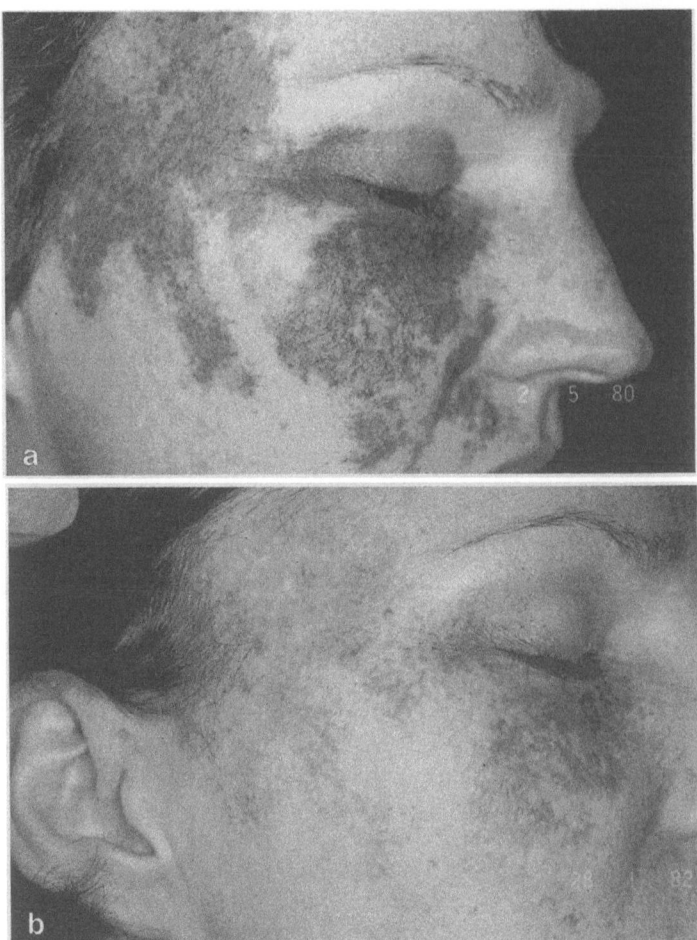

Abb. 1. a 33jährige Patientin mit N. teleangiektaticus lat. der re. Gesichtshälfte. **b** Nach 20 Laserbehandlungen von durchschnittlich 280 Impulsen pro Sitzung

Einige Erfahrungen, die meist auch von anderen Lasertherapeuten gemacht wurden, sollen kurz hervorgehoben werden:

Die besten Ergebnisse erzielt man bei kräftig gefärbten Gefäßmälern (N. teleangiektaticus lateralis) (Abb. 1 a, b) Zartrosa-farbene (pink) Mäler (z. B. N. teleangiektaticus medialis) sind für die Argonlasertherapie ungeeignet. Kinder sollten nicht oder nur in Ausnahmefällen behandelt werden.

Ob ein Gefäßmal mit anderen Entwicklungsstörungen (z. Beispiel M. Sturge-Weber) kombiniert ist, spielt für die Indikation zur Argonlaserbehandlung keine Rolle.

Problemzonen sind Kinn, Oberlippe und die prä-auriculären Areale. Hier können gelegentlich hypertrophische Narben entstehen.

Gute Ergebnisse sind zu erzielen bei kräftigen Teleangiektasien, Teleangiektasie-Anteil in Radiodermen, Spider-Naevi, Lippenangiomen, Morbus Osler und Hä-

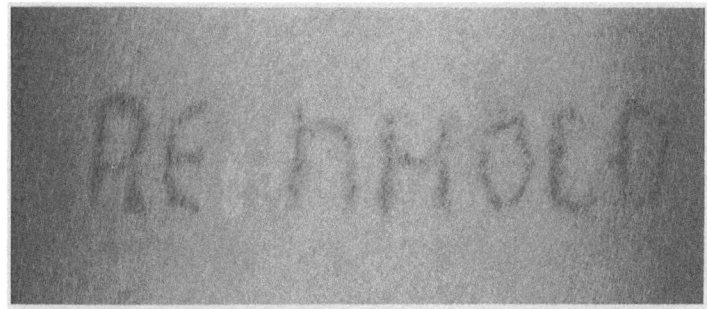

Abb. 2. Zur Demonstration des Effektes wird zunächst nur 1 Buchstabe behandelt. Zustand nach einmaliger Behandlung ca. 2 Monate später. (Strahl-⌀ nur 0,5 mm)

matolymphangiomen. Bestimmte Tätowierungen sind für die Beseitigung durch den Argonlaser gut geeignet (Abb. 2). Manchmal kommt die Kombination mit anderen Therapieformen in Frage.

Auch Keloide, inveterierte Warzen und grübchenförmige Narben können in bestimmten Ausnahmefällen durch den Argonlaser günstig beeinflußt werden.

Sehr gute Erfahrungen liegen bei der Gingiva-Hyperplasie nach Hydantoinmedikation vor (Abb. 3 a, b).

Einige Fälle (in Zusammenarbeit mit Dr. Clodius von der Plastisch-chirurgischen Abteilung des Universitätspitals in Zürich) zeigen, daß der Argonlaser auch zum „Nachpolieren" chirurgisch behandelter Feuermäler geeignet ist.

Die Argonlasertherapie bei Gefäßmälern ist, was die optimale Applikationsweise der Strahlen (flächenhafte Abdeckung, Zebrastreifen- und Punkt-an-Punkt-Methode) anbelangt, sicher noch nicht am Ende ihrer Entwicklung angelangt. Andererseits ist der inzwischen erreichte Entwicklungsstand über den Status einer experimentellen Vorstudie längst hinaus. Die bisherigen Resultate beziehen sich aber nicht nur auf die objektiven Behandlungserfolge, sondern noch mehr auf den subjektiven Zufriedenheitsgrad der Patienten, die fast immer eine Behandlung auch dann als Erfolg ansehen, wenn sich nur eine graduelle Verkleinerung und Aufhellung der Gefäßmäler erreichen ließ. Daher wäre zu wünschen, daß diese neuartige Methode einem größeren Kreis von Patienten mit Gefäßmälern zugänglich gemacht wird. Wie ist es aber zu erklären, daß die Argonlasertherapie bisher keine weitere Verbreitung gefunden hat, obwohl ihre Möglichkeiten durch zahlreiche Publikationen durchaus bekannt geworden sind? Das einzig gravierende Hindernis besteht in dem unverhältnismäßig hohen Anschaffungspreis eines Lasergerätes von ca. DM 100000,–. Den hohen Kosten steht ein nur geringes Indikationsspektrum gegenüber. Bei Geräte-Anschaffungen muß daher die Kosten-Nutzen-Relation bis zu einem gewissen Grade ausgewogen sein. Solange Amortisationschancen nicht bestehen, ist daher mit einer zügigen Ausbreitung der Argonlasertherapie nicht zu rechnen. Die Herstellerfirmen sollten deshalb unter Berücksichtigung des erreichten Entwicklungsstandes ihre Verkaufsstrategie überdenken.

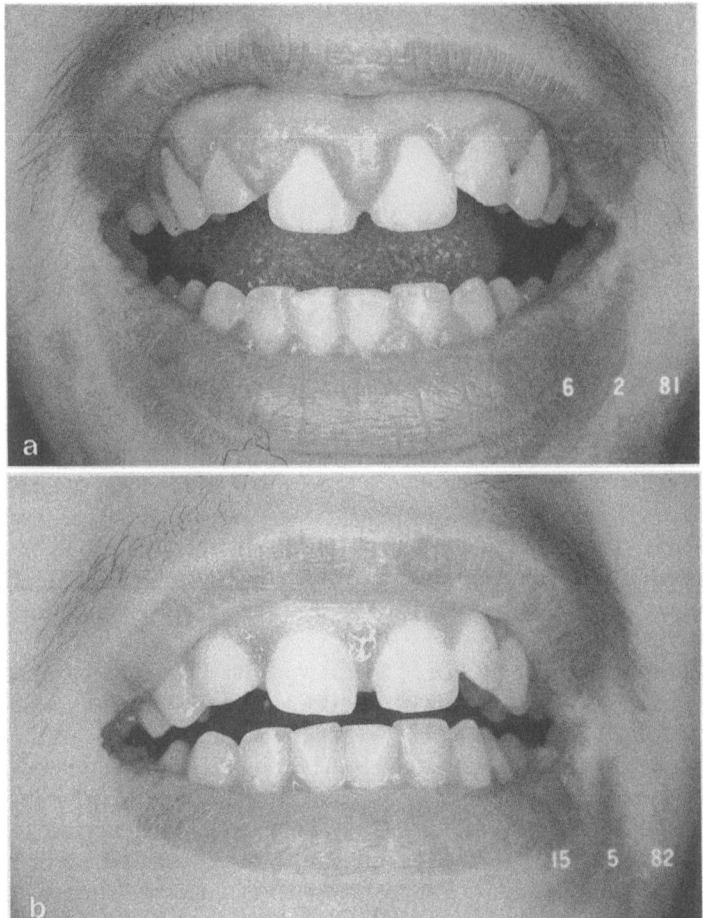

Abb. 3. a Gingivahyperplasie bei Epileptikerin (Hydantoinmedikation) vor Behandlungsbeginn.
b Nach 10 Behandlungen von je 250 Impulsen (Strahl-Ø 1 mm)

Literatur

1. Seipp W, Haina D, Justen V, Waidelich W (1978) Laserstrahlen in der Dermatologie, Dtsch Dermatol 26: 557–575
2. Seipp W, Haina D, Justen V, Waidelich W (1981) Erfahrungen mit dem Argonlaser. Akt Dermatol 7: 106–114
3. Seipp W, Landthaler M, Haina D, Justen V, Waidelich W (1981) Die Entfernungen von Tätowierungen mit dem Argonlaser. D Ärzteblatt 79: 1809–1811
4. Landthaler M, Haina D, Waidelich W, Braun-Falco O (1981) Behandlungen mit einem Argonlaser in der Dermatologie. Hautarzt (Suppl) 5: 433–435
5. Haina D, Landthaler M, Waidelich W (1981) Physikalische und biologische Grundlagen der Laseranwendung in der Dermatologie. Hautarzt 32: 397–401

Der Neodym-YAG-Laser in der Behandlung von Penistumoren

K. Rothenberger, A. Hofstetter, J. Pensel und E. Keiditsch

Zusammenfassung

Der Neodym-YAG-Laser eignet sich zur Behandlung von Peniskarzinomen im Stadium T_1–T_2, sowie zur Beseitigung von Condylomata acuminata im Glans penis-Bereich. Ziel der Neodym-YAG-Lasertherapie ist eine thermische, homogene und tiefe Gewebsnekrose ohne Gewebsabtragung. Damit sollte einerseits der Forderung der Radikalität so weit erforderlich nachgekommen und andererseits ein möglichst gutes, funktionelles und kosmetisches Ergebnis erzielt werden. Vor der Laserbehandlung werden die Tumorpatienten zirkumzidiert und einem Staging und Grading unterworfen. T_2-Tumoren werden lokal exzidiert. Das Tumorgebiet selbst wird zeilenartig bestrahlt, so daß eine zusammenhängende Nekrosenfläche entsteht. Bei Bestrahlung unter Luft kann mit dem Neodym-YAG-Laser eine Nekrosetiefe von maximal 3 mm erreicht werden. Mit einer oberflächlichen Wasserkühlung und einer entsprechend längeren Bestrahlungsdauer läßt sich durch die Laser-Therapie eine Tiefe von ca. 6 mm erfassen. Durch eine Follow-up-Studie bis zum September 1981 konnte in einem Untersuchungszeitraum zwischen 10–39 Monaten bei 11 Patienten lediglich einmal ein lokales Rezidiv beobachtet werden.

In der urologischen Abteilung des Städt. Krankenhaus Thalkircherstraße werden seit 6 Jahren Penistumoren alternativ zu anderen operativen Techniken mit dem Neodym-YAG-Laser behandelt [7, 10]. Neben Patienten mit Condylomata acuminata der Glanspenis kommen Patienten mit Peniskarzinomen im Stadium T_1–T_2 für diese Therapie in Frage [6, 12, 15]. Hofstetter berichtete im Jahre 1977 erstmalig von der Behandlung eines Peniskarzinoms mit dem Neodym-YAG-Laser [5]. Ziel der Behandlung mit dem Neodym-YAG-Laser ist ein den radikalen operativen Verfahren vergleichbarer Therapieerfolg mit weitgehender Organerhaltung.

Die Wirkung des Neodym-YAG-Lasers auf lebendes Gewebe

Die Strahlung des Neodym-YAG-Lasers liegt mit einer Wellenlänge von 1064 nm im nahen Infrarotspektrum.

Der Umsatz von Licht in Wärmeenergie durch Absorption und Streuung des Lichtes im Gewebe ist wellenlängeabhängig. Die Strahlung des Neodym-YAG-Lasers wird im Gewebe stark gestreut und nur schwach absorbiert. Damit kann eine mehrere mm tiefe Erwärmungszone erreicht werden. Der Neodym-YAG-Laser eignet sich wegen dieser thermischen Tiefenwirkung als Koagulationsinstrument mit nur geringem gewebsabtragendem Effekt. Die gleichmäßige Verteilung der Strahlung im Gewebe führt zu einer homogenen Gewebsnekrose. Damit ist der Forderung nach Radikalität der Gewebszerstörung im Bestrahlungsbereich Genüge geleistet.

Temperatur und Dauer der Erwärmung zeigen für die thermische Schädigung des Gewebes einen integralen Zusammenhang. Mit einem vernünftigen Zeitaufwand, d. h. innerhalb weniger Sekunden, tritt eine irreversible Schädigung mit Denaturierung des Eiweißes bei einer Temperatur von über 60 °C auf. Dieser Vorgang kann durch eine oberflächliche Weißverfärbung des Gewebes beobachtet werden. Bei weiterer Erhitzung kommt es zur Karbonisation und zum Verdampfen.

Dosierung der Neodym-YAG-Laserstrahlung für die externe Anwendung

Zwei Forderungen für die Anwendung des Neodym-YAG-Lasers bei der externen Anwendung sind zu stellen:
1. es muß eine reproduzierbare homogene und tiefreichende Nekrose zur vollständigen Devitalisierung der Tumorzellen erreicht werden.
2. der Laser als reines Koagulationsinstrument und nicht als ein gewebeabtragendes, bzw. schneidendes Instrument Verwendung finden.

Zur Optimierung der Laserparameter haben wir Nekroseform und -tiefe an Lebergewebe in vitro mit verschiedenen Zeitleistungsverhältnissen mit und ohne oberflächliche Kühlung durch Wasser bestimmt [11]. Für die therapeutische Wirkung des Lasers auf lebendes Gewebe ist das Produkt aus Laserleistung und Bestrahlungszeit entscheidend. Um die maximale Nekrosetiefe ohne Wasserkühlung von 3 mm zu erreichen, muß bei einer Leistung von 45 Watt eine Bestrahlungszeit von ca. 3 s eingehalten werden. Die erreichte Nekrosetiefe kann anhand der Weißverfärbung der Gewebsoberfläche gut abgeschätzt werden. Der Verkürzung der Bestrahlungszeit durch Erhöhung der Laserleistung ist nach oben hin eine Schranke auf Grund oberflächlicher Gewebsveränderungen, wie z. B. Austrocknung und Karbonisation, gesetzt. Eine Karbonisation steigert die Gewebsabsorption um etwa das 40fache, was zu einer oberflächlichen massiven Überhitzung und damit zur Verdampfung des Gewebes führt. Die eigentliche Eindringtiefe ist nicht zu steigern. Ist die Gewebsoberfläche durch Blut bedeckt, tritt ein ähnlicher Effekt auf, da Blut ebenfalls eine etwa 40fach größere Absorption als das normale Gewebe zeigt, die Eindringtiefe ist sogar verringert. Bei Kühlung des Gewebs mit Wasser wird eine schnelle oberflächliche Gewebsveränderung verzögert, so daß auch in tieferen Zonen die Koagulationstemperatur ohne Gewebsabtragung erreicht werden kann. Wir konnten so Nekrosetiefen von über 6 mm erzielen. Auch hier kommt es zu einer weißlichen Verfärbung der Oberfläche, jedoch täuscht die geringe Ausdehnung der sichtbaren weißen Nekrose einen zu geringen Tiefeneffekt vor. In der Praxis bedeutet dies, daß bei eben sichtbarer Weißverfärbung bereits eine Eindringtiefe der kugelförmigen Nekrose von mindestens 4 mm erreicht wurde. Durch zeilenweises Bestrahlen ergibt sich eine Überlappung der Kugelnekrosen mit vollständiger Zerstörung der Oberfläche (Tabelle 1).

Lasertherapie bei Condylomata acuminata

Die häufigsten Neubildungen im Bereich des Penis stellen die Condylomata acuminata dar. Diese an sich harmlose Erkrankung bereitet wegen ihrer Neigung zu Rezidiven in der Behandlung oft Probleme. Die konservative Therapie ist nicht nur durch hohe Rezidivraten, sondern auch durch toxische Nebenwirkungen und auch

Tabelle 1. Neodym-YAG-Laserparameter für Parallelstrahlenbündel

Methode		Energie	Eindringtiefe	oberflächliche Veränderung
Bestrahlung unter Luft		120 Joule	3 mm	Weißverfärbung entsprechend der Strahlendurchmesser
	über	500 Joule	3 mm	oberflächliche Karbonisation
Bestrahlung unter Wasser		200 Joule	3 mm	keine
		400 Joule	4 mm	beginnende zentrale Weißverfärbung
		600 Joule	6 mm	Weißverfärbung kleiner als Strahldurchmesser

Tabelle 2. Therapie der Condylomata acuminata

konservativ	chirurgisch
– Podophyllin Colchicin	– Excision
– Thiotepa	– scharfer Löffel
– Bleomycin	– Elektroresektion
– Schwermetallsalzlösungen	– Kryochirurgie
	– Neodym-YAG-Laser

Narbenbildungen belastet (Tabelle 2). Häufig muß der konservativen Therapie eine chirurgische folgen, wobei auch hier Rezidive häufig sind und kosmetische Einbußen, bzw. sogar Verstümmelungen in Kauf genommen werden müssen [2]. Der Neodym-YAG-Laser stellt ein unblutiges Alternativverfahren dar. Die Kondylome lassen sich auf Grund der geringen Infiltrationstiefe der virusbedingten Epithelproliferationen nahezu immer in einer Sitzung mit dem Laser vollständig zerstören. Urethroskopisch muß auch nach Kondylomen in der Harnröhre gefahndet werden, um eine suffiziente Therapie zu ermöglichen.

Nach der Zirkumzision, die wir allen Patienten zur Vermeidung von Reinfektionen anraten, bestrahlen wir die Condylomata acuminata so, daß ihre Oberfläche eine weiße Nekrose zeigt. Bei extremer Ausdehnung der Kondylome kann die Laser-Therapie in zwei Sitzungen durchgeführt werden. Nach einer relativ langen Abheilungsdauer von 6–8 Wochen heilen die nekrotischen Bezirke narbenlos, bzw. narbenarm ab (Abb. 1 a–c). Nach Bestrahlung im Meatusbereich konnten wir bisher keine Strikturierung beobachten. Der Patient wird angehalten, während der Abheilungsphase täglich Gliedbäder – etwa mit Kamillosan – durchzuführen.

Laser-Therapie bei Peniskarzinomen

Für eine suffiziente Therapie bei Peniskarzinomen ist ein genaues Grading und Staging des Tumors notwendig. Für lokale Therapieverfahren kommen nur die Stadien T_1–T_2 in Betracht [1]. Als bisher geübte Therapieverfahren sind zu nennen, die lokale Excision, wobei nach Hanash [4] mit 40% Rezidiven zu rechnen ist. Wegen

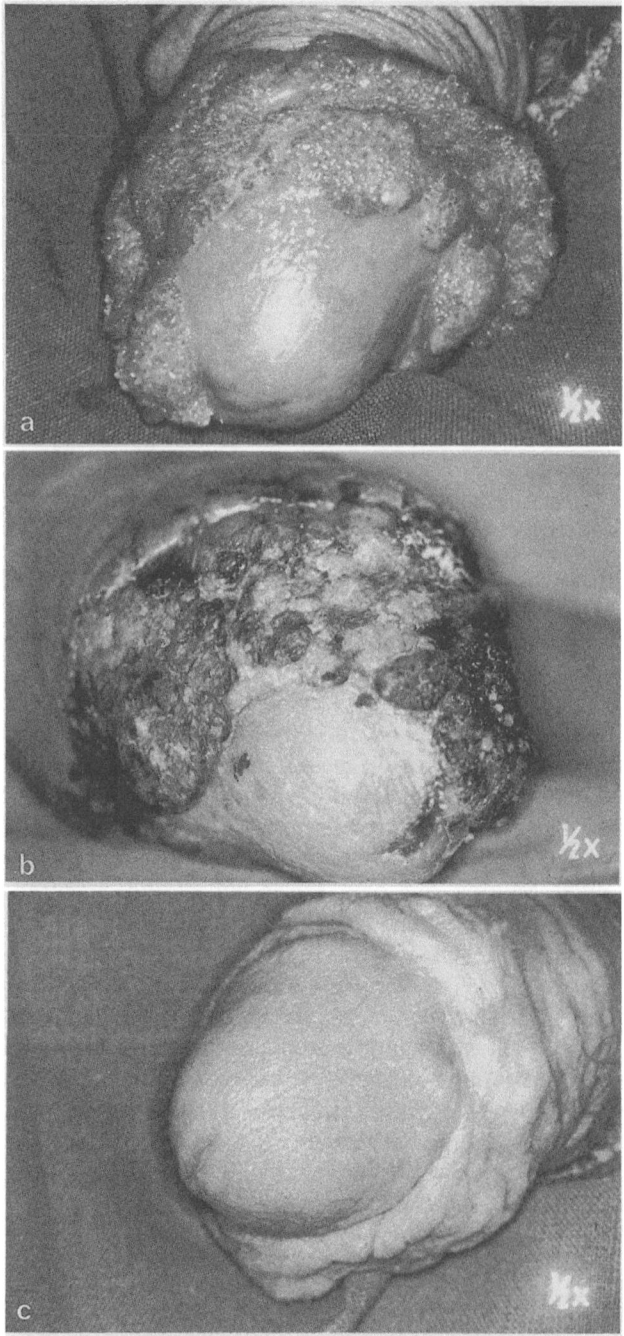

Abb. 1. a Ausgedehnte Condylomata acuminata der Glans penis, Podophyllin vorbehandelt. **b** Zustand unmittelbar nach erster Laser-Sitzung. **c** Resultat 8 Wochen nach zweiter Laser-Sitzung

dieser sehr schlechten Ergebnisse stellte man die Forderung, Penistumoren 2 cm im Gesunden zu excidieren, d.h. man führt eine Penisteilamputation [14] durch. So verbessern sich die Ergebnisse nach Gursel [3] auf eine Rezidivrate von 10%. Salaverria [13] jedoch, berichtet bei gleichem Vorgehen nur von einer 5-Jahresüberlebenszeit von 77%. Die Hochvolt-Therapie hat neben Strikturen, Verbrennungen bis hin zur Radionekrose des Penis als Begleiterscheinung. Nach Pointon [9] beträgt die Rezidivrate 15%. Nimmt man die in neuerer Zeit angegebene Moulagen-Technik mit Iridium-192 zum Vergleich, so scheinen die Ergebnisse mit 8% Rezidiven sehr gut. Die Nebeneffekte dürften ähnlich der Hochvolt-Therapie sein. Mit 50% Rezidiven kann die primäre Bleomycin-Therapie nicht Behandlung der ersten Wahl sein [8]. Wir bevorzugen die Therapie mit dem Neodym-YAG-Laser. Zuvor werden alle Patienten zirkumzidiert und einem genauen Staging unterzogen. Aus T_1-Tumoren werden zunächst Gewebsproben in Blutleere entnommen und der gesamte Tumorbereich, inklusive einem Randsaum von ½ cm mit dem Neodym-YAG-Laser zeilenartig so bestrahlt, daß eine homogene weiße Nekrosefläche entsteht. Nach Lösen der Blutleere werden etwaige noch blutige Gefäße mit dem stark fokussierten Laser verschlossen.

T_2-Tumoren werden in Blutleere lokal exzidiert. Der Tumorgrund und -rand werden in der oben beschriebenen Weise mit dem Laser bestrahlt. Die Abheilung dieser Nekrosen dauert zwischen 6 und 8 Wochen (Abb. 2a–c). Biopsien aus dem ehemaligen Tumorbett sichern den lokalen Therapieerfolg ab (Tabelle 3).

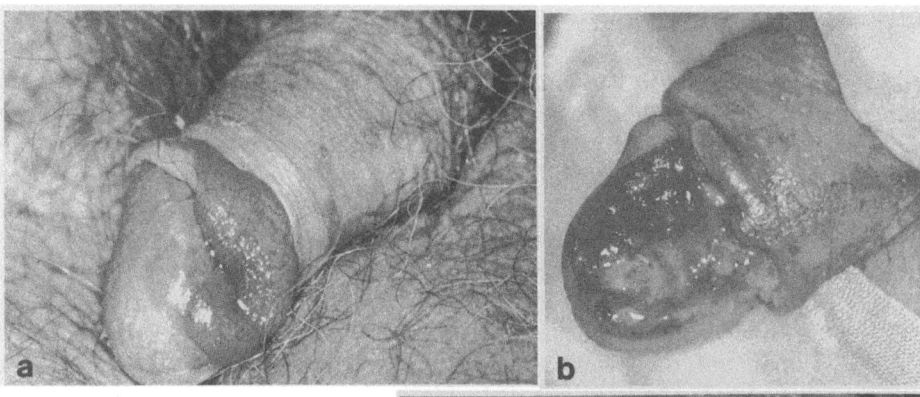

Abb. 2. a Mäßig differenziertes, weitgehend verhornendes Plattenepithelkarzinom der Glans penis, T_2 N_0 M_0. **b** Zustand 12 Tage nach oberflächlicher Exzision und Laser-Behandlung. **c** Rezidivfreies Ergebnis nach 19 Monaten

Tabelle 3. Peniskarzinom – Therapie der Stadien T_1 bis T_2

Verfahren	Rezidivraten
Lokale Exzision	40% (Hanash 1970)
Teilamputation (2 cm im Gesunden)	10% (Gursel 1973)
Strahlentherapie	15% (Pointon 1975)
Bleomycin	50% (Ichikawa 1977)
Iridium – 192 – Moulage	8% (Salaverria 1979)
Neodym-YAG-Laser	

Tabelle 4. Condylomata acuminata der Glans Penis (1.6.1976–15.6.1982)

n = 49[a]	Rezidivquote 7%

[a] 65% waren zum Zeitpunkt der Neodym-YAG-Laserbehandlung z. T. mehrfach durch herkömmliche Verfahren erfolglos vorbehandelt

Ergebnisse

Von 1976 an haben wir 49 Patienten mit Condylomata acuminata der Glans penis mit dem Laser bestrahlt. Die Rezidivquote liegt bei 7%. Erwähnt werden muß aber, daß 65% dieser Patienten bereits zum Zeitpunkt der Neodym-YAG-Laser-Behandlung mehrfach durch herkömmliche Verfahren erfolglos vorbehandelt wurden (Tabelle 4).

Bisher konnten wir 17 Patienten mit Peniskarzinomen mit dem Neodym-YAG-Laser behandeln. 13 Patienten im Stadium T_1 und T_2 ohne Metastasen im Alter von 39 bis 81 Jahren haben wir bis zum 15.6.1982 zwischen 6 und 36 Monaten nachbeobachten können. Bei lediglich zwei Patienten trat ein lokales Rezidiv im Sinne eines T_{is}-Tumors auf, das erneut mit dem Laser behandelt wurde. Diese Rezidive traten nach 13 bis 35 Monaten auf. Palpable Lymphknoten waren zum Zeitpunkt der Kontrolluntersuchung bei keinen Patienten vorhanden.

Patienten mit inguinalen Lymphknotenmetastasen wurden zur Laser-Behandlung zusätzlich lymphadenektomiert. Die beiden Patienten im Alter von 48 und 54 Jahren sind nach 48 bzw. 20 Monaten lokal tumor- und metastasenfrei.

Zwei Patienten wurden neben der Laser-Bestrahlung lymphadenektomiert und chemotherapiert. Es handelte sich um einen Patienten mit Lungenmetastasen und Lymphknotenmetastasen bis in den paraaortalen Bereich hinauf. Dieser Patient erlitt ein lokales Tumorrezidiv an der Glans penis im Stadium T_1 und ist nach 30 Monaten an seinem Tumorleiden gestorben. Der andere Patient wies ein malignes Melanom mit Lymphknotenmetastasen auf. Er starb an seinen Metastasen, der Penis blieb tumorfrei. Inguinal ließen sich ebenfalls keine Metastasen mehr nachweisen (Tabelle 5).

Tabelle 5. Ergebnisse der Neodym-YAG-Lasertherapie bei Peniskarzinom

Tumor Klassifikation	Patienten-zahl	Alter Jahre	Floow-up Studie bis 15.6.82 Monate	Lokale Rezidive	Palpable Lymphknoten
a) Laserbestrahlung					
$T_1N_0M_0$	8	39–77	13–36	2 (T_{is})	0
$T_2N_0M_0$	5	42–81	6–33	0	0
b) Laser + Lymphadenektomie					
$T_1N_2M_0$	1	48	48	0	0
$T_2N_2M_0$	1	54	20	0	0
c) Laser + Lymphadenektomie + Chemotherapie					fixierte Lymphpakete
$T_2N_3M_1$	1	59 †	30	1 (T_1)	
$T_2N_2M_0$ (Melanom)	1	61 †	24	0	0

Tabelle 6. Vorteile der Neodym-YAG-Lasertherapie bei Penistumoren

- geringe Rezidivrate
- keine Verstümmelung
- geringe kosmetische Defekte
- keine Funktionsstörung bei Miktion und Kohabitation

Diskussion

Wir möchten hier noch einmal die Vorteile der Neodym-YAG-Lasertherapie in der Behandlung von Penistumoren herausstellen. Möglicherweise kann die fehlende Verschleppung von Tumorzellen bei der berührungsfreien Behandlung des Tumorgrundes mit dem Laser für die der Teilamputation entsprechend guten Ergebnisse verantwortlich gemacht werden. Verstümmelnde Eingriffe können vermieden werden, entstehende Defekte oder Narbenbildungen sind kosmetisch gut tolerabel und es gibt keine Funktionseinbußen bei Miktion oder Kohabitation (Tabelle 6). Einschränkend muß gesagt werden, daß eine endgültige Aussage zum jetzigen Zeitpunkt über die Ergebnisse bei den Peniskarzinomen nicht gemacht werden kann, da wir keine endgültigen Vergleichszahlen für die 5-Jahresüberlebensrate vorlegen können. Die bisherigen Ergebnisse lassen jedoch die Laser-Therapie als Alternativverfahren zu anderen operativen Methoden mit den erwähnten Vorteilen erscheinen.

Literatur

1. Brühl P (1978) Das Peniskarzinom. Dtsch Ärzteblatt 75: 1129
2. Chiari R, Harzmann R (1974) Möglichkeiten der Behandlung von spitzen Kondylomen. Ther d Gegenw 113: 23
3. Gursel ED, Gerogountzos C, Uson AC, Melicow MM (1973) Penile cancer: clinopathologic study of 64 cases, Urology 1: 569
4. Hanash K, Furlow W, Utz D et al (1970) Carcinoma of the penis: A clinical pathologic study. J Urol 104: 297
5. Hofstetter A, Staehler G (1977) Das Peniskarzinom. Fortschr Med 95: 60
6. Hofstetter A, Staehler G, Keiditsch E, Frank F (1978) Lokale Laser-Bestrahlung eines Peniskarzinoms. Fortschr Med 96: 369
7. Hofstetter A, Frank F (1979) Der Neodym-YAG-Laser in der Urologie. Editiones Roche. Basel
8. Ichikawa T (1977) Chemotherapy of penis carcinoma. Rec Results Cancer Res 60: 140
9. Pointon RCS (1975) External beam therapy. Proc Roy Soc Med 68: 779
10. Rothenberger K, Hofstetter A, Geiger M, Böwering R, Frank F (1979) Erfahrungsbericht über die externe Anwendung eines Neodym-YAG-Lasers in der Urologie. Verh Ber Dtsch Ges Urol 31: 241
11. Rothenberger K, Pensel J, Hofstetter A, Keiditsch E, Stern J (1981) Dosierung der Neodym-YAG-Laserstrahlung zur endovesikalen Anwendung bei Blasentumoren – tierexperimentelle Untersuchungen. Urologie A 20: 310
12. Rothenberger K, Hofstetter A, Frank F, Keiditsch K, Pensel J (1981) The Neodym-YAG-Laser in the Treatment of Penis-Carcinoma. In: Laser Tokyo 81. Proc 4.th Congr Int Soc Las Surg Tokyo: Kap 10 p 24
13. Salaverria JC, Hope-Stone HF, Paris AMJ, Molland EA, Blandy JP (1979) Conservative treatment of carcinoma of the penis. Brit J Urol 51: 32
14. Skinner DG, Leadbetter WF, Kelley SB (1972) The surgical management of squamous cell carcinoma of the penis. J Urol 107: 272
15. Staehler G (1981) Die externe Anwendung von Neodym-YAG Laserstrahlung in der Urologie. Urologe A 20: 323

Hämatoporphyrin-Derivat (HpD) – Photosensibilisierende Substanz zur Laservermittelten Frühdiagnose und Therapie von Tumoren

D. Jocham, U. Löhrs, C. Hammer, G. Staehler und Ch. Chaussy

Zusammenfassung

Hämatoporphyrin-Derivat (HpD) wird nach intravenöser Verabreichung im Anschluß an eine rasche Clearance des Normalgewebes selektiv in Tumoren eingelagert.

Die Lichtexposition derart vorbehandelter Tumoren resultiert bei Verwendung von violettem Licht (400–405 nm) in der Abstrahlung einer deutlichen Rotfluoreszenz, bei Verwendung von tiefer gewebepenetrierendem Rotlicht (610–630 nm) über eine Schädigung der Zellmembran durch Singulett-Sauerstoff in einer Zerstörung des Tumorgewebes. Dieses Phänomen läßt sich für die Diagnose und Therapie nur endoskopisch erreichbarer Tumoren verwenden, wobei spezielle Laser als Lichtquellen (ausreichender Energietransfer über flexible Lichtleiter) geeignet sind. Experimentelle Untersuchungen an Zellkulturen, einem in die Kaninchenblase transplantierten (Brown-Pearce-Karzinom) Tumor bzw. am chemisch induziertem (BBN = Nitrosamin) urothelialen Harnblasenkarzinom bei Ratten, dienten einer Übertragung des Diagnose- und Therapieverfahrens in den urologischen Fachbereich. Sie bestätigten die tumorselektive Speicherung des HpD und zeigten, daß nur die Kombination von Photoagens (Laser) und photosensibilisierender Substanz (HpD) zur Zerstörung des Tumors führte. Die Diagnose kleinster HpD-fluoreszierender Tumoren erfordert im urologischen Fachbereich die Neukonstruktion endoskopischer Systeme mit geeigneten Lichtfiltern und den Einsatz eines adaptierten Lichtverstärkers.

Die Wiege der Photochemotherapie mit Hämatoporphyrin-Derivat (HpD) steht in der Dermatologie. Auch für andere Fachbereiche besteht deshalb bei Nutzung diagnostischer und therapeutischer Möglichkeiten des tumorselektiven Photosensibilisators HpD [1, 2, 6] ein enger Bezug zu den dermatologischen Erfahrungen mit dieser Substanz.

Erst neuerdings konnte die Lasertechnologie neben einer Erweiterung dermatologischer Indikationen auch die nur endoskopisch erreichbaren Tumoren, z.B. Bronchial-, Oesophagus-, Magenkarzinome und das Blasenkarzinom – unser eigenes Forschungsgebiet – dem nachfolgend dargestellten Behandlungskonzept zugänglich machen [4]. Der Laser wird im Zusammenhang mit der HpD - Anwendung nicht als Koagulator verwendet, sondern stellt lediglich ausreichend energiestarkes Licht für den Transfer über flexible Lichtleiter zum bzw. in den Tumor zur Verfügung.

Wirkprinzip der Photochemotherapie mit HpD

Bei HpD handelt es sich um ein Substanzgemisch, das aus der Ausgangssubstanz Hämatoporphyrin (Abb. 1) gewonnen wird [11]. Wie zahlreiche Porphyrine und andere Substanzen, z.B. Akridin-Orange und Tetrazykline bewirken auch Hämatoporphyrin und sein Derivat HpD eine Photosensibilisierung des substanzspeichernden Gewebes [1, 5].

Haematoporphyrin

C_{34} H_{38} O_6 N_4

Mol. Gew. 598,6

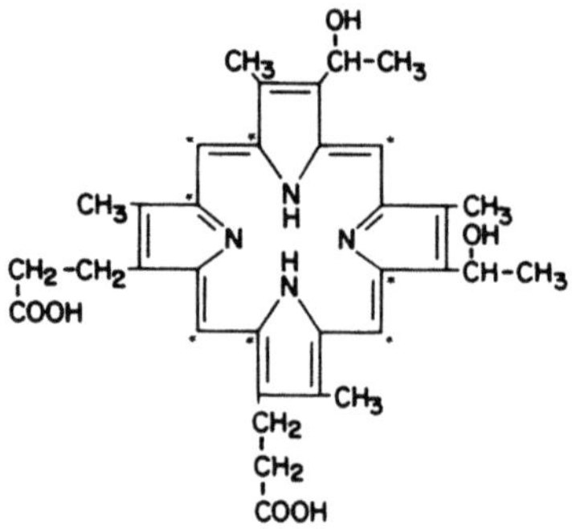

Abb. 1. Hämatoporphyrin – Summenformel, Molekulargewicht und Strukturformel

Tabelle 1. Eigenschaften des Hämatoporphyrin-Derivates (HpD)

1. tumorselektive Speicherung
2. photosensibilisierender Effekt
3. Fluoreszenz
4. keine Toxizität oder Kanzerogenität
5. als Nebenwirkung vorübergehende Photosensibilisierung von Haut u. Schleimhäuten gegenüber Sonnenbestrahlung

Für die Tumordiagnostik und -therpaie wurden anfänglich Hämatoprophyrin, später vor allem sein Derivat HpD interessant. Voraussetzung hierfür war die vielfach bestätigte Tatsache, daß diese auch bei systemischer Anwendung (2,0–5,0 mg/ kg KG i.v.) nicht toxischen Substanzen nach rascher Clearance des Normalgewebes längere Zeit selektiv in atypischem Gewebe, insbesondere in malignen Tumoren gespeichert werden (Tabelle 1). Der Mechanismus dieser tumorselektiven Einlagerung ist trotz intensiver Forschung bislang unklar geblieben [1, 6]. Die Lichtexposition HpD-vorbehandelter Tumoren resultiert bei Verwendung von bevorzugt ultraviolettem (365 nm) bzw. violettem Licht (400 bis 405 nm) in der Abstrahlung einer Rotfluoreszenz, bei Verwendung von tiefer gewebepenetrierendem Rotlicht (610 bis 630 nm) über eine Schädigung der HpD-speichernden Zellmembran bzw. zytoplasmatischer Organellen in einer Zerstörung des Tumorgewebes [10, 14]. Als eigentlich zytotoxisches Agens wurde der Singulett-Sauerstoff, ein gegenüber dem Triplett-Zustand des Sauerstoffs wesentlich energiereicherer, aggressiver Zustand molekularen Sauerstoffs identifiziert [13]. Einstrahlendes Licht überträgt Energie auf das Porphyrinmolekül, das seinerseits in einem weiteren Schritt durch Energietransfer auf ein Sauerstoffmolekül zur Entstehung des Singulett-Sauerstoffs führt (Abb. 2).

$$\text{HpD (Grundzustand)} + h\nu \rightarrow {}^1\text{HpD} \rightsquigarrow {}^3\text{HpD}$$

$$^3\text{HpD} + {}^3\text{O}_2 \rightarrow \text{HpD} + \cdot{}^1\text{O}_2$$

Abb. 2. Anregung des Hämatoporphyrinderivates (HpD) durch Licht und anschließender Energietransfer auf Sauerstoffmoleküle mit Entstehen des zytotoxischen Singulett-Sauerstoffs

Tabelle 2. Historischer Überblick über die Diagnose (D) und Therapie (T) photosensiblisierter Tumoren

Jahr	Autor	Substanz	Lichtquelle	Tumor	Typ
1903	Tappeiner, Jesionek	Eosin	Sonnenlicht	Hauttumoren	(T)
1924	Policard	endogene Porphyrine	Wood-Lampe (UV-Licht)	verschiedene Tumoren	(D)
1942	Auler, Banzer	Hämatoporphyrin	UV-Licht	Rattentumoren	(D)
1948	Figge et.al.	Hämatoporphyrin	weißes Licht	verschiedene induzierte u. transplant. Mäusetumoren	(D)
1961	Lipson et.al.	Hämatoporphyrin-Derivat (HPD)	gefilterte Bogenlampe	menschliche Bronchial- u. Ösophagus-Carcinome	(D)
1968	Gregorie et.al.	HPD	Quecksilberlampe	verschiedene menschl. Plattenepithel- und Adenocarcinome	(D)
1972	Diamond et.al.	HPD	150 Watt-Weiß-Licht	Gliomzellen und Gliomtumoren	(T)
1974	Dougherty	HPD	1000 Watt-Xenon-Lampe	Plattenepithel-Ca (Maus)	(T)
1975/6	Kelly, Snell	HPD	weißes Licht	urotheliales Ca	(T)
1976/8/9	Dougherty et.al.	HPD	gefiltertes weißes Licht	Zellkulturen, versch. humane Hauttumoren u. Hautmetastasen	(T)
1981	Jocham et.al.	HPD	Farbstoff-Laser	experiment. Blasen-TU	(T)
1981	Hayata et.al.	HPD	Kr- u. Farbst.-Laser	menschl. Bronch.-CA	(D, T)

Fluoreszenz einerseits und Zytotoxizität andererseits legen sowohl ein diagnostisches als auch therapeutisches Konzept nahe.

Hauttumoren bzw. Hautmetastasen verschiedenster Tumoren waren die ersten humanen Tumorerkrankungen, deren Therapie nach Photosensiblisierung versucht wurde. Einen kurzen Überblick über die historische Entwicklung der Photochemotherapie, vor allem mit Hämatoporphyrin und HpD gibt Tabelle 2. Zur effizienten Behandlung großvolumiger Tumoren wurde von Dougherty und Mitarbeitern [3]

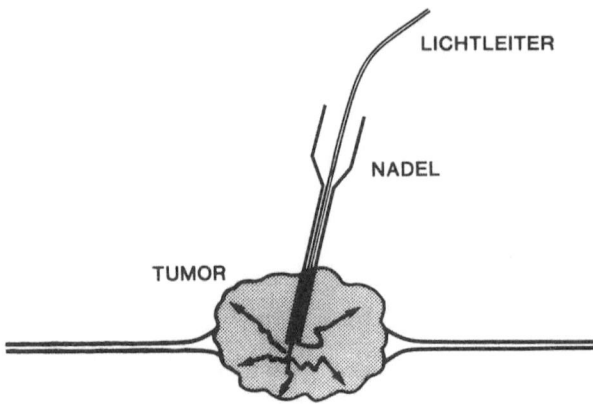

Abb. 3. Schema der interstitiellen Phototherapie: der Lichtleiter wird über das Lumen einer Nadel zum Zentrum des Tumors vorgeschoben

Tabelle 3. Experimentelle Ergebnisse einer Lasertherapie (✳) photosensibilisierter (HpD) Tumoren und der HpD-Verteilung im Gewebe

1. Tumorzellen + HPD ⟶ Vitalität
   Tumorzellen + ✳ ⟶ Vitalität
   Tumorzellen + HPD + ✳ ⟶ ⊢⊥⊣

2. HPD-Konz. – Normale Blase ↓
   HPD-Konz. – Tumorgewebe ↑

3. ✳ Endoskopisch ⟶ keine Tumorzerstörung

   ✳ Endoskopisch / Nach HPD ⟶ Tumorzerstörung

die Methode inzwischen dahingehend fortentwickelt, daß durch Einstechen eines oder mehrerer Lichtleiter in den Tumor auch zentrale Tumoranteile lichtexponiert werden können (Abb. 3). Während Dougherty über gute Therapieergebnisse bei zahlreichen Tumorformen, unter anderem auch bei der Mycosis fungoides und beim Kaposi – Sarkom berichtete, zeigte sich bei pigmenthaltigen Melanomen und bei Sarkomen, besonders Rhabdomyosarkomen, eine nur geringe Ansprechrate [4].

Unsere eigenen Untersuchungen dienen einer besseren diagnostischen Erfaßbarkeit bzw. Therapie des häufig multilokulär wachsenden Blasenkarzinoms. Bei der Primärtherapie nicht erfaßte Tumorherde dürften zu einem nicht geringen Anteil für die sog. Tumorfrührezidivquote des Blasenkarzinoms mit verantwortlich sein. Die an anderer Stelle [7, 8] dargestellten experimentellen Untersuchungen an Zellkulturen und experimentellen Blasentumoren lassen die Übertragung der günstigen Erfahrungen mit der Therapie von Hauttumoren in den urologischen Fachbereich möglich erscheinen.

Tabelle 3 faßt die experimentellen Ergebnisse zusammen. Die Registrierung der HpD – Fluoreszenz nach deren Anregung mit einem Krypton-Laser bietet analog den günstigen Erfahrungen mit der Fluoreszenz-Diagnostik des Bronchial- und

Oesophagus-Karzinoms [9, 12] die Chance einer Entdeckung bislang okkulter kleinster Blasenkarzinomherde.

Zusammenfassend ist festzustellen, daß aufgrund derzeit vorliegender Erfahrungen mit der HpD-Anwendung auch in der Klinik gute Aussichten für ein ergänzendes Diagnose- und Therapieverfahren bestehen. Es wird Aufgabe weiterer Untersuchungen sein, Möglichkeiten und Grenzen dieses Behandlungskonzeptes in den verschiedenen Fachdisziplinen exakter zu definieren.

Literatur

1. Bugelski PJ, Porter CW, Dougherty TJ (1981) Autoradiographic Distribution of Hematoporphyrin-Derivative in Normal Tissue and Tumor in the Mouse. Cancer Res 41: 4606–4612
2. Dougherty TJ (1978) Photoradiation Therapy for the Treatment of Malignant Tumors. Cancer Res 38: 2628–2635
3. Dougherty TJ, Thoma RE, Boyle DG, Weishaupt KR (1981) Interstitial Photoradiation Therapy for Primary Solid Tumors in Pet Cats and Dogs. Cancer Res 41: 401–404
4. Dougherty TJ (1980) Hematoporphyrin Derivative for Detection and Treatment of Cancer. J Surg Oncol 15: 209–210
5. Figge FH, Weiland GS, Mangannello LJ (1948) Cancer Detection and Therapy: Affinity of Neoplastic Embryonic and Traumatized Tissues for Porphyrins and Metalloporphyrins. Proc Soc Exp Biol Med 68: 640–641
6. Gomer CJ, Dougherty TJ (1979) Determination of (3 H) – and (14 C) Hematoporphyrin Derivative Distribution in Malignant and Normal Tissue. Cancer Res 39: 146–151
7. Jocham D, Staehler G, Chaussy Ch, Hammer C, Löhrs U (1981) LASER-Behandlung von Blasentumoren nach Photosensibilisierung mit Hämatoporphyrin-Derivat. Urologe A (Suppl. Sept.) 20: 340–343
8. Jocham D, Hammer C, Löhrs U, Staehler G, Chaussy CH (1981) Farblasertherapie photosensibilisierter Blasentumoren. In: Weller S (Hrsg) Chirurgisches Forum '82 für experim. und klinische Forschung. Springer, Berlin Heidelberg New York
9. Kinsey JH, Cortese DA, Sanderson DR (1978) Detection of Hematoporphyrin Fluorescence During Fiberoptic Bronchoscopy to Localize Early Bronchogenic Carcinoma. Mayo Clinic Proc 53: 594–600
10. Kinsey JH, Cortese DA, Moses HL, Ryan RJ, Branum EL (1981) Photodynamic Effect of Hematoporphyrin-Derivative as a Function of Optical Spectrum and Incident Energy Density. Cancer Res 41: 5020–5026
11. Lipson RL, Baldes EJ, Olson AM (1981) Hematoporphyrin Derivative: A New Aid for Endoscopic Detection of Malignant Disease. J Thorac Cardiovasc Surg 42: 623–629
12. Profio AE, Doiron DR (1979) Laser Fluorescence Bronchoscope for Localization of Occult Lung Tumors. Med Phys 6: 523–525
13. Weishaupt KR, Gomer CJ, Dougherty TJ (1976) Identification of Singulet Oxygen as the Cytotoxic Agent of Photoinactivation of the Murine Tumor. Cancer Res 36: 2326–2329
14. Weishaupt KR, Dougherty TJ (1978) Photoradiation Therapy: Optimum Wave Length for in Vivo Activation of Hematoporphyrin Derivative with Laser Irradiation. Radiat Res 74: 10

CO_2-Laser:
Erfahrungen mit einer neuen Behandlungsmethode

T. Gorka und B. Kock

Zusammenfassung

Laser-Behandlungen finden in der Dermatologie immer vermehrt Anwendung und das Indikationsfeld erweitert sich ständig. Es wird über Erfahrungen mit dem CO_2-Laser berichtet. Die bisherigen Indikationen wie Tätowierungen, virusinduzierte Neubildungen, Gefäßveränderungen und chronische Ulzerationen können die Ergebnisse der Alternativverfahren in einigen Gebieten übertreffen. Die Vorteile wie blutarme Eingriffe, niedrige postoperative Komplikationsraten, geringe Keloidbildung, kurze Behandlungszeiten, Einsparung von Wundversorgungsmaterialien und schließlich vor allem gute kosmetische Resultate überwiegen die Nachteile dieser Therapieform.

Im Gegensatz zum Argonlaser, wo man sich die Absorption des grünen Lichtes durch rote Farbe und die dabei entstehende hohe Temperatur zunutze macht, wird beim CO_2-Laser die Absorption des Lichtes durch Wasser ausgenutzt. Dabei entsteht Wärme, die vom Erwärmen bis zum Verdampfen und zur Auslösung dermonuklearer Reaktionen reicht. Damit können folgende thermische Wirkungen des Laserstrahles zur Anwendung kommen: Koagulieren, Schneiden und Vaporisieren. Die erwünschte Schnittiefe hängt von der Geschwindigkeit der Schnittführung und der zugeführten Energie ab. Sie beträgt bei einer Geschwindigkeit von ca. 3–4 mm/s und 20 Watt etwa 3 mm Tiefe.

Im Zeitraum von Dezember 1981 bis März 1982 wurden in der Hautklinik Linden, Hannover, insgesamt 120 Patienten mit dem CO_2-Laser behandelt.

Eine derartige Behandlung war bei verschiedenen Arten von Warzen, Condylomata acuminata, eruptiven Angiomen, Spider-Naevi, Angiokeratomen, Hämangiomen, Venektasien, Feuernävi, Fibromata pendulantia und überschießenden Granulationen angezeigt. Auch Tätowierungen wurden mit relativ gutem Erfolg entfernt. In einem Fall wurde eine kleine Umschneidung eines Melanoms für die Schnellschnittdiagnostik vorgenommen. Bei allen Eingriffen war die geringe bzw. fehlende Blutung von Vorteil.

Ein Vorteil des CO_2-Lasers gegenüber dem Argon-Laser besteht vor allem in der Ausweitung der Indikationsliste durch Farbenunabhängigkeit, in der besseren Tiefensteuerung und der gezielteren Gewebezerstörung durch punktuellen Fokus. Gute Ergebnisse ergaben auch Behandlungen von kavernösen Haemangiomen und von Neurofibromen bei Morbus Recklinghausen.

Die Anwendung des CO_2-Lasers an stark durchbluteten Organen, wie Ober- und Unterlippe sowie Zunge ist wegen der sofortigen Blutstillung sehr vorteilhaft. Größere Gefäße, meist über 1 mm Durchmesser müssen jedoch mit Ligaturen versorgt werden.

Besonders eindrucksvoll war die Behandlung eines Patienten, der sich wegen ausgedehnten plano-tuberösen Haemangiomen auf Naevus flammeus in unserer

Tabelle 1. Abhängigkeit von Bestrahlungsleistung, Behandlungsart, Lokalanästhesie im Hinblick auf Narbenbildung

Leistung	Behandlungsart Kontinuierlich/Einzelimpuls Abstand ca. 3–4 cm, 0,05 s	Narbenbildung	Lokalanästhesie
3–5 W	S	nicht beobachtet	nicht erforderlich
5–10 W	S	selten	meistens nicht erforderlich
unter 10 W	K	abhängig von Zeit/Gebiet	meistens erforderlich
über 10 W	K S	immer	erforderlich

W = Watt, K = Kontinuierlich, S = Einzelimpuls

Klinik vorstellte. In nur 3 Sitzungen konnten praktisch alle großen Tumoren beseitigt werden; nach einem halben Jahr waren keine Rezidive festzustellen.

Folgende Indikationen wurden behandelt:
1. Verrucae vulgares, – planae, Condylomata acuminata
2. Tätowierungen
3. Tumoröse Gefäßprozesse: Hämangiome, Angiokeratome
4. Plane Gefäßprozesse: Teleangieektasien, Venektasien, Naevi flammei
5. Sonstiges: Fibrome, Verrucae seborroicae, Ulcera crurum, Keloide

Die Indikationen zur Lasertherapie sind oft kosmetischer Art, so daß gerade die Narbenbildung besonders berücksichtigt werden muß. Tabelle 1 zeigt Erfahrungswerte über die Abhängigkeit der Narbenbildung und Lokalanästhesie von der Bestrahlungsleistung und der Art der Bestrahlung (K/S), wobei nicht unerwähnt bleiben sollte, daß die Lokalanästhesie den größten Zeitraum der Behandlung erfordert.

Im folgenden sollen kurz Einzelerfahrungen bei den erwähnten Indikationen geschildert werden.

1. Warzen. 80% der Patienten mit Verrucae vulgaris waren bis heute rezidivfrei, bei den 20% Rezidiven standen die peri- und subungualen sowie Plantarwarzen im Vordergrund. Die Behandlung erfolgte mit 20 W bei kontinuierlicher Bestrahlung, wobei die obersten Zellagen anschließend mit der Schwere entfernt und dann erneut auf dieselbe Art behandelt wurden. Bei den planen Warzen, die wir mit 5–10 W K/S behandelten, ist gerade bei dunkelhäutigen Patienten eine zwar rezidivfreie aber hyperpigmentierte Abheilung zu beobachten. Condylomata acuminata wurden ebenfalls erfolgreich mit 5–10 K/S entfernt.

2. Tätowierungen. Wie schon von vielen Autoren beschrieben, können auch wir die unterschiedlichen Behandlungsergebnisse bei den Laientätowierungen und professionellen Tätowierungen bestätigen, da bei den Laientätowierungen das Pigment in unterschiedlich tiefen Dermisschichten liegt, bei den professionellen meist nur in einigen wenigen Ebenen. Die besten Erfahrungen sammelten wir bei folgendem Vorgehen:

CO₂-Laser: Erfahrungen mit einer neuen Behandlungsmethode

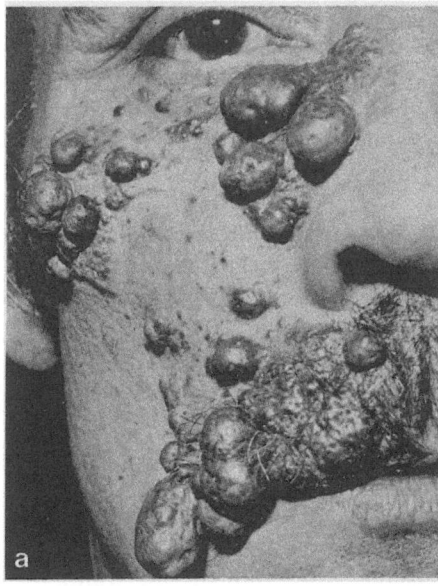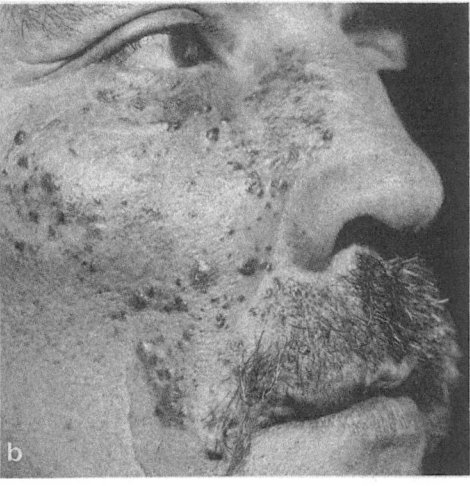

Abb. 1

Nach Abtragen der obersten epidermalen Strukturen mit einer Leistung von 20–25 W K/S erfolgte mechanische Entfernung der verkohlten Gebiete und eine nochmalige Behandlung mit derselben Leistung. Zur Vermeidung eines narbigen Negativbildes der ursprünglichen Tätowierung wurden großzügig die nicht tätowierten Bezirke mitbehandelt und die Randstrukturen ausgeglichen. Bei den professionellen Tätowierungen waren in der Regel 2–3 Behandlungsserien erforderlich, bei den Laientätowierungen 3–4, wobei die bis jetzt kaum beobachteten Wundinfektionen und Keloidbildungen bei der letzten Gruppe auftraten. Die Abstände zwischen den einzelnen Behandlungsserien betrugen 4–6 Wochen wobei von der Vorstellung ausgegangen wurde, daß sich während der Abheilungsphase das Pigment aus den tieferen Zellagen in höhere verlagert und damit ein schonenderes Therapieverfahren ermöglicht wird.

3. Tumoröse Gefäßprozesse. Hämangiome, Angiokeratome wurden mit einer Leistung von 10–20 W K/S je nach Sitz und Ausdehnung erfolgreich behandelt. Hierbei ist hervorzuheben, daß gerade durch die Lasertherapie ein durch Alternativverfahren nicht zu erreichendes blutarmes, wenig invasives intra- und postoperatives Vorgehen ermöglicht wird (Abb. 1 a, b).

4. Plane Gefäßprozesse. Weniger erfolgreich waren die Ergebnisse bei den Patienten mit Naevi flammei, Teleangiektasien und Venektasien, welche mit 3–10 W S behandelt wurden. Als Ursache kann vermutet werden, daß die unterschiedlich tiefen Gefäßlagen, die Gefäßdurchmesser und die zu niedrig gewählten Bestrahlungsleistungen hierfür verantwortlich sind. Da höhere und längere Behandlungszeiten aber bei diesen kosmetischen Indikationen Narbenbildung und Hyperpigmentierung verursachen, lehnten die meisten Patienten mit Recht dieses Vorgehen ab. Es sollte an dieser Stelle besonders hervorgehoben werden, daß bei allen Aufklärungsgesprächen die im voraus nicht beurteilbaren Risiken dieser neuen Behandlungsform diskutiert und ausdrücklich auf die mögliche Gefahr der Narbenbildung, Hyperpigmentierung und das Entstehen von Epidermoidzysten hingewiesen wurde. Eine Ausnahme bildeten die Spider naevi bei den planen Gefäßprozessen, die wir mit 5–10 W S gut entfernen konnten.

5. Sonstiges. Fibrome, Verrucae seborrhoicae ließen sich gut entfernen bei einer Leistung von 10–20 W K/S. Nicht beurteilbar bis zum jetzigen Zeitpunkt sind Behandlungserfolge bei Patienten mit primären Basaliomen. Ebenfalls noch nicht abzusehen sind die Resultate bei Patienten mit Keloiden und Ulcera crurum.

Abschließend sollen die Ergebnisse kurz zusammen gefaßt werden:
1. Indikationen mit gutem Erfolg: Warzen, Kondylome, Fibrome, Tätowierungen, Hämangiome
2. Indikationen mit begrenztem Erfolg: Teleangiektasien, Venektasien, Naevi flammei
3. Indikationen mit noch nicht beurteilbarem Erfolg: Ulcus cruris, Keloide, Basaliome

Folgende Nebenwirkungen, Gefahren und Nachteile dürfen nicht unerwähnt bleiben:
1. Nebenwirkungen: Narbenbildung, Hyperpigmentierung, Wundinfektion, verzögerte Wundheilung, Milien
2. Gefahren: Verletzung anderer Strukturen, Ektropiumbildung
3. Nachteile: Hoher Anschaffungspreis, Geruchsbelästigung.

Als positive Erkenntnisse der CO_2-Lasertherapie kann folgendes herausgestellt werden: blutarme Operation, relativ gute kosmetische Ergebnisse, kurze Behandlungszeiten, Einsparung von Operations- und Verbandsmaterialien, sowie seltene Wundinfektion und Keloidbildung.

Literatur

Giler S, Kaplan I (1981) The use of the CO_2-Laser for the treatment of cutaneous lesions. In: Atsumik K, Nimsakul N (Hsild) Laser Tokyo 81, Inter Group Coop, Tokyo p 1.1–1.4

Landthaler M, Haine D, Waidelich W, Braun-Falco O (1981) Therapeutische Laseranwendungen in der Dermatologie. Hautarzt 32: 450–454

Sachverzeichnis

Akne vulgaris, Operation 39, 49, 55
– –, „ausgebrannte" Akne 56
Alopezie, Operationsmethoden 54
Argonlaser 203, 211
–, Indikationen 204

Basaliomoperation, Indikation 151
–, mikroskopisch kontrollierte Chirurgie 181, 189
–, Rezidive 182
–, Technik u. Risiko 152
Benigne Hautveränderungen, Indikation 141
Biopsie 9
–, Auswahl der Exzisionsstelle 11
–, Fallstricke 15
–, histologische Befundung 12, 15
–, Indikationsstellung 10
–, Technik 11

Chemabrasion 44
Chemical-Peeling 44
CO_2-Laser 198, 229
–, Indikationen 230

Dermabrasion 39, 49, 56
–, Geräte 39, 49
–, Indikation 49
–, Komplikationen 46, 50
–, Postoperative Behandlung 45
–, Technik 40
–, zusätzliche Maßnahmen 43

Elektrochirurgie 19
–, Desikkation 19
–, Elektrokoagulation 20
–, Fulguration 19
–, Gefahren 20
–, Herzschrittmacher 21

Fotodokumentation 67
Freie Hauttransplantationen, Anwendung von Fibrinkleber 87

–, Indikation 83
–, Komplikationen 83

Genitalbereich, Kondylome 137, 216
–, Lichen sclerosus et atrophicus 138
–, operative Eingriffe 135
–, Pimoseoperation 136
–, Präkanzerosen 138

Hämatoporphyrin-Derivat 223
–, Laservermittelte Tumortherapie 224
Hyperhidrosis axillaris 73
– –, Komplikationen 76
– –, Operationsindikation 74
– –, Rezidive nach Operation 78

Injizierbares Kollagen, Zyderm 43, 57, 59

Keloide 55
–, Dermabrasion 42
Komplikationen, Aufklärungspflicht 53, 64, 141, 152
–, Dermabrasion 39, 49, 56
–, Eingriffe im Kopfbereich 157
–, Elektrochirurgie 19
–, bei Extremitätenoperationen 107
–, freie Hauttransplantationen 83
–, Genitaleingriffen 135
–, Haftung 63
–, Hyperhidrosis axillaris 73
–, juristische Aspekte 61
–, Kryochirurgie 23, 31
–, Lappenplastiken 93
–, operative Melanomtherapie 163
–, operative Venentherapie 123
–, Ursachen 62
Korrektiv-dermatologische Operationen 53
– –, benigner Hautveränderungen 141
Kryochirurgie 23, 31
–, Fakultative Komplikationen 26
–, bei malignen Tumoren 32
–, Methodische Fehler 29
–, obligate Nebenwirkungen 24

Kryostatschnittdiagnostik, Basaliom 100, 152, 181
–, Maligne Melanome 163, 171

Lappenplastiken, Blutzirkulation 95
–, Indikationsstellung 93
–, Komplikationen 93
–, Operationstechnik 94
–, postoperative Nachsorge 97
Lasertherapie, Anwendungsbereiche 200
– Argonlaser 203, 211
– CO_2-Laser 198, 229
– Grundlagen 195
– Hämatoporphyrin-Derivat 223
– Neodym-JAG-Laser 198, 215
Lokalanästhesie 1
–, Adrenalinnebenwirkung 7
–, Lokalanästhetika 1
–, Pharmakokinetik 3
–, Prämedikation 8
–, toxische Reaktionen 15

Maligne Melanome, Kryostatschnittdiagnostik 163, 171
–, operative Indikation 163
–, operative Vorgehen 164
–, regionale Lymphknoten 165
Mikroskopisch kontrollierte Chirurgie 181, 189
– – –, Bewertung 152, 183

– – –, Indikation 185
– – –, Mohs Technik 181

Narben 55
–, Dermabrasion 42, 50
–, Elektrochirurgie 21
–, Hyperhidrosis axillaris 78
–, Kryochirurgie 27
–, Kürettage seborrhoische Warzen 147
Neodym-JAG-Laser 198, 215

Penistumoren, Lasertherapie 215, 217

Regionalanästhesie 1
–, bei Dermabrasion 45
Spinozelluläres Karzinom, operative Indikation 151
– –, Technik und Risiko 152

Unguis incarnatus, Emmert'sche Keilexzision 116
– –, Komplikationen 115
– –, Rezidive 119

Venentherapie, operative 123, 131
Verschiebelappen, zweizeitiger 103

O. Braun-Falco, G. Plewig, H. H. Wolff

Dermatologie und Venerologie

3., neubearbeitete Auflage. 1983. 796, überwiegend
farbige Abbildungen, 102 Tabellen. Etwa 1 280 Seiten
Gebunden DM 360,–
ISBN 3-540-12023-8

Die Autoren haben das bisher in zwei Auflagen
erschienene Werk von Keinig und Braun-Falco völlig
neu überarbeitet und mit der 3. Auflage wird ein
neuartiges, modernes und zeitgemäßes Lehrbuch und
Nachschlagewerk präsentiert.
Neben der sogenannten klassischen Dermatologie
werden alle zu diesem Fachgebiet gehörenden Teilgebiete mit einer Fülle von klinischen, pathophysiologischen und differentialdiagnostischen Informationen
ausgewogen abgehandelt: Venerologie – Phlebologie
– Proktologie – Andrologie – Allergologie – Photobiologie – Röntgentherapie.

Die große Erfahrung der Autoren in Forschung, Klinik und Lehre läßt aus der Fülle keine verwirrende
Überfülle werden. Durch fast 800 sorgfältig ausgewählte farbige klinische Bilder kann sich der Leser
mit der überraschenden Vielfalt dermatologischer
Krankheitsbilder vertraut machen und leichter zu differentialdiagnostischen Abgrenzungen kommen. Alle
Kapitel enthalten detaillierte Vorschläge für innerliche
und äußerliche Therapie, und ergänzend dazu faßt
ein ausführlicher und kritischer therapeutischer
Anhang alle klassischen und modernen Therapeutika
und Behandlungsmethoden in der Dermatologie
zusammen.

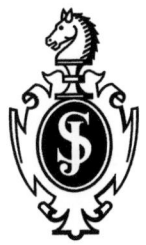

Springer-Verlag
Berlin
Heidelberg
New York
Tokyo

Dermatochirurgie in Klinik und Praxis
Vorträge des I. Symposiums für Dermatochirurgie in München
Herausgeber: B. Konz, G. Burg
Mit einer Einführung von O. Braun-Falco
1977. 144 Abbildungen. XI, 238 Seiten
DM 78,-. ISBN 3-540-08048-1

Operative Dermatologie
Vorträge des 2. Symposiums für Dermatochirurgie
Minden - Bad Salzuflen, 26. bis 28. Mai 1978
Herausgeber: K. Salfeld
1979. 155 Abbildungen, 17 Tabellen. X, 265 Seiten
DM 98,-. ISBN 3-540-09497-0

Vorträge der IX. Fortbildungswoche der Dermatologischen Klinik und Poliklinik der Ludwig-Maximillians-Universität München in Verbindung mit dem Berufsverband der Deutschen Dermatologen e.V. vom 30. Juli bis. 3. August 1979
Herausgeber: O. Braun-Falco, H. H. Wolff
1979. 69 Abbildungen, 137 Tabellen. X, 396 Seiten. (Fortschritte der praktischen Dermatologie und Venerologie, Band 9)
DM 98,-. ISBN 3-540-09802-X

S. Marghescu, H. H. Wolff
Untersuchungsverfahren in Dermatologie und Venerologie
Geleitwort von O. Braun-Falco
3., verbesserte und ergänzte Auflage. 1982. 105 Abbildungen, davon 75 farbig. XIV, 184 Seiten
DM 28,-. München: J. F. Bergmann-Verlag. ISBN 3-8070-0329-0

S. Marghescu
Dermatologie und Venerologie
1981. 36 farbige Abbildungen. XIV, 184 Seiten. (Taschenbücher Allgemeinmedizin, Herausgeber: N. Zöllner, S. Häußler, P. Brandlmeier, I. Korfmacher)
DM 47,-. ISBN 3-540-10493-3

G. Feldkamp, E. Koch
Der Brandverletzte
Behandlung, Pflege, Organisation
Mit einem Geleitwort von J. Rehn
1981. 60 Abbildungen. XI, 97 Seiten. (Fortbildung Operative Medizin)
DM 39,80. Mengenpreis: Ab 20 Exemplaren 20% Nachlaß pro Exemplar. ISBN 3-540-08734-6

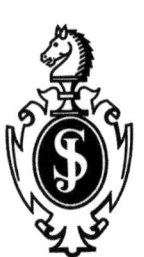

Springer-Verlag
Berlin
Heidelberg
New York
Tokyo

MIX
Papier aus verantwortungsvollen Quellen
Paper from responsible sources
FSC® C105338

If you have any concerns about our products,
you can contact us on
ProductSafety@springernature.com

In case Publisher is established outside the EU,
the EU authorized representative is:
**Springer Nature Customer Service Center GmbH
Europaplatz 3, 69115 Heidelberg, Germany**

Printed by Libri Plureos GmbH
in Hamburg, Germany